现代名中医肾病治疗绝技
（第二版）

主　编　吴大真　　王凤岐　　王　雷　李剑颖
　　　　杨建宇　　徐亚辉　　吉　军
副主编　赵建宏　史　学　周　俭
编　委　李　顺　马石征　丁志远　李　宁
　　　　王博岩　张　霆　李　吉　徐梦晗

U0301867

科学技术文献出版社
SCIENTIFIC AND TECHNICAL DOCUMENTATION PRESS

图书在版编目（CIP）数据

现代名中医肾病治疗绝技 / 吴大真等主编. —2版. —北京：科学技术文献出版社，2011.5（2023.11重印）
　ISBN 978-7-5023-6920-0

　Ⅰ.①现…　Ⅱ.①吴…　Ⅲ.①肾病（中医）—中医治疗法　Ⅳ.① R256.5

中国版本图书馆 CIP 数据核字（2011）第 068953 号

现代名中医肾病治疗绝技（第二版）

策划编辑：袁其兴　樊雅莉　责任编辑：樊雅莉　责任校对：赵文珍　责任出版：张志平

出　版　者	科学技术文献出版社
地　　　址	北京市复兴路15号　　邮编　100038
编　务　部	（010）58882938，58882087（传真）
发　行　部	（010）58882868，58882870（传真）
邮　购　部	（010）58882873
官 方 网 址	www.stdp.com.cn
发　行　者	科学技术文献出版社发行　全国各地新华书店经销
印　刷　者	北京虎彩文化传播有限公司
版　　　次	2011 年 5 月第 2 版　2023 年 11 月第 4 次印刷
开　　　本	710×1000　1/16
字　　　数	268千
印　　　张	16.5
书　　　号	ISBN 978-7-5023-6920-0
定　　　价	48.00元

三分治，七分养

（代序）

　　"三分治，七分养"是大家耳熟能详的一句话，但真正到了现实生活中，往往成了劝慰别人的一句口头禅。我在几十年的临床实践中接触到的患者，一旦自身患病，就把"三分治，七分养"扔到脑后去了，他们最爱问的一句话就是："大夫，我这病什么时候好啊？""这个礼拜能治好吗？"作为医务工作者，我也只能面带微笑地宽慰患者："别着急，别担心，安心治疗吧！"其实，真正的疾病，尤其是那些慢性疾病、疑难杂病，医生只能起到一部分作用，如果没有患者自己的配合，很难治疗那些目前我们的医学科学还没有攻破的病症。

　　"三分治，七分养"这句话已经尽人皆知了，但真正理解它的人还真不多。我是这么理解这句话的：目前我们人类基本攻克了那些造成大面积伤害的传染病，但自古以来困扰着我们的慢性病，比如高血压、心脑血管疾病、糖尿病、肿瘤等，其治疗依然没有实质性的突破。而这些病其实是"生活习惯病"，是我们不良的生活习惯一点一滴累积下来造成的，所以要想不得这些病就要从"七分养"入手，日常的养生是远离慢性病的唯一可行办法。日常生活中的养生，不是一种可有可无的点缀，而是可以让我们少生病、不生病、不生大病的一种必须的生活态度。而一旦患了那些慢性病、疑难病，不要把您的身家性命完全扔给医生，不要急着问大夫："我这病什么时候能好啊？"还是静下心来问问自己："我这个病是怎么造成的？""我自己有没有办法配合治疗，改掉生活中的不良习惯？""我能否在生活里用上七分的关注，把自己的身体养好？"

《现代名中医治疗绝技》（第二版）这套丛书，涵盖了目前困扰我们身体的一些常见疑难杂症。除了中医药治疗办法外，我特别加入一些食疗、药膳、传统养生术等非药物疗法的内容。我只是想告诉读者，医药不是万能的，对付疾病不是只靠医生就可以了，还有很多其他方法；并且，也必须要您的参与才能赶走疾病获得健康，因为身体与生命都是您自己的。

写作这套丛书的时候，恰巧社会上正在探讨过度治疗的话题，媒体曝光了一些医德无良的医院和医生，动不动就为患者做没必要的手术、开具大处方的事件。我们一方面抨击那些无良心的行为，另一方面是不是也应该反观一下自己呢？没有节制的生活、不良的习惯一旦损害了我们的心脏，我们是不是马上就想到去做"支架"，把生命完全寄托在那几个冰冷的小玩意儿上了？

我真诚地希望，我们这些养生智慧起源国度的子民们，能把这养生智慧继承下去，发扬光大下去。

吴大真

目 录

第一部分　名中医辨治肾病经验

目 录

目录

目 录

第一部分　名中医辨治肾病经验

刘渡舟

刘老慢性肾炎治验

已故名老中医刘渡舟教授,是中医经方派大家,对于仲景学说的研究更著名于世,他运用张仲景的经方对慢性肾小球肾炎的主要症状,如水肿、蛋白尿、血尿及氮质血证等,进行了精辟的论述,临床取得了极高的疗效,留下了极其宝贵的经验。现分述如下。

一、燮理阴阳,祛邪寓于扶正,以治水肿

水肿是慢性肾小球肾炎的常见症状,是由于水液淤积于体内而导致阴阳失衡,气血失调。慢性肾小球肾炎的水肿大部分属于中医的"阴水"范畴,但如果慢性肾小球肾炎遇到六淫等邪诱激而急性发作,则又可属于"阳水"范畴。慢性肾小球肾炎水肿往往病程较长,反复发作,既具有虚的一面,又呈现出虚实夹杂、体虚标实的病机。在治疗方面,总以祛除体内淤积的水液为先,正如《素问·汤液醪醴论》所云"去菀陈莝"的原则,或发汗(即《内经》所说的"开鬼门"),或利尿(即《内经》所说的"洁净府"),但在治疗上又要注意邪正的关系,祛邪的同时注意固本扶正,调补肺、脾、肾三脏,以恢复其气化功能。

(一)阳水

肿势较剧,治以外散内利,务使水道疏通。若周身水肿、二便不利、脉浮滑、体力不衰者,药效可峻猛,用疏凿饮子(商陆、羌活、秦艽、槟榔、大腹皮、茯苓皮、椒目、木通、泽泻、赤小豆、生姜皮)加减化裁,但要中病即止,水利后即改用越婢加术汤(麻黄、石膏、生姜、甘草、大枣、白术)或防己黄芪汤(防己、黄芪、白术、甘草)加减化裁。

若患者形气较差,或属年老体弱之人,在外散内利的同时,要兼以固本,用茯苓导水汤(茯苓、泽泻、白术、桑白皮、大腹皮、木香、木瓜、陈皮、砂仁、苏叶、麦冬、槟榔)加减

化裁治之最宜。

(二)阴水

在治疗时,既要注重渗利停积之水湿,更要注重温通脏腑之阳气,通阳化气,消阴利水。

如见下肢浮肿、时轻时重、大便溏薄、畏寒气怯、肢冷、脉象软等症者,为脾阳虚水停,治以实脾饮(厚朴、白术、木瓜、木香、大腹皮、附子、茯苓、干姜、甘草)加减化裁。

如见下肢浮肿、面色黧黑、小便不利、心悸头晕、背恶寒、脉象沉等症者,为脾肾阳虚水停,治以真武汤(白芍、生姜、茯苓、白术、附子)加减化裁。

如见腰酸脚软、小便不利、尺脉沉迟或细小等症者,为命门火衰,水气不化,治以金匮肾气丸(桂枝、附子、地黄、山茱萸、山药、茯苓、丹皮、泽泻)加减化裁,缓治为宜。

如见下肢浮肿、时轻时重、小便短黄、舌苔薄黄腻、脉象虚滑等症者,是湿热为患,治以《医宗金鉴》当归拈痛汤(当归、茵陈、茯苓、白术、猪苓、泽泻、羌活、防风、人参、升麻、黄芩、甘草、苦参、知母、葛根、苍术)加减化裁,清热利湿,鼓动气化,屡有效验。

【病案举例】 包某,女,40岁。刻诊:患者面部、下身俱肿,下肢尤甚,按之如泥囊,小便短少,腰部酸楚,乏力,呼气短,纳呆泛恶,舌质淡、舌苔白腻,脉象沉而弱。尿检有蛋白、颗粒管型、红细胞及白细胞。既往史:素体虚弱,3个月前下肢轻度浮肿,当时未介意,后浮肿日趋加重,并逐渐波及全身,此时才去当地医院诊治,诊断为"慢性肾小球肾炎",经用中西药治疗,肿势渐减。因时值秋收秋种,患者勉强劳动2日后,水肿再起,赴医院诊治数次,疗效不显,今来刘老处求诊。刘老诊断为"阴水未愈,阳水又发"。由过劳伤中,脾虚不运,水湿内泛,上干肺娇,下壅肾关所致。本着急则治标、标本兼顾之意,既要去菀陈莝,外散内利,又要虑其素体虚弱,不任大伐,故选茯苓导水汤治之,药用:茯苓、泽泻、白术、桑白皮、大腹皮、木香、木瓜、陈皮、砂仁、苏叶、麦冬、槟榔。2剂,每日1剂,水煎服。

二诊:服药后小便量增多,肿势顿挫,大便溏薄,日行2次,气短乏力,畏寒,两手指尖发凉,带下量多质稀,舌脉如前。此乃脾肾阳气不振,气化不及,虽水邪已十去七八,但仍残留为患。治以通阳消阴,化气利水。方用实脾饮加防己、黄芪。20剂,每日1剂,水煎服。

三诊:服药后水去肿消,诸症皆愈,尿检正常。嘱长期服用金匮肾气丸,以巩固疗效。

二、调理脾肾,补益寓于祛邪,以治蛋白尿

脾主运化水谷精微,若水湿困脾或脾虚不运,则精微不为全身而下陷。肾主蛰封脏腑精气,水气伤肾,肾失固封,则精微必然下漏于尿中。蛋白尿是慢性肾小球肾炎的主要临床表现之一,与脾、肾二脏功能失调最为相关,因此,紧紧抓住调理脾肾一环,是治疗慢性肾小球肾炎蛋白尿之关键。首先是补脾气,因脾执中央以灌四旁,脾土封疆,则水不泛滥,精微不散,而肾之蛰藏,必藉土封之力,正如《杂病源流犀烛》所云:"试观江湖河海,未有不载于土上,行于土中者。"其次应注意祛邪,邪不去则正难安,蛋白尿是由于邪气困正、伤正所致,故治疗中应以补益与祛邪并重,切不可专事补涩,否则,越补邪气越恋,越涩病情越重,关门留寇病终难愈。在补益时,重在助其脏用,而非一味补其脏体,要因势利导,充分调动脏腑之生化机能,以提高其抗病能力。首先治以健脾益气,利湿化浊,使邪去正复。若蛋白仍有渗漏者,再以固肾收涩法。方用参苓白术散(人参、茯苓、白术、扁豆、陈皮、甘草、山药、莲子肉、桔梗、砂仁、苡仁)加白豆蔻、焦三仙、泽泻、芡实等。若浮肿者,加用五皮饮(陈皮、大腹皮、桑白皮、茯苓皮、生姜皮);或用防己黄芪汤合五苓散(茯苓、猪苓、泽泻、白术、桂枝)加减化裁。

【病案举例】 张某,男,干部。刻诊:下肢轻度浮肿,面色黄白,腰酸乏力,小便短少,口干不欲饮,舌质淡,舌苔厚略腻,脉象左滑右濡。尿检:有蛋白、颗粒管型。血检:胆固醇、血红蛋白均不正常。患者患慢性肾小球肾炎肾病型已3年,在北京某大医院诊治,但蛋白尿长期居高不下,患者出示旧服处方,皆为滋补固涩剂。刘老说,湿浊内阻,脾气不健,若纯事止涩,邪恋不去,故收效缓慢。应治以分利湿浊、健运脾气法。处方参苓白术散加减化裁:人参、茯苓、白术、炙甘草、怀山药、白蔻仁、砂仁、焦三仙、莲子肉、炒扁豆、桔梗、茜草、泽泻、芡实、陈皮、生苡仁等。3剂,每日1剂,水煎服。

二诊:服药后,尿量增多,尿蛋白及颗粒管型减少。继服10剂,每日1剂,水煎服。

三诊:近几日稍有劳累,两眼睑晨起微肿如卧蚕,动则汗出,乏力,舌质淡,舌苔白,脉象沉。用防己黄芪汤化裁:防己、黄芪、白术、茯苓、泽泻、桑白皮、生姜、大枣。10剂,每日1剂,水煎服。

四诊:尿检蛋白转阴。嘱服八珍丸(人参、茯苓、白术、甘草、当归、白芍、地黄、川芎),以善其后,巩固疗效。

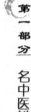

三、着眼湿热,临证须分虚实,以治血尿

《金匮要略》云:"热在下焦者,则尿血也。"在慢性肾小球肾炎的病程中,有相当一部分患者的浮肿并不明显,而主要表现为持续性肉眼血尿如洗肉水样或咖啡样,或见镜下红细胞满视野,治疗颇为棘手。刘老认为与下焦湿热密切相关,湿热伤及肾与膀胱血络所致。

若湿热下注伤肾,迫血妄行,除血尿外,还伴有一系列湿热证,治当以清利为法,方用小蓟饮子(小蓟、生地黄、滑石、通草、蒲黄、竹叶、藕节、当归、栀子、甘草)加减化裁。

若镜检红细胞多、小便短赤、心烦、失眠、舌质红、少苔、脉象细数等,是肾阴不足,湿热稽留,损伤血络所致。治宜猪苓汤(猪苓、茯苓、滑石、阿胶、泽泻)加减化裁,育肾阴,清湿热。方中药性缓和,有补有利,补而不滞湿,利而不伤阴,既可清下焦湿热,又可滋少阴之源。刘老指出肾阴与肾阳一样,在肾主水中发挥着重要作用,但肾阴虚与肾阳虚所导致的水液病变类型不同,一方面阴虚导致停水,另一方面肾阴虚不能上济心火,又能产生内热,停水与内热相互搏结,形成了水热互结这一特殊病理结果。本方为阴虚水热互结而设,育阴,清热,利水,止血。

刘老说,慢性肾炎尿血不宜使用止涩之品,否则易致血瘀于内,反使出血加重,或生变证。正如《医学心悟》所说:"凡治尿血,不可轻用止涩药,恐积瘀于阴茎,痛楚难当也。慎之,慎之。"

【病案举例】 贾某,女,工人。患慢性肾小球肾炎半年余,症见腰痛、小便不利、眼睑浮肿、小腹坠胀、口渴、心烦、失眠多梦、舌质红、少苔、脉象细数等。尿检:有红细胞、蛋白、白细胞。此乃肾阴亏损,湿热下侵所致。治以滋肾阴,清湿热,用猪苓汤加减:猪苓、茯苓、泽泻、滑石、阿胶、女贞子、旱莲草、白茅根、半枝莲、茜草。10剂,每日1剂,水煎服。

二诊:服药后眼睑肿消,舌脉如前。尿检:红细胞及蛋白均减。守方继服10剂,每日1剂,水煎服。

三诊:尿检:已无蛋白及白细胞,惟红细胞(±)。上方去半枝莲、茜草,再服5剂,每日1剂,水煎服。

药后,尿检阴性,诸症悉平。

四、疏利三焦,溃散邪毒,以治氮质血症

氮质血症是由慢性肾小球肾炎逐渐发展而来,是肾功能不全的表现,若不及时治疗或治疗不当,可很快向尿毒症阶段转化。刘老认为,本证是湿毒壅滞三焦,三焦气化不利,使肺失宣降,脾失健运,肾失蒸腾,肺、脾、肾的功能俱损,表里升降出入之机弛废,邪毒泛溢全身,邪毒伤正使然。治以祛邪以扶正,溃散三焦邪毒之主,疏利三焦表里上下升降出入,使三焦畅,气血利,表里通,上下达,大气一转,其气乃散,五脏元真通畅,人即安和。刘老自拟荆防肾炎汤:荆芥、防风、柴胡、前胡、羌活、独活、桔梗、枳壳、半枝莲、白花蛇舌草、生地榆、炒槐花、川芎、赤芍、茜草、茯苓。本方为荆防败毒散(荆芥、防风、羌活、独活、柴胡、前胡、枳壳、茯苓、桔梗、川芎、甘草)加减而成,方中羌活、独活出入表里;荆芥、防风发表达邪,有逆流挽舟之用;柴胡、前胡疏里透毒,以宣展气机为功;桔梗、枳壳升降上下;半枝莲、白花蛇舌草化湿解毒;生地榆、炒槐花溃邪止血;川芎、赤芍、茜草、茯苓入血逐邪,以祛血中之湿毒。

【病案举例】 杨某,男,农民。近半个月来,浮肿加剧,以下肢为甚,小便短少,腰酸冷,纳差,腹胀,肢软,便溏,时有咽痒、咳嗽,面色晦黯不泽,舌苔厚腻,脉象滑略弦。尿检:有蛋白、红细胞、白细胞。生化检查:尿素氮、肌酐等均异常。既往史:患者于3年前患慢性肾小球肾炎,常因感冒、劳累等使浮肿、腰痛反复发作,经多方治疗,效果不彰。治以溃邪解毒,通利三焦。予荆防肾炎汤,7剂,每日1剂,水煎服。

二诊:药后浮肿明显消退,小便量增多,诸症减轻。尿检及生化检查均有好转。再服10剂,每日1剂,水煎服。

三诊:药后浮肿尽退,舌质淡,舌苔白微腻,脉象软而无力。尿检及血生化均已正常。此大邪已退,正气来复,须将息之,以参苓白术散加减化裁。

数月后,诸恙皆瘥。

肾虚腰痛食疗方一则

带壳刀豆子30 g,同猪腰子1个煮食。

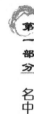

吕仁和

吕老慢性肾病治验

著名中医肾病专家吕仁和教授(北京中医药大学东直门医院,邮编:100700),针对慢性肾小球肾炎的病因、病机转化、分期辨证论治方案和方药等方面进行了详细的论述,对于指导临床治疗与研究有一定意义。

吕仁和教授认为分期研究慢性肾小球肾炎,有利于探讨其疾病发生、发展、转归和预后的规律,更好地寻找有效的防治措施。吕仁和教授根据肾脏病理生理特点及慢性肾小球肾炎的病机转化、症状学与证候学特点,在大量病例分析总结的基础上,提出以血肌酐 177 μmol/L 为界,把慢性肾炎分为前后两期辨证治疗,以力求分期指标简单、明确,并可反映出每期的特殊性。

一、慢性肾小球肾炎前期

各种原因导致肾元亏虚,再感受虚邪贼风,这是慢性肾小球肾炎发病的根本原因。其病位在肾,涉及肝、脾等脏器。病变为肾体受损,肾用失司,从而主水、主封藏等功能减退,出现水肿、尿浊、尿血、腰痛等表现。慢性肾小球肾炎病位在肾,其虚又有偏阴、偏阳之不同,并且又可因脏腑失和等因素出现湿热、血瘀等兼夹证,并因此使病情反复或加重,证候复杂,变化多端。

(一)辨治主证

1. 肝肾阴虚证

症状:头晕目眩,腰腿酸软,疲乏无力,手足心热,舌质黯红,脉象弦细或细数等。

治则:补益肝肾,益气养阴。

方药:二至丸(女贞子、旱莲草)、六味地黄丸(地黄、山萸肉、山药、茯苓、丹皮、泽泻)、四君子汤(人参、茯苓、白术、甘草)等加减化裁。

2. 脾肾阳虚证

症状:面浮肢肿,畏寒肢冷,腰腿重痛,神疲乏力,舌体胖有齿印,脉象细而无力等。

治则:益气健脾,补肾助阳。

方药:水陆二仙丹(金樱子、芡实)、济生肾气丸(地黄、山萸肉、山药、茯苓、丹皮、泽泻、桂枝、附子、车前子、牛膝)、四君子汤等加减化裁。

3. 阴阳两虚证

症状:不耐寒热、困倦乏力、腰腿酸软、舌体胖有裂纹、脉象细滑无力等。

治则:调补阴阳。

方药:右归丸(地黄、山萸肉、山药、肉桂、附子、枸杞子、菟丝子、鹿角胶、杜仲、当归)、四君子汤等加减化裁。如阴虚偏重者,加二至丸化裁;如阳虚偏重者,加水陆二仙丹化裁。

(二)辨治兼夹证

1. 湿热阻滞证

症状:胸脘痞闷或脘腹胀满,纳谷不香,便溏,舌体胖嫩,舌苔黄腻,脉象滑数等。

治则:清热利湿。

方药:茵陈五苓散(茵陈、茯苓、猪苓、泽泻、白术、桂枝)、四逆散(柴胡、枳壳、白芍、甘草)、平胃散(苍术、厚朴、陈皮、甘草)等加减化裁。

2. 痰湿不化证

症状:背部发凉、时有咳痰、食欲不振、舌体胖、舌苔白腻、脉象滑等。

治则:健脾胃,化痰湿。

方药:苓桂术甘汤(茯苓、桂枝、白术、甘草)、补中益气汤(黄芪、白术、陈皮、升麻、柴胡、党参、甘草、当归、生姜、大枣)等加减化裁。

3. 外感热毒证

症状:感受外邪后,发热咳嗽、咽喉肿痛、咽干口燥、便干溲黄、舌质红、脉象浮数等。

治则:辛凉解表。

方药:银翘散(银花、连翘、桔梗、竹叶、薄荷、荆芥、豆豉、牛蒡子、甘草)等加减化裁。

若因疮疡脓疡不愈引起发热者,则治以清热解毒,用五味消毒饮(银花、野菊花、紫

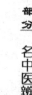

花地丁、紫背天葵、蒲公英)、麻黄连翘赤小豆汤(麻黄、连翘、赤小豆、茵陈、杏仁、甘草、生姜、大枣)等加减化裁。

4. 肝郁气滞证

症状:胸胁苦满,胸闷喜太息,口苦咽干,纳谷不香,舌质淡,舌苔薄,脉象弦等。

治则:舒肝解郁理气。

方药:四逆散、丹栀逍遥丸(丹皮、栀子、当归、白芍、柴胡、茯苓、白术、甘草、薄荷、生姜、大枣)等加减化裁。

5. 血脉瘀阻证

症状:腰背酸痛或刺痛,痛有定处,夜间为甚,舌质暗有瘀斑,脉象沉紧甚而涩滞等。

治则:活血化瘀。

方药:桂枝茯苓丸(桂枝、茯苓、丹皮、桃仁、芍药)、丹参三七片等加减化裁。

二、慢性肾小球肾炎后期

(一)辨治主证

1. 气血阴虚、湿浊内停证

症状:面色苍黄、唇舌色淡、时有呕恶、神疲乏力、腰膝酸软、五心烦热、大便干结、舌体瘦、舌苔黄、脉象弦细或沉细无力等。

治则:益气养血,滋阴降浊。

方药:调胃承气汤(大黄、芒硝、甘草)、六味地黄汤、八珍汤(党参、茯苓、白术、甘草、当归、地黄、芍药、川芎)等加减化裁。

2. 气血阳虚、湿浊内停证

症状:畏寒肢冷,面色㿠白,浮肿便溏,时有呕恶,疲乏无力,腰腿重痛,舌体胖,舌苔白,脉象细弱等。

治则:益气养血,助阳降浊。

方药:温脾汤(大黄、人参、附子、炮姜、甘草)、八珍汤、济生肾气丸等加减化裁。

3. 气血阴阳俱虚、浊毒内停证

症状:面色无华,唇舌色淡,时有呕恶,不耐寒热,神疲乏力,腰膝酸痛,肌肤甲错,脉象滑而无力等。

治则:调补阴阳气血,降浊利水。

方药:调胃承气汤、右归丸、人参养荣汤(人参、茯苓、白术、甘草、当归、地黄、芍药、黄芪、肉桂、五味子、远志、陈皮、生姜、大枣)等加减化裁。

(二)辨治兼夹证

1. 胃肠结滞证

症状:寒热往来,胸胁苦满,口苦咽干,大便秘结,舌苔黄厚等。

治则:通腑导滞,内泻热结。

方药:大柴胡汤(柴胡、大黄、枳实、黄芩、白芍、半夏、生姜、大枣)等加减化裁。

2. 水凌心肺证

症状:胸闷气短、心悸喘憋,甚则难于平卧,舌质暗、舌苔腻,脉象细数等。

治则:益气养阴生津。

方药:生脉散(麦冬、五味子、人参)、葶苈大枣泻肺汤(葶苈子、大枣)等加减化裁。

3. 浊毒伤血证

症状:鼻衄、齿衄、肌衄等。

治则:清热解毒,凉血止血。

方药:于治疗主证的方药中加入三七粉、水牛角粉等。

4. 肝风内动证

症状:抽搐、震颤、头痛、眩晕、失眠,甚至神昏等。

治则:清热平肝熄风。

方药:天麻钩藤饮(天麻、钩藤、犀角、全蝎、木香、甘草、生姜)等加减化裁。

5. 毒犯心包证

症状:身热烦躁,神昏谵语,痰盛气促,舌苔黄垢腻,脉象细数弱等。

治则:清心解毒,豁痰安神。

方药:以西洋参煎汤化服至宝丹。

三、对症治疗

(一)辨治血尿

琥珀粉、三七粉为通用方药。

如湿热伤络者,治以清利湿热,选用小蓟饮子(小蓟、藕节、蒲黄、生地黄、滑石、通草、淡竹叶、栀子、炙甘草)等加减化裁。其中小蓟为主要药物,用量要大,一般不少于30 g。

如属郁热不解、损伤血络者,选用失笑散(蒲黄、五灵脂)、四逆散加生地榆、生地黄炭、血余炭、连翘等加减化裁。

如属心火移肾,损伤血络者,用导赤散(生地黄、木通、甘草、淡竹叶)等加减化裁。

若属热毒内盛,灼伤肾络者,用犀角化毒丹配三七粉等。

如属血虚者,选用归脾汤(白术、党参、黄芪、当归、炙甘草、茯神、远志、酸枣仁、木香、龙眼肉、生姜、大枣)等加减化裁。其中当归用量要不少于 15 g,党参用量要不少于 20 g。

若属阴虚有热者,用知柏地黄丸(知母、黄柏、地黄、山萸肉、山药、茯苓、丹皮、泽泻)等加减化裁。其中生地黄要用到 30 g 以上。如阴伤者,要常服六味地黄丸。

若属气虚失摄者,以补中益气汤等加减化裁,其中党参用量要不少于 30 g。

如血尿伴下腹痛者,可用金铃子散(金铃子、元胡)、失笑散等加减化裁。

血尿便秘者,加生大黄。

(二)辨治蛋白尿

湿热内蕴者,用四妙散(苍术、黄柏、牛膝、苡米)等加减化裁。

气郁不解者,用加味逍遥丸(丹皮、栀子、当归、芍药、柴胡、茯苓、白术、甘草、生姜、薄荷)、四逆散等加减化裁。

血瘀不化者,以桃红四物汤(桃仁、红花、当归、芍药、地黄、川芎)加三七粉等加减化裁。

中气亏虚者,用补中益气丸等加减化裁,其中白术、黄芪剂量要加倍。

脾肾亏虚者,以水陆二仙丹加菟丝子等加减化裁。

肝肾亏虚者,重用二至丸加枸杞子等加减化裁。

肾阴亏虚者,宜久服六味地黄丸。

肾阳虚弱者,宜久服金匮肾气丸,要坚持服用 3 个月以上。

四、食疗药膳举例

如浮肿者,可食黄芪炖鸡、糖醋鲤鱼等。

如尿蛋白量不多,但长期不止者,可久服三红粥(红豆、红枣、红糖、粳米)等。

李学铭
十法辨治慢性肾炎

李学铭教授(浙江中医学院,邮编:310053)医技精湛,医德高尚,治学严谨,是全国首批名老中医、硕士研究生导师、主任医师。李老在40多年临床、教学、科研工作中,深得广大医患及学生的尊敬。他擅长用中西医结合的方法治疗肾病、免疫性疾病、风湿类等疾病,尤其在治疗肾病方面经验丰富,疗效显著。李老总结出以下常用的十法以治疗慢性肾小球肾炎,说治病要灵活多变,强调"治病必求其本","急则治标,缓则治本",辨证论治不能拘泥,要根据患者标本虚实、正邪主次,合理辨证,灵活立法。

一、疏风宣肺法

(1)适用于"风水",即慢性肾小球肾炎急性发作者。外邪袭表,首先犯肺,久病则肺卫护外之力减弱,肺失宣发肃降,通利水道失职,三焦水道不通,水液潴留,泛滥于肌肤。

症状:发热、咽干、鼻塞,或头痛身重,或颜面浮肿,或咳嗽,舌质红、舌苔薄,脉象浮或数。

方药:多选用越婢汤(麻黄、石膏、生姜、甘草、大枣)加减化裁,以发汗解表,宣肺利三焦。这正是《内经》所云:"其在上者,因而越之。其在表者,渍形以为汗。"《丹溪心法》云:"水气在表,可汗。"

(2)适用于表证明显,但无浮肿,尿检异常者。

方药:多选用桑菊饮(桑叶、菊花、连翘、杏仁、薄荷、桔梗、芦根、生甘草)加减化裁,药用:桑叶、菊花、豆豉、薄荷、生甘草、桔梗、板蓝根、连翘、炒山栀、天花粉、芦根、酸枣仁、生地、蝉衣等。

第一部分 名中医辨治肾病经验

(3)适用于小儿慢性肾小球肾炎并外感时。由于小儿先天不足,往往外感表邪虽解,但肺之气阴不足。

方药:多选用百合固金汤(百合、生地、熟地、麦冬、贝母、当归、白芍、玄参、生甘草、桔梗)加减化裁,以润肺补肺,药用:生地、玄参、百合、浙贝母、生甘草、桔梗、鱼腥草、当归、北沙参等。

二、清利湿热法

(1)适用于慢性肾小球肾炎急性发作者。由于水湿之邪日久在体内郁而化热,蕴结于下焦,致膀胱气化失司。

症状:小便灼热涩痛,小腹不适,溲黄赤,腰腿酸重,舌质红、舌苔黄腻,脉象数等。

方药:多选用六一散(滑石、甘草)加制大黄、瞿麦、泽泻、炒山栀、炒黄柏、黄芩、黄连、竹叶、车前子等。

临证加减:如尿检有镜下血尿者,宜凉血止血,上方加白茅根、蒲公英、石韦、白花蛇舌草、马齿苋等。如尿检蛋白增高者,上方加鳖甲、龙骨、萆薢、菖蒲等。

(2)适用于肾功能不全兼有湿热者。

阳虚者,治以温阳泄浊,温中降逆,合清利湿热法。方药多选用苏梗、六月雪、茯苓、附子、制大黄、竹茹、黄连、生姜等。

肝肾阴虚者,症见五心烦热、头晕耳鸣、目眩、腰酸等。治以滋阴平肝,合清利湿热法。方药多选用左归丸(茯苓、熟地、山萸肉、山药、枸杞子、甘草)与天麻钩藤饮(天麻、钩藤、茯苓、石决明、牛膝、栀子、黄芩、珍珠母、杜仲、桑寄生、夜交藤)加减化裁。

三、清热活血法

适用于慢性肾小球肾炎,病程冗长,往往伴有上呼吸道慢性炎症病灶,但临床症状不显著,又很难治愈者。

方药:多选用野菊花、连翘、银花、大青叶、蒲公英等清热药;红花、桃仁、益母草、鸡血藤等活血化瘀药;以及白茅根、山楂、神曲、蝉衣、昆布等药。

四、清热柔络、凉血止血法

(1)适用于热邪炽盛于下焦,脉络受损,血渗膀胱者。

症状:口干咽痛,尿频、尿色鲜红,轻度小便灼热或小腹不适,舌质红、苔薄或薄黄,脉象数或滑数等。

方药:多选用忍冬藤、青风藤、鸡血藤、白茅根、竹叶、白花蛇舌草、生石膏等为主,加生地、北沙参、太子参、天花粉、生黄芪等益气生津之品。

(2)适用于热邪偏盛者。

症状:发热、咽干痛、舌苔燥白、脉象沉数等。

方药:多选用一枝黄花、大蓟、小蓟、浮萍、蝉衣、玉米须、玄参等,以清热解毒利咽。

五、养阴清热法

(1)适用于病情日久,肾阴亏虚,虚火内炽,灼伤脉络者。

症状:腰膝酸软、口干咽痛、大便干结、舌苔薄、脉象细或细数等,尿检查异常。

方药:多选用六味地黄汤(熟地、山萸肉、山药、丹皮、茯苓、泽泻)加减,药用生地、山萸肉、山药、五味子、丹皮、女贞子、旱莲草、当归、生甘草等。

(2)适用于兼有面色少华、神疲乏力者。

方药:多选用生黄芪、红枣、丹参、炒谷芽、沙参、麦门冬、太子参、野荞麦根等,以益气滋阴生血。

六、补虚固摄法

适用于慢性肾小球肾炎日久,脾肾气虚,脾气虚则健运失职,不能运化水谷精微,升降失调,精微反而下注;肾气虚则失于封藏,精浊下流者。

症状:畏寒、腰膝酸软、乏力、面色萎黄、胃纳不佳、大便易溏、舌质淡、舌苔薄或薄腻、脉象细等。检查尿蛋白始终不降,或活动后尿蛋白增加,24小时定量>1 g/L。

方药:多选用白术、山药、山萸肉、芡实、锁阳、炒龟甲、炒鳖甲、龙骨、陈皮、菟丝子、仙灵脾、茯苓、生黄芪等。

如果舌质偏暗,肾功能正常,可加炒地龙、川牛膝、桃仁等活血之品。

若阴虚明显者,可加炒黄柏、生地等滋阴药物。

腰膝痛者,加川断、炒杜仲、怀牛膝等益肾强腰。

七、健脾益气,滋补肾阴法

适用于慢性肾小球肾炎后期,脾气不足,肾阴亏损者。

症状:腰酸乏力,手足心热,口干,舌质偏红,舌苔薄,脉象细或细数等。

方药:多选用大补元煎(熟地、党参、山药、杜仲、枣仁、枸杞子、山萸肉、炙甘草、补骨脂、白术、肉桂、附子)加减化裁,如太子参、山药、熟地、杜仲、枸杞子、当归、山萸肉、

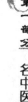

茯苓、陈皮、白术、炙甘草、红枣等。

八、活血化瘀法

(1)适用于慢性肾小球肾炎蛋白尿或血尿有血瘀征象者。由于病久不愈,气血虚弱,气虚则血行不畅,瘀阻脉络。

症状:反复或长期血尿,或局部疼痛拒按或麻木,或妇女月经不调、痛经,舌质偏暗、脉象细或涩等。

方药:多选用生黄芪、当归、赤芍、川芎、红花、制大黄、川牛膝、炒地龙、桃仁等。

临证加减:如果兼有热象者,可加石韦、蒲公英、三叶青等清热解毒之品。

(2)适用于慢性肾小球肾炎伴肾功能不全,或慢性肾小球肾炎高血压有血瘀征象者。

症状:面色黧黑或晦暗,腰痛,肢体麻木,舌质暗淡,脉细涩等。

方药:多选用桂枝茯苓丸(桂枝、茯苓、丹皮、桃仁、芍药)加制大黄等为主,活血化瘀散结,另外加用补虚益气养阴的制首乌、仙灵脾、丹参、绞股蓝、生黄芪、茯苓皮等,以防活血而伤正。

九、温阳化湿法

适用于慢性肾小球肾炎全身浮肿,或慢性肾功能不全者。由于三焦气化不利,水道不通,水湿泛滥肌肤,而发为水肿。

症状:浮肿明显、面色㿠白、畏寒肢冷、腰膝酸痛、神疲乏力、大便易溏、纳差、舌质淡或淡胖、脉象沉细等。其中又分为寒湿、水湿两种。无论是寒湿或是水湿,活血化瘀药可贯穿治疗始终。另外可配合中药灌肠,以排除毒素,降低血尿素氮、肌酐。

1. 寒湿

适用于脾阳虚弱,失于运化者。治以温阳补虚、化湿运中法。

方药:多选用吴茱萸汤(吴茱萸、生姜、大枣、人参)合附子理中汤(附子、人参、白术、干姜、甘草)加减化裁。

2. 水湿

适用于水湿为患,三焦决渎失司,膀胱气化失常,阳气不能舒展者。治以健脾运中、通阳利水法。

方药:多选用桂枝、猪苓、茯苓、泽泻、防己、黄芪、桑白皮、大腹皮、陈皮等。

十、和解少阳法

适用于慢性肾小球肾炎服用糖皮质激素 2 个月以上者。中医认为此时邪气由内外达于半表半里之间，病情比较稳定，中药既可以帮助激素减量，又能提高疗效。

症状：无明显不适，舌质淡、舌苔薄，脉象细或细数等，尿检基本正常。

方药：多选用小柴胡汤（柴胡、黄芩、半夏、党参、生姜、甘草、大枣）加生黄芪、当归、青蒿、生地黄、沙参、麦冬、知母、黄柏等。

肾炎水肿食疗方

(1)西瓜翠衣 30 g。榨汁，或煎水服。

功效：清热解毒，利水消肿。

用于慢性肾炎水肿，伴有上呼吸道感染，咽喉红肿疼痛发热等。

(2)二米粥：苡米 30 g，大米 100 g。

功效：健脾利水消肿。用于肾病水肿，脾气不足，纳呆食少，大便软等。

(3)葱白紫苏紫米粥：葱白 3～5 段，紫苏 10 g，紫米 100 g。

先将紫米熬粥，将成之时，加入葱白、紫苏，盖紧盖焖一会儿。趁热食用。

功效：温阳利水消肿。用于脾肾阳虚水肿。

(4)鲜焖冬瓜：带青皮冬瓜 200 g 及冬瓜子，冬瓜洗净、切块，冬瓜青皮及冬瓜子布包，放锅中，加水少量，小火焖熟。吃冬瓜，喝汤。

功效：利水消肿，清热解毒。用于肾炎水肿偏热。

(5)赤小豆(或黑豆)苡米粥：赤小豆(或黑豆)100 g，苡米 100 g。水适量熬成粥。

功效：清热利湿消肿。用于慢性肾炎，湿热水肿。

第一部分　名中医辨治肾病经验

余承惠

余氏清平法治慢肾

余承惠教授（南京中医药大学，邮编：210000）应用其独创的清平法治疗慢性肾小球肾炎，疗效显著，介绍如下。

慢性肾小球肾炎大多属免疫介导性炎症疾病。免疫系统失调，不论是抗原与抗体形成的免疫复合物，还是致炎性细胞因子表达过度，均可造成肾脏的自我损害，这正是中医所说的"亢则害"，这种损害遂成为一种内生邪毒，蕴结在肾，具体表现为风毒、湿热、痰浊、瘀滞等病理因素，贯穿于疾病的始终。余承惠教授根据《素问·至真要大论》所说："谨察阴阳而调之，以平为期。"运用清平法，即是清除、平抑蕴结胶着的病理邪毒，扶助不足的正气。况且在扶助正气时要"清"，慎用温补，以免犯"实实"之戒，而使"亢者更亢"。

清平法基本方为：生牡蛎30 g，藤梨根30 g，白花蛇舌草30 g，生黄芪20 g，何首乌15 g，半枝莲15 g，山慈姑10 g。每日1剂，水煎服。3个月为1个疗程。一般用3个疗程。方中生牡蛎、藤梨根、白花蛇舌草、半枝莲、山慈姑等有清除湿热瘀浊、散结解毒之功，临床药理研究证实这些药物均有一定的调整机体免疫功能、抑制抗原抗体反应、抗过敏、抗病原微生物、改善微循环等作用；黄芪、何首乌等具有益气生肌、消肿利水、补益精血、扶正托毒等作用。它们调节免疫代谢，清除自由基，调动机体内源性抗氧化剂的作用已被现代医学所证实。

临证加减：如兼风热者，加防风、银花、连翘等；如有痰浊者，加郁金、泽泻、决明子等；如有湿浊者，加藿香、佩兰、苍术等；若有气虚者，加党参、白术等；若阴虚者，加女贞子、生地等；若蛋白尿明显者，加雷公藤多苷片，或火把花根片；有瘀滞者，加赤芍、丹皮、丹参等；如有高血压或感染者，均予对症处理；如见舌质紫黯、舌苔腻者，病情更是缠绵难愈,必须用药有力,持之以恒,才能获得良效。

余承惠教授用上法上方治疗、观察、总结102例患者,均依据1992年安徽太平会议制订的肾小球肾炎分型标准确诊。其中男性60例,女性42例;年龄22～69岁;病程1～12年。经肾穿刺26例,病理诊断为IgA肾病8例,系膜增殖型肾病14例,膜性肾病2例,膜增殖型肾病2例,肾功能氮质血症8例,其他肾功能正常。

经治3个疗程后,102例中22例完全缓解(症状消失,尿检连续4次阴性,24小时蛋白定量正常。其中经治1个疗程6例,2个疗程8例,3个疗程8例),34例显效(症状减轻,尿蛋白定量较治疗前减少50%以上。其中经治1个疗程10例,2个疗程11例,3个疗程13例),36例有效(症状、蛋白尿有改善。其中经治1个疗程6例,2个疗程12例,3个疗程18例),10例无效(症状、蛋白尿无改善)。有效率90.2%。尿蛋白定量,治疗前(2.78±1.8)g,治疗后(0.8±0.7)g。肾功能氮质血症病人的检测指标都有不同程度下降。治疗前舌质紫黯、舌苔白腻或黄腻者,分别为24例、39例,治疗后分别为7例、8例。

双手搓腰　壮肾补虚治腰疼

常搓腰可补肾气,腰为肾之府,腰疼与肾有密切关系,肾气一足,腰就不疼了。

注意如下要领:

(1)搓腰时要想像自己的两肾往一块挤,这是关键。如果不加想像,则只是皮肤摩擦,收不到固肾的功效。

(2)搓腰时,两手背一定要对准两肾,左手背要对准左肾,右手背要对准右肾,关键是对准后才往一块挤,否则不起作用。

(3)搓腰时再累也要搓够81次,中间不要停,目的是使命门发热,命门发热,则全身得益。

第一部分　名中医辨治肾病经验

杜锦海

五型辨治肾炎

杜锦海教授（福建省厦门市中医院，邮编：361001）长期从事肾小球肾炎的临床研究，积累了丰富的经验。

弥漫性肾小球肾炎(简称"肾炎")，常归属于中医"水肿"范畴。临床上因病程的不同，可以分为急性肾小球肾炎和慢性肾小球肾炎。急性肾小球肾炎的特点为肺卫受邪，发病的机制在肺，属于中医温病范畴，主要是人体正气虚，而为风热、湿热、疫毒等温邪侵袭使然，即"温邪上受，首先犯肺"，或风寒外袭，寒郁化热。急性肾小球肾炎患者都表现为热毒炽盛或邪正相争，邪实正虚，以全身水肿、血尿、血压增高、蛋白尿及管型尿为特征。慢性肾小球肾炎则由于急性肾小球肾炎久治未愈或急性期症状不明显、缓慢发展而成，一般而言属于虚证，病程长，久病正虚。慢性肾小球肾炎的病理变化主要在脾与肾，患者除表现脾虚的症状外，可见肾虚的症状；也有体虚易感外邪，而出现虚实夹杂之象。本病的发病机制主要责之于肺、脾、肾三脏，其中以肾为本，以肺为标，以脾为制水之脏。此三脏相互联系，相互影响。如肾虚水泛，逆于肺，则肺气不降，失其通调水道之职，使肾气更虚而加重水肿。若脾虚不能制水，水湿壅盛，必损其阳，久则导致肾阳亦衰；反之，肾阳衰不能温养脾土，脾肾俱虚，亦可使病情加重。

杜锦海教授在临床上把肾炎分为5型：肺热型、肺热脾虚型、脾虚型、脾肾两虚型、肾虚型。急性肾小球肾炎多见于肺热型、肺热脾虚型，慢性肾小球肾炎多见于脾虚型、脾肾两虚型、肾虚型。治疗遵循"开鬼门，洁净府"的原则立法。慢性肾小球肾炎治疗不当，病情发展而出现肾功能不全，引起氮质血症或尿毒症，最终造成机体气机升降逆乱而形成所谓的"关格"，表现为上下不通，在上不能饮食，在下排泄困难，即大小便均不通的关格证。

一、急性肾小球肾炎

1. 肺热型

症状:眼睑浮肿,继则四肢及全身皆肿,发热不恶寒,或稍恶寒,有汗或无汗,咽喉疼痛或咽部红肿,咳嗽,痰黄黏稠,口干渴,尿色黄或皮肤疮疖、湿疹瘙痒,舌质红、舌苔黄,脉象浮而数等。

治则:疏风宣肺,清热利水。

处方:(1)白茅根30 g,大青叶18 g,板蓝根15 g,桑白皮12 g,金银花9 g,连翘9 g,黄芩9 g,防风9 g,蝉衣9 g。

(2)若因疮疖而致肾炎水肿者,需加凉血之品。土茯苓30 g,白茅根30 g,生地18 g,防风9 g,黄芩9 g,丹皮9 g,蝉衣9 g,白鲜皮9 g,荆芥6 g,黄连6 g,甘草3 g。

2. 肺热脾虚型

症状:颜面黄白欠华,神倦纳呆,尿少便溏,或口渴,咽红痛,咳嗽,舌质淡、舌苔白,脉象细数等。

治则:清宣肺热,健脾利水。

处方:白茅根30 g,鱼腥草18 g,板蓝根15 g,黄芪15 g,党参15 g,茯苓15 g,白术9 g,金银花9 g,连翘9 g。

临证加减:如有瘀血,加益母草等。

二、慢性肾小球肾炎

1. 脾虚型

症状:全身浮肿或双下肢水肿较明显,面色㿠白、神倦肢冷、脘闷腹胀、纳减便溏、小便短少、舌质淡、舌苔白滑、脉象沉细弱等。

治则:健脾利水。

处方:(1)脾虚水湿泛滥明显、水肿为主者,治以健运脾气,利水消肿。茯苓皮30 g,苡仁30 g,赤小豆30 g,白茅根30 g,黄芪18 g,泽泻12 g,防己9 g,猪苓9 g,车前子(包煎)9 g。

(2)脾胃虚弱明显、水肿不明显者,治以健脾和胃。马蹄金15 g,茯苓15 g,神曲15 g,山楂12 g,防风9 g,蝉衣9 g,谷芽9 g,麦芽9 g。

2. 脾肾两虚型

症状:面色灰白,浮肿或不浮肿,肢冷,腹胀纳呆,便溏,腰酸膝软,尿少,舌质淡嫩、舌苔薄白,脉象沉细无力等。

治则:健脾益肾利水。

处方:茯苓 30 g,黄芪 18 g,党参 15 g,生地 15 g,山药 15 g,泽泻 12 g,苍术 9 g,白术 9 g,山茱萸 9 g,丹皮 9 g。

临证加减:如有瘀血者,加益母草等。

3. 肾虚型

症状:面浮身肿、腰以下尤甚或不浮肿,神疲怯寒,面色灰滞,头晕耳鸣,腰部冷痛酸重,双膝酸软,肢冷尿少,舌质淡、体胖苔白,脉象沉细或沉迟等。

(1)肾阳虚,以蛋白尿、腰酸痛、浮肿为主者,治以温阳利水,用济生肾气丸加减。处方:熟地 15 g,茯苓 15 g,山药 15 g,车前子(包煎)15 g,泽泻 12 g,制附子 9 g,山茱萸 9 g,丹皮 9 g,牛膝 9 g,肉桂粉(冲服)3 g。每日 1 剂,水煎服。

(2)肾阳虚无明显浮肿,以腰膝酸软、蛋白尿为主者,用五子衍宗汤(枸杞子、五味子、菟丝子、覆盆子、车前子)加减化裁。处方:菟丝子 15 g,金樱子 15 g,桑椹子 15 g,益智仁 9 g,覆盆子 9 g,牛膝 9 g,杜仲 9 g。每日 1 剂,水煎服。

(3)肾阴虚者,治以滋阴潜阳利水。处方:石决明 30 g,益母草 18 g,旱莲草 18 g,钩藤 12 g,丹参 12 g,泽泻 12 g,天麻 9 g,丹皮 9 g,女贞子 9 g,黄芩 6 g。每日 1 剂,水煎服。

三、调护

(1)肾炎经过治疗,水肿消退,病情缓解,尿检正常,这时一定要巩固治疗,以防止肾炎复发。可以使用人参、冬虫夏草等对肾功能有一定保护作用的滋补品,但要虑及患者虚实夹杂的多少,不能纯补,必须扶正祛邪,标本兼顾。一般恢复期偏于脾虚者,常用参苓白术散(人参、茯苓、白术、扁豆、陈皮、山药、甘草、莲子肉、砂仁、苡仁、桔梗、大枣);偏于肾虚者,常用六味地黄丸(地黄、山药、茯苓、丹皮、泽泻、山萸肉)。

(2)注重合理调节饮食,饮食一定要清淡,对于虚损之体宜用血肉有情之品来补精血,如蛋、鱼、瘦肉等,但量要少而精,且鱼、肉以蒸、煮做汤为佳,不宜煎、炒、炸等,也就是说要选择优质低蛋白、高热量、高维生素、低盐的饮食。

叶景华

叶氏中医辨治肾炎经验

叶景华主任医师（上海中医药大学，邮编：200032）治疗肾炎经验如下。

急性肾小球肾炎可分为邪盛期和恢复期两个阶段，属中医"风水"、"阳水"范畴，大多数有感受风热、风寒、湿热等外邪入侵所致的病史（如扁桃体炎、腮腺炎、淋巴结炎等）。《医学入门》云："阳水多外因，涉水冒雨或兼风寒暑气而见阳证。"并指出或由"疮痍"所致。根据临床实际情况和中医理论，用疏解外邪、清利湿热的治疗方法。疏解外邪能消除病原，控制感染；清利湿热能消炎利水，退肿止血尿。

一、邪盛期

最常见的证型有两类。

1. 风邪侵袭

(1)感受风热

症状：面浮肢肿，恶风发热，咳嗽，咽痛，小便短赤，舌质边尖红、舌苔薄白或薄黄，脉象浮数或弦数等。

治疗：疏风，清热，利湿。

方药：荆芥、西河柳、浮萍草、板蓝根、牛蒡子、金银花、连翘、半枝莲、白茅根、小蓟、车前子、赤苓、猪苓等。

(2)感受风寒

症状：面浮肢肿，恶寒无汗，发热不甚，小便短少，舌苔薄白，脉象浮紧或弦。

治疗：疏风，散寒，利水。

方药：上方去清解之品，加麻黄、紫苏、生姜等。

加减：肿甚喘咳者，加甜葶苈、桑白皮；发热高而舌苔黄者，加黄芩、山栀。

第一部分　名中医辨治肾病经验

2. 湿热阻滞

症状:面浮肢肿、低热、口干苦、小便短赤或如浓茶样,或皮肤上有脓疱疮、舌苔薄黄或黄腻、脉弦或数等。

治疗:清利湿热为主。

方药:黄柏、山栀、半枝莲、白茅根、车前子、赤苓、猪苓、甘草、小蓟、荠菜花等。

加减:血尿甚者,加苎麻根、血余炭、蒲黄等。偏湿重而有寒证,表现纳呆、腹胀、便溏、苔白腻者,去清热之品,加苍术、厚朴、桂枝、薏苡仁、大腹皮、陈皮等。兼外感风热而发热、咽痛、咳嗽者,先按风邪侵袭型治疗。

二、恢复期

1. 无虚证、湿热未清

症状:外邪解,浮肿退,一般情况好转,仅有口苦、小便短赤、舌苔薄黄等,且小便仍有红细胞、蛋白。证属湿热未清。

治疗:仍以清化为主。

2. 有虚证

症状:神疲乏力、气短、舌苔薄、脉象濡等。

治疗方药:可在清化剂中加党参、黄芪、仙鹤草、茯苓、陈皮、甘草等。

加减:若口干、舌质红,或有低热、盗汗、脉象细等,可配合生地黄、丹皮、地骨皮、旱莲草、黄柏、白茅根、知母、甘草等。

【病案举例】 陈某,男性,30岁,农民。2周前感冒,鼻塞,怕冷。5天前开始面部浮肿,继而全身浮肿,小便减少,大便干燥,纳可,咽红,左下肢小腿前侧皮肤有浅表溃疡,舌苔黄白腻,无肾炎史。体温38.2 ℃,血压161/106 mmHg。检查:两肺呼吸音粗糙,血白细胞9.0×10^9/L,中性粒细胞0.79,淋巴细胞0.21,血肌酐159 μmol/L,血尿素氮19.3 mmol/L,血沉8 mm/h,白蛋白27 g/L,球蛋白19 g/L,尿蛋白(＋＋＋),24小时尿蛋白定量3.33 g,尿红细胞10～15/HP,白细胞2～3/HP,24小时尿量600 ml。西医诊断:急性肾小球肾炎。中医诊断:风邪侵袭,通调失职。治则:疏风解表,宣肺利水。处方:西河柳30 g,金银花30 g,白茅根30 g,车前子(包煎)30 g,猪苓15 g,浮萍10 g,连翘10 g,牛蒡子10 g,荆芥10 g,杏仁10 g,前胡10 g,甘草4 g。2剂,水煎服,每日1剂。

二诊:热退,体温36.9 ℃,小便量每日增至1 500 ml,血压150/101 mmHg。仍予清解利水。处方:白花蛇舌草、枳壳、地丁草、蒲公英、猪苓、白茅根、车前子(包煎)、牛蒡子、荆芥、连翘、金银花。5剂,水煎服,每日1剂。下肢局部溃疡外敷生肌散。用丁桂散、甘遂散敷脐。

三诊:浮肿渐退,小便量每日增至2 000 ml,但咳嗽气促,两肺呼吸音粗,心率较快(100次/分),心律不齐,血压152/118 mmHg。治则:泻肺利水。处方:金银花、万年青根、鱼腥草、陈皮、甘草、白茅根、猪苓、车前子(包煎)、杏仁、葶苈子、桑白皮。3剂,水煎服,每日1剂。另服肺风药(黑白丑、大黄)。

四诊:小便量每日增至3 000 ml,肿退,咳减,气平,心律齐,下肢局部溃疡渐愈,舌尖红,舌苔薄黄,脉象缓,血压120/79 mmHg,血尿素氮7.3 mmol/L,血肌酐132 μmol/L,尿蛋白(+ +),红细胞4~5/HP,白蛋白上升至33 g/L,球蛋白19 g/L。处方:陈皮、茜草根、忍冬藤、荠菜花、小蓟、白茅根、苎麻根、黄柏、苍术。

服药3周后,一般情况好,血压稳定,血尿素氮及肌酐正常,尿蛋白(±),尿中少许红细胞。2个月后,血压与尿化验均正常。

三、慢性肾小球肾炎的治疗以益肾清利、活血祛风为主

病因病机:慢性肾小球肾炎由于正虚,感受风、湿、寒、热等邪,邪阻脏腑经络,迁延不解,导致血瘀,或反复感受外邪,形成正虚邪恋,虚实夹杂。

辨证:多为肾虚,湿热蕴阻。

治则:益肾清利,活血祛风。扶正与祛邪兼顾,着重于祛邪与调整机体内部的平衡。

叶景华主任医师自拟"慢肾方":以牛膝、楮实子、鹿含草益肾;以半枝莲、白茅根、黄柏清利;以益母草、金雀根活血;以肿节风、菝葜、徐长卿祛风。

随证加减:肿甚、小便少者,加车前子、桂枝、白术、泽泻、猪苓等;肝阳上亢、头晕胀痛、脉象弦者,加地龙、川芎、钩藤、白蒺藜等;尿蛋白多、神疲乏力者,加芡实、黄芪等;血尿多者,加茜草、苎麻根、血余炭等;泛恶呕吐、舌苔腻者,加苍术、厚朴、陈皮、制半夏等;口干、舌质红、少苔、脉象细数者,加知母、生地等;形寒肢冷、舌质淡、舌体胖、脉象沉细者,去清利之品,加仙灵脾、熟附块等。

【病案举例】 朱某,男性,37岁,农民。7岁时曾患"肾炎"。近2个月来面部浮肿,尿中有蛋白,用激素等西药未见好转,而来住院。刻诊:见面部及下肢浮肿,口干苦,纳可,小便黄,大便正常,舌质红,舌苔薄黄,脉象细缓等。检查:血压120/71 mmHg,尿蛋

第一部分

名中医辨治肾病经验

白(＋＋),24 小时尿蛋白定量 6.9 g,有少许红、白细胞,血肌酐 159 μmol/L,血尿素氮 7.1 mmol/L,血胆固醇 9.3 mmol/L,甘油三酯 2.3 mmol/L,血清蛋白 30.5 g/L,球蛋白 28 g/L。西医诊断:慢性肾小球肾炎。中医诊断:肾虚,湿热瘀阻。治以益肾,清利湿热,除瘀。予自拟慢肾汤加减,处方:制茅术 30 g,鹿含草 30 g,金雀根 30 g,白茅根 30 g,半枝莲 30 g,徐长卿 30 g,菝葜 30 g,毛冬青 30 g,川牛膝 15 g,黄柏 10 g,赤芍 10 g,丹皮 10 g,夏枯草 10 g。

服药 3 周后,浮肿消退,其他症状也除,尿蛋白渐减少而转阴,血脂下降。住院 4 周后出院。门诊再治疗 5 个月,一般情况好,恢复工作。

精力不足找肾经

肾精充足才能强壮身体。人们常会说一些身体瘦弱、面色晦暗、未老先衰、力气少的人是"肾亏"了,这往往是十分正确的。肾是人的"先天之本",从胎儿时期就决定了肾与全身脏腑以及气血运行的密切关系,所以称肾为强壮之官。

肾藏精,司气化,主骨,生髓,肾功能产生之气,称为少阴之气,也称为元气,是人体生命活动的精微能量物质,有主导精神意识活力、维持水液正常运行的功能。现在许多人缺钙,实际上是肾"藏"精的功能衰退,形成钙的流失。所以在补钙的同时,补肾才能保证钙的充分吸收。其实,只要肾功能好,食物中含钙成分很多,身体是不会缺钙的。人体气之余归于肝为血,血之余归于肾为精,精之余归于骨为髓。人体健康长寿的关键,就是精髓的生成和储藏,衰老是由于精髓的不断消耗。肾有点像人体的"财政部",精力不足就要找肾经。

张盘根
慢性肾炎分型分症论治

张盘根医师（河南省周口市中心医院，邮编：466000）依照辨证分型及分症论治慢性肾小球肾炎，有一定效果。

慢性肾小球肾炎是一种常见的肾脏疾患，属中医学"水肿"、"虚劳"等范畴。《诸病源候论》云："水病者，由脾肾俱虚故也。肾虚不能宣通水气，脾虚又不能制水，故水气盈满，渗溢皮肤，流遍四肢，所以通身肿也。"起居失节易伤肺，饮食不节易伤脾，房事不节易伤肾，肾虚不能温煦脾土，致脾虚，脾虚则土不生金，致肺虚，肺、脾、肾三脏在水液气化方面起着主导作用，宣肃失调，水道不能，故形成水肿。慢性肾小球肾炎病机主要为肺卫失宣，脾肾虚损。脾虚不能摄精，肾虚不能固藏，水谷精微下注，形体失养，脏气亏虚，久则阴阳气血俱损，转为虚劳证候。病至后期，脾肾衰败，浊阴内盛，上凌心肺；肾阴亏损，水不涵木，阳亢风动可致本虚标实之尿毒症危象，因而慢性肾小球肾炎的治疗在临床上仍属棘手的难题。慢性肾小球肾炎可概括为脾肾阳虚、肝肾阴虚、脾肾衰败3种主要类型，以此辨证论治、精选方药，可以取得执简驭繁的良好效果。另外，除治疗外，慢性肾小球肾炎病人一定要注意摄生，慎起居，防外感，节饮食，忌房事，适量活动，以促进机体的恢复和提高抗病能力。

一、分型论治

1. 脾肾阳虚

临床症状：身肿、腰以下甚、按之凹陷不起、面色㿠白、精神倦怠、形寒肢冷、腰背酸痛、腹胀纳呆，舌质淡、苔白，脉象沉细等。

治则：温补脾肾。

方剂：实脾饮合真武汤加减化裁。

常用药物：附片、白术、茯苓、干姜、党参、巴戟天、泽泻、益母草、赤药、桃仁、丹参等。

临证加减：如偏脾虚者,加山药、生玉米等；如偏肾虚者,加仙茅、仙灵脾等。

2. 肝肾阴虚

临床症状：颜面浮肿,头晕心悸,失眠多梦,心烦少寐,口干咽燥,腰酸遗精,舌质偏红、苔薄,脉象弦细等。

治则：滋养肝肾。

方剂：杞菊地黄丸加减化裁。

常用药物：枸杞子、菊花、生地、山萸肉、牛膝、金银花、赤药、益母草、马鞭草等。

临证加减：如阴虚阳亢者,加天麻、珍珠母、石决明、钩藤等；如阴虚湿热者,加知母、黄柏、苍术等。

3. 脾肾衰败

临床症状：周身虚浮,面色晦暗、精神委顿、形瘦腹胀、厌食纳呆、恶心呕吐、小便短少,或烦躁不宁、神志不清、心悸气喘,舌体胖、苔腻,脉象沉细等。

治则：扶正泄浊。

方剂：温脾汤加减化裁。

常用药物：附片、人参、半夏、生大黄、陈皮、茯苓、泽兰、益母草、桃仁、枳实、竹茹、赤芍等。

二、分症论治

1. 血尿

反复血尿是慢性肾小球肾炎的突出表现之一,治疗血尿要辨证分型。

早期为热伤血络,迫血妄行,治疗当配伍清热凉血之品,如牛角、大小蓟等。

后期为脾肾亏虚,血不归经,治疗当健脾固肾为法,常加用黄芪、白术、山药、山萸肉等药。

2. 蛋白尿

慢性肾小球肾炎蛋白尿,主要病机为脾肾两虚,肾气虚损,则精关不固,精气外流；脾气虚陷则固摄无权,精微下泄,肾气充沛又赖于脾气运化水谷精气的濡养,故治疗蛋白尿,重在温补脾肾,增强脏腑功能,改善临床症状。常选用山药、黄芪、党参、芡实、金樱子、生龙牡等药。

3. 活血化瘀，贯穿治疗始末

根据"久病入络"理论，慢性肾小球肾炎病人多半有不同程度的瘀血症状。这与现代医学研究发现的肾小球基底膜增厚、肾小球毛细血管内皮细胞增生、肾小球玻璃样变和纤维化、肾小管萎缩等病理变化相吻合。故在方中加益母草、赤药等活血化瘀之品，取血行水亦行之意，以调整肾脏血液循环，改善血氧供应，促进新陈代谢。

4. 病程始终，更需清热解毒

中医学认为本病的发生是由于"外邪侵袭，脾肾亏损"。现代医学认为，慢性肾小球肾炎的发生、复发和迁延不愈，与某些细菌和病毒感染有密切关系。所以治疗中控制感染及清热解毒药的应用是非常重要的。临床常用金银花、生大黄等作为清热解毒的首选之药。

肾经病变的警告信号

经络证：肾阴不足，则以怕热为主，容易口干舌燥，慢性咽喉炎，气短喘促，心烦心痛，失眠多梦，五心（手心、足心、心口）发热等。

肾阳不足，则以怕冷为主，容易手足冰冷，面色晦涩，神疲嗜睡，头晕目眩，腰酸膝软等。

如果两种症状都存在，甚至有些人冬天怕冷，热天怕热，有些人上热（咽喉痛）下寒（手脚冷），则说明肾已经阴阳两虚，正走向衰老。

脏腑证：主要表现在主水失司而致水肿，小便不利，遗精，阳痿，心悸，恐惧，耳鸣，眼花，目视不清。肾气绝则骨髓失养，骨质疏松，肌肉萎缩，齿松发枯，面色无华。

亢进热证的症状：尿黄、尿少，口干，倦怠，足下热，大腿内侧疼痛，劳热，性欲增强，月经异常。

衰弱寒证的症状：尿频、尿清，肿胀，腿冷，足下冷，下肢麻木萎弱，容易受凉，犹豫不决，性欲减退，肠功能减弱。

姚亚南

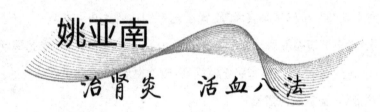

治肾炎 活血八法

姚亚南医师（江苏省如东县中医院，邮编：226400）在辨证与辨病相结合的思想指导下治疗急、慢性肾小球肾炎，以辨证为主，结合辨病，灵活地运用活血方法，在消退水肿、消除尿蛋白、降低血压、排除血中氮质以及改善肾功能等方面，均取得了一定的疗效。

一、疏风活血行水法

适用于"风水"阶段，即急性肾小球肾炎或慢性肾小球肾炎急性发作期。由于风邪袭表，内客于肺，肺气失于通降，水湿不能下输膀胱，潴聚于内所致。

症状：发热恶风、咽痛、面目浮肿、小便不利、舌苔薄、脉象浮等。

方药：浮萍、麻黄、连翘、连皮茯苓、车前子（包煎）、赤小豆、荠菜花、鱼腥草、小蓟炭、白茅根等。

二、清热利湿活血法

适用于急性肾小球肾炎或慢性肾小球肾炎反复发作型。辨证为湿热证。

症状：水肿按之易起，尿色深黄、量少而热，口干且苦，舌苔黄腻、脉象细滑等。

方药：苍术、白术、黄柏、赤茯苓、猪苓、木通、苡仁、冬瓜皮、丹皮、赤芍、石韦、马鞭草、苏木、茜草、怀牛膝等。

三、益气活血法

适用于慢性肾小球肾炎肾病型。辨证为脾肾两虚、气血不足证。

症状：面色㿠白少荣、气短懒言、肢体按之如泥、纳减便溏、腰酸腿软、尿多泡沫、舌质淡或有紫气、舌苔薄、脉细涩。

方药:黄芪、红参、白术、山药、茯苓、甘草、当归、丹参等。

四、活血利水法

适用于"阴水"阶段,即慢性肾小球肾炎肾病型或水肿反复发作的患者。

症状:水肿时消时长,面色灰暗,肌肤干燥,板滞不活,舌质紫。

方药:当归、茯苓、泽泻、桂心、车前子(包煎)、王不留行、红花、泽兰、丹参等。

五、滋阴活血法

适用于慢性肾小球肾炎高血压型或肾病型患者。辨证为阴虚阳亢证。

症状:头晕目眩,心悸不宁,失眠多梦,口干少饮,目视昏糊,耳鸣如蝉,舌质红,舌苔少,脉象细弦等。

方药:枸杞子、桑椹子、杭菊花、生地、紫贝齿、山萸肉、丹参、桑寄生、怀牛膝、地龙、茺蔚子、地鳖虫、生卷柏等。

六、温养活血法

适用于慢性肾小球肾炎肾病型或反复发作型或肾功能不全者。由于肾阳式微,无以温煦蒸化,虚寒内生,凝结血脉,肾督失养所致。

症状:面肢虚浮,形寒怯冷,腰酸绵绵,神疲体倦,阳痿滑泄,舌体胖嫩、舌质紫、舌苔薄,脉象细弱或沉迟等。

方药:鹿角片、紫河车、丹皮、丹参、益母草、苏木、制附子、肉桂、仙灵脾、山萸肉、山药等。

七、调中活血法

适用于慢性肾小球肾炎肾功能不全及氮质血症者。辨证为清浊相干脾胃证。

症状:恶心呕吐,腹胀,不思饮食,便溏,头昏,神倦,舌苔腻而滑等。

方药:砂仁、蔻仁、木香、炒党参、白术、茯苓、法半夏、陈皮、川连、藿香、佩兰、槐花、丹参、泽兰、大黄等。

八、解毒活血法

适用于肾功能衰竭、尿毒症后期。由于肾病日久,阴阳耗伤,分清泌浊功能失司,水邪不去,蕴而生毒,水毒内阻,伏结血分,停滞为瘀,瘀热相搏,上损阳络所致。

症状:神情时疲时烦,面目虚浮、晦黯无华,鼻衄齿衄、血色黯紫,小便短少或尿闭,舌质淡或发紫、舌体胖等。

方药:水牛角、丹皮、生地、赤芍、玳瑁、茜草、景天、三七、槐花、大黄炭、怀牛膝、代赭石等。

肾经的主要穴位

涌泉——虚火上浮找涌泉。

涌泉,意即肾经脉气在此如泉涌出。本穴是肾经的井穴,刺激本穴对肾虚虚火上浮引起的顽固性头痛、失眠、咽喉炎、牙痛、高血压等,都有很好的治疗效果。民间还有用蒜头敷涌泉(刺激法)有效治疗感冒咳嗽和小儿"百日咳"的经验。本穴还是人生三大急救穴(人中、中冲、涌泉)之一。

太溪——阴阳两虚找太溪。

太溪,"太"为尊贵,意为人身诸经贵气都要归于肾经此穴。太溪又是肾经的原穴,有平衡协调之功,既能滋阴降火,又能培元补肾;既可治肾阳虚引起的畏寒肢冷、神疲嗜睡、头昏目眩,又能治肾阴虚引起的慢性咽喉炎、心烦心痛、失眠多梦。用拇、食指对掐太溪穴和昆仑穴,可即止鼻血、牙痛。

俗话讲:点你死穴。说明死穴就是人体的关键穴。生穴不生即是死,实际上死穴又是生穴,因此寻找人生生穴确实很有意义。笔者在实践中发现,全身按摩时,只要按中太溪,马上就会全身放松舒服,疲劳顿失,精神恢复。如果没按到太溪就总是感觉缺了点什么一样。笔者把这些经验告诉朋友,许多人都有这种体会。

陈 迎
从肺论治肾炎

陈迎医师（河南濮阳中原油田运输医院，邮编：457000）认为急、慢性肾小球肾炎与肺的关系密切，在临证中注重肺与肾的关系，从肺论治急、慢性肾小球肾炎每获良效。

一、肾炎肇始于肺卫受邪

肺为五脏之华盖,在五行属金,肺朝百脉,主一身之气,开窍于鼻,喉为其系,外合皮毛;又肺为娇脏,不耐寒热,外邪袭人,往往首先犯肺,因此清肺自能源清洁流。

（一）疏风清肺

急、慢性肾小球肾炎常感染链球菌,于上呼吸道感染或急性扁桃体感染后1～4周发病,感染即为风、热、毒邪从肺卫或口鼻而入,滞于咽喉,伤于肺卫,蕴结于肺,总以肺经热毒为主要病机。西医认为急、慢性肾小球肾炎的发病多起始于免疫反应,为免疫反应复合物在肾小球毛细血管基底膜的沉积,激活补体,引起一系列炎症反应而致。各种病原微生物或其他抗原即为风、湿、热邪,或火热毒邪。急、慢性肾小球肾炎初期或慢性肾小球肾炎急性发作时,即以风、湿、热、毒之邪杂合外侵为病机重点,其治疗的关键在于疏风清肺,祛湿解毒,以蠲其邪。若病属初发,肺卫受邪,表证尚在,以上呼吸道为主者,当以疏风清肺为主法,常用方如麻黄连翘赤小豆汤(麻黄、连翘、赤小豆、茵陈、杏仁、炙甘草、生姜、大枣)、桑菊饮(桑叶、菊花、杏仁、连翘、薄荷、桔梗、芦根、甘草)、银翘散(银花、连翘、薄荷、桔梗、竹叶、荆芥穗、淡豆豉、牛蒡子、生甘草)等。常用药如银花、连翘、麻黄、淡豆豉、牛蒡子、薄荷、桔梗、蝉蜕、荆芥、防风、桑白皮等。现代药理研究证明,麻黄、蝉蜕、荆芥等疏风清肺药能明显减轻免疫器官胸腺和脾脏的重量,明显降低腹腔巨噬细胞的吞噬功能,且能稳定肥大的细胞膜,阻滞过敏性介质的释放,降低毛细血管的通透性,从而抑制变态反应。

(二)清肺解毒

其他感染如脓疱疮、丹毒、腥红热亦是本病的诱发或加重因素,多为风热火毒、湿毒之邪从皮毛内归于肺,从而导致肺热气壅,外则皮毛腠理为之闭塞,水湿不能化为汗液从毛窍排泄,内则肺失肃降,治节失司,致三焦气化不利,水湿泛滥肌肤而成水肿。此时当以清肺解毒法为主,常用方如三黄石膏汤(黄柏、黄芩、黄连、石膏、麻黄、栀子、淡豆豉、葱白)、五味消毒饮(金银花、紫背天葵、蒲公英、紫花地丁、野菊花)等。常用药如金银花、紫花地丁、石膏、连翘、芦根、鱼腥草、升麻、黄芩、黄连、知母、栀子等。现代药理研究证明,金银花、升麻、连翘、甘草等清热解毒药有解热、抗炎、抗过敏等作用,对溶血性链球菌、金黄色葡萄球菌、流感病毒等多种病原微生物有抑制作用,故可截断抗原的产生,阻断免疫复合物的生成,从而减少肾脏病理损害,起澄源洁流的作用。故清肺解毒是本病治疗之重点,临床上清解上焦肺经热毒常伴有利尿效果,所谓"肺主一身之气,肺气清则治节有权……肺气肃则下行自顺,气化成藉以自宣,故清肺药皆利小水。"

二、水湿内停可因肺失通调

肺为水之上源,肾小球肾炎的发生与肺卫受邪、宣降失司有着密切的关系。因此宣肺则可水精四布。

(一)宣肺利水法

肺的宣发与肃降对体内津液的输布、运行和排泄有疏通和调节作用,"水化于气,故其标在肺"。感邪之后,肺卫先受其邪,每致肺气膹郁,治节不施,应降不降,肺气失于肃降,通调失职,三焦失司,以致津液不能宣发外达,风遏水阻,风水相搏,泛滥肌肤,发为"风水"。肺气以降为顺,《素问•六节藏象论》云:"肺者相傅之官,治节出焉。"肺对全身之气血津液及三焦气化活动有治理调节作用。急性肾小球肾炎或慢性肾小球肾炎急性发作多属于此,初起表现为眼睑、颜面浮肿,继则四肢、全身皆肿,来势迅速,肢节酸重,小便不利,发热恶寒。治宗发汗解表,宣肺利水,使表邪去,水湿之邪从皮肤而出,肺之宣降功能恢复,肺气降则能通调水道,下输膀胱,人体水液得以调理,水肿自消。临床尚有温宣、清宣之分。

1. 温宣利水法

适用于风水泛滥之风寒型。因外感风寒,肺失宣达,三焦气化失调所致。

症状:眼睑、头面、四肢浮肿,恶寒发热,或伴咳喘,口渴,尿少色黄,大便干,舌苔薄白、脉象浮紧等。

治则:温宣肺气,利水消肿。通过宣通肺阳,使阳气外达于皮肤组织间隙,调整三焦气化功能而消水肿。

常用方:五皮饮(茯苓皮、陈皮、桑白皮、大腹皮、生姜皮)、麻黄加术汤(麻黄、桂枝、杏仁、白术、甘草)、射干麻黄汤(射干、麻黄、生姜、紫菀、款冬花、半夏、五味子、大枣)等方出入化裁。五皮饮调理肺脾,消除水肿速捷。射干麻黄汤温肺驱寒,升降肺气以治咳喘,有开上源调整三焦气化、通调水道、下输膀胱作用。

常用药如麻黄、桂枝、杏仁、蝉衣、生姜等。

2. 清宣利水法

适用于风水之风热型。因感受风湿热之邪,致肺失肃降,三焦气化失调。

症状:开始面部头皮浮肿、四肢轻度浮肿,逐渐高度浮肿,头痛发热,咽喉肿痛,咳嗽,口渴喜饮,尿少色赤、大便偏干,舌质红、舌苔薄黄,脉象浮数等。

治则:疏风清热,宣肺利水。于疏解外风、宣降肺气之中消除水湿泛滥。

常用方:越婢汤(麻黄、石膏、生姜、甘草、大枣)、麻黄连翘赤小豆汤,或五皮饮合银翘散等方。

常用药如麻黄、连翘、蝉衣、杏仁、桑叶、菊花、石膏、浮萍、薄荷等。

(二)清热宣肺利水法

病程稍长,水肿由两目延及四肢全身,症见面红痤疮,或身患疮疡,或合并丹毒、腥红热,口苦口黏,但热不寒,小便赤涩、大便不爽或便干,舌质红、舌苔黄或兼腻,脉象弦滑或数等。为热毒与水湿浸淫,内归肺脾所致。治以清热解毒,宣肺利水,使热毒清除,感染病灶消除,恢复脾之升清、肺之宣降功能。用麻黄连翘赤小豆汤、五味消毒饮、五皮饮等方加减。常用药如麻黄、连翘、杏仁、桑白皮、银花、蒲公英、紫花地丁、紫背天葵、生姜皮、茯苓皮、白茅根等。

热毒上攻咽喉,以咽喉肿痛为主者,可用银蒲玄麦甘桔汤(银花、蒲公英、玄参、麦冬、甘草、桔梗)、利咽汤等方加减。常用药如银花、蒲公英、玄参、麦冬、桔梗、薄荷、牛蒡子、白茅根、升麻等。如兼湿热者,再合用清热利湿法。

三、迁延不愈缘于肺虚感染

慢性肾小球肾炎病程长,缠绵难愈,常因感邪而复发或加重,而肺气亏虚,卫外不固,是患者易于感受外邪的主要原因。肺气亏虚的主要原因是外邪侵袭,往往以风邪为主,风邪外犯,必内舍于肺,反复感邪之后,肺气受损,卫表空虚,卫外不固,更易感邪,形成恶性循环,从而使蛋白尿经久不消。尿蛋白原属人体之精微物质,由脾所化生,肺宣发布散。尿蛋白经久不消,精微下夺,脾气更伤,土不生津,以致肺脾气虚。慢性肾小球肾炎病程较长,日久不愈多见肾虚,肾虚日久及肺可致肺肾气虚,精气亏虚,不能上滋肺阴,而致肺肾阴虚;正虚邪恋,易招致外邪侵袭,并可产生湿热、瘀血等病理产物,使虚者愈虚,实者愈实,形成本虚标实格局,久治不愈。慢性肾小球肾炎的病机较为复杂,发病主要与肺、脾、肾三脏关系密切,本虚以肺脾肾气虚(阳虚)为病机关键。慢性肾小球肾炎见大量蛋白尿,与肺虚气失治节、脾虚精微下泄、肾虚封藏失蛰有密切关系,故治疗时当以养肺、健脾、固肾为补,活血渗湿为通,肾病治肺,旨在治节有度,水道通调,增进肾之封藏泌浊,因此益肺利于祛邪安正。

(一)益肺固卫,邪不可干

肺气亏虚,表卫不固,腠理疏松,每易招致外邪的侵袭,引发或加重肾小球肾炎,应用玉屏风散(黄芪、防风、白术)或桂枝加黄芪汤(桂枝、黄芪、白芍、甘草、生姜、大枣)等方以实卫固表,使邪不能侵,有治未病之功用,与西医之摘除扁桃体、消除感染病灶有异曲同工之妙。

(二)益气利水,肺脾双调

急、慢性肾炎水肿初起,因肺脾气虚,卫表不固,风邪外袭,或脾失健运,不能制水,以致水湿内停。见症有面目肢体浮肿、肢体沉重、小便不利、汗出恶风、食少乏力、舌质淡、舌苔白、脉象浮等。治宜补益肺脾之气,利水消肿。用防己黄芪汤(防己、黄芪、白术、甘草)、五皮散(桑白皮、陈皮、茯苓皮、大腹皮、生姜皮)等方加减。其中黄芪为补益肺脾之气的要药;茯苓、白术等健脾利水;桑白皮、生姜皮等可散上焦之气郁,开水之上源。诸药合用,使肺脾之气得补,治节有令,升降复常,清者升,浊者降,各行其道,肿热可消。

(三)补肺健脾,益气摄精

肺脾气虚,肺虚气不布津,脾虚则不能升清散精,以致谷气下流,精微下注,形成蛋白尿,此时宜肺脾双补,益气摄精,重用黄芪、百合、玉竹、太子参等品益气养肺,用白术、茯苓、芡实、山药等药健脾、益气、摄精。现代药理研究证明,黄芪、人参等能调理机体的免疫功能;人参还能增强机体对有害因素的防御能力,并促进正常功能恢复;黄芪能促进细胞代谢功能,改善机体对抗原的清除率,促使肾小球基底膜损伤的修复,从而减少蛋白尿。

(四)补益肺肾,益气养阴

蛋白尿日久不消,常见肺肾两虚。

肺肾气虚者,症见面浮肿胀、易感冒、面色萎黄、少气乏力、腰膝酸痛,舌质淡、舌苔白润有齿印,脉象细弱等。治以补肺益肾,益气固涩。常用药如生黄芪、太子参、芡实、党参、黄精、菟丝子、莲须、金樱子等。

肺肾气阴两虚者,症见面色无华、少气乏力或易感冒、午后低热、口干咽燥或长期咽痛、咽部黯红,舌质偏红、少苔,脉象细或弱等。治以气阴两补,肺肾并举。常用方药如参芪地黄汤(人参、黄芪、地黄、茯苓、山药、山萸肉、丹皮、泽泻)加麦冬、五味子等。

毛刷疗法治疗慢性肾病和腰痛

在与疾病斗争的过程中,人类不断用自己的智慧创造出新的治疗方法,毛刷疗法就是这样一种新兴的自然疗法。实践证明,用毛刷摩擦、叩击人体相关穴位,可以产生类似针灸的良好治疗效果。

毛刷疗法使用的器具很简单,就是人们日常使用的毛刷或牙刷,以八九成新为宜。刷子不能太旧,否则会缺乏弹性而疗效不显著。对于较细嫩的皮肤,则可采用软性的猪鬃毛刷。用毛刷有针对性地刷相关部位,只要持之以恒,均能收到良好的疗效。

(1)治疗慢性肾脏病:对于慢性肾脏病患者,除卧床休息、注意饮食外,使用毛刷疗法进行辅助治疗,也甚有效。具体方法是:取坐位,用有柄毛刷分别叩打左右足跟处的水泉穴,每日2～3次,左右脚各3分钟。此外,足跟部的失眠穴也是一个辅助穴位,每天用力叩打2～3次,效果也很好。

(2)治疗慢性腰痛:慢性腰痛用毛刷疗法效果较好。具体方法是:以自由姿势端坐椅子上,使腰部肌肉放松,用长柄毛刷刷之或叩打腰部,两者交替进行,持续5分钟。此外,还需坚持不断地进行体育锻炼。

叶景华

调治肾炎外感

叶景华主任医师（上海中医药大学，邮编：200032）在长期从事中医药诊治肾炎的实践基础上，分析外感与肾炎的关系，认为外感是肾炎发病的主要原因之一，也是导致肾炎病情反复的重要因素。

急性肾小球肾炎以邪实为主,治宜祛邪,不仅须祛除外感之邪,更要注意肾炎水肿及小便异常等情况。急性肾小球性肾炎的治疗,不仅要辨清外感风热或风寒之邪,而治以或疏风清热,或祛风散寒,同时要利水,消肿,止尿血。不能仅仅只治外感表证,而须表里同治。有些肾炎病例虽无明显的恶寒、发热等外感表证,但起病较急,出现面浮肢肿、小便短少、舌苔薄白、脉象浮紧等症状,这与外感风邪有关,治疗宜疏解外邪为主,用祛风散寒、宣肺利水之剂可取得疗效;或祛风以解表,或祛风而兼活血化湿,治疗时侧重考虑如何应用祛风药。祛风药有两类:第一类为祛风解表之品,如荆芥、浮萍、西河柳、紫苏、薄荷等,适用于急性肾小球肾炎或慢性肾小球肾炎急性发作有外感表证者,能发汗,退热,利小便;同时配合清热解毒之品,如板蓝根、金银花、连翘、蒲公英、白花蛇舌草等,有清除病源、控制炎症之效。第二类祛风药,为祛风而兼有活血化湿、利水消肿效果者,如鹿含草、金雀根、菝葜、徐长卿、扦扦活等。用于治疗慢性肾小球肾炎水肿,能改善腰痛,减少蛋白尿。现代药理研究认为,祛风药有改善微循环、扩张血管、加速血液运行、抗菌、抗病毒、抑制免疫系统反应、抗凝解痉等作用,对肾炎的病变是非常合适的。

对于肾小球肾炎的外感辨证,强调须分清标本、缓急与虚实。肾病是本,急性肾小球肾炎以邪实为主,治宜祛邪为主。慢性肾小球肾炎多虚实夹杂,治宜扶正祛邪兼顾。

新感外邪病急者,以治标为主。若肾病水肿较甚、小便少或血尿明显而外感表证轻者,以治本为主,但必须兼顾治标,若不祛邪,任其转变,往往会使肾病迁延,这是一个重要的临床经验问题,在辨证治疗时不能忽视。

不少慢性肾小球肾炎急性发作,亦多因感受外邪而使病情反复迁延。感受外邪以风热、风寒和湿热3种邪气居多。慢性肾小球肾炎迁延不愈,虽然临床表现无明显外感症状,但腰酸痛、浮肿、蛋白尿等持续不除,应考虑与外感风邪,湿邪入络、入肾有关。有些慢性肾小球肾炎患者腰酸痛久治不愈,若用补肾之剂不见效,从风邪、湿邪入络、入肾论治,用祛风化湿、活血通络之品往往可取得疗效,部分病例蛋白尿也有所减少。

【病案举例】

例1 女性,14岁,学生。12天前恶寒发热,咽痛,经治疗4天而愈。5天前又见恶寒发热、头痛、咳嗽、小便短少、面部及下肢浮肿逐渐加重、大便溏薄、纳呆、舌质红、舌苔薄、脉象弦滑等症,而收住院。检查:面部轻度浮肿,咽部充血,扁桃体较大,心脏听诊无异常,右肺有少许湿性啰音,腹部胀满,肝脾未扪及。T 37.8 ℃,BP 23.5/14.5 kPa。血白细胞 $8.9 \times 10^9/L$,血沉 40 mm/h,血尿素氮 10 mmol/L,血肌酐 128 μmol/L,尿蛋白(+),尿红细胞(+)。西医诊断为急性肾小球肾炎。中医辨证为外感风热之邪,肺失宣肃,三焦水道不利。治法:疏风清热,宣肺利水。处方:白茅根30 g,车前子30 g,带皮茯苓15 g,泽泻15 g,桑叶10 g,牛蒡子10 g,杏仁10 g,象贝母10 g,冬瓜子10 g,冬瓜皮10 g,浮萍6 g,薄荷6 g。3剂,每日1剂,水煎服。

二诊:服药后汗出热退,小便增多,浮肿渐退,血压18/10.5 kPa。但又发热、咽痛。速改用银翘散(银花、连翘、桔梗、牛蒡子、薄荷、豆豉、荆芥、竹叶、甘草)加山豆根、黄芩、黄连、泽泻、猪苓。2剂,每日1剂,水煎服。

三诊:药后热退,咽痛除。血压14.5/8 kPa。再予清利之剂。

服清利之剂5剂后肿消,一般情况良好,但尿中尚有蛋白及红细胞,改用健脾益肾之剂以调理。2周后,复查各项指标均正常。

【按语】 上例急性肾小球肾炎临床表现比较典型,患者主要是由于外感风热导致发病,根据中医辨证用疏风解表剂,配以清热利水之剂。服疏风解表药后,汗出热退,小便逐渐增多,随之浮肿消退,血压也下降,尿中蛋白、红细胞也消失而病愈。

例2 男性,34岁,农民。半个月前患腥红热,经治疗后情况好转。但5天前,见面部及下肢浮肿,腰部酸痛,小便短赤,纳呆,口干苦,大便溏薄,日4~5次,舌质红、舌苔

第一部分 名中医辨治肾病经验

薄黄,脉象细滑等症,而收住院。检查:面部及两下肢轻度浮肿,心肺无异常,腹部较饱满,无压痛,肝脾未扪及。尿蛋白(+++),24 小时的尿蛋白定量 6.6 g,血肌酐 79.56 μmol/L,血尿素氮 5.36 mmol/L,血浆白蛋白 14.6 g/L,球蛋白 18.4 g/L,胆固醇 10.01 mmol/L,甘油三酯 3.82 mmol/L。西医诊断为肾病综合征。中医辨证为肾虚,湿热阻滞,风邪入络。治疗大法为:益肾清利,活血祛风。处方:鹿含草 30 g,金雀根 30 g,菝葜 30 g,荠菜花 30 g,苡仁根 30 g,苍术 15 g,怀牛膝 10 g,黄柏 10 g,丹皮 10 g,白术 10 g,陈皮 10 g。每日 1 剂,水煎服。同时口服肿节风片,每日 3 次,每次 5 片。

二诊:服药 3 周后,小便增多,1 500~2 000 ml/d,浮肿退,24 小时蛋白定量为 3.57 g。继续按上法治疗。

三诊:1 个月后,患者症状消失,复查 24 小时尿蛋白定量 0.9 g,血浆白蛋白 35 g/L,球蛋白 25 g/L,胆固醇 8.06 mmol/L,甘油三酯 2.66 mmol/L。出院后继续门诊治疗。

四诊:3 个月后,一般情况好,尿检正常,恢复正常工作。

3 年后,该患者因发热、咽痛,并有浮肿、小便少等症,而收住院。检查 24 小时尿蛋白定量 3.3 g。中医辨证为外感风热,以疏风清热利水治之。处方:金银花 30 g,白茅根 30 g,车前子(包煎)30 g,泽泻 15 g,荆芥 10 g,牛蒡子 10 g,连翘 10 g,板蓝根 10 g,猪苓 10 g,茯苓 10 g,甘草 4 g。7 剂,每日 1 剂,水煎服。

服药后,发热、咽痛除,小便增多,浮肿退,但仍有尿蛋白。改为益肾清利、活血祛风之剂,即第一次处方。

服药过程中,尿蛋白逐渐减少直至消失,1 个月后恢复工作。随访 2 年,情况良好。

【按语】 病人第一次发病,先患外感热病,后发肾病。第二次又是外感风热之邪而致肾病复发。在辨证论治时,有表证者,宜先疏解清利,用疏风解表之剂,待表证解后,改用第二类祛风之剂,配以益肾、清利、活血之品。从这个病例的治疗过程来看,再次复发,先后次第选用不同组合的疏风之剂,同样取得较好的疗效。

赵恒志

辨证施治慢肾特殊见症

赵恒志医师（河南省镇平县公疗医院，邮编：474250）长期在基层工作，有较丰富的临床经验。他指出：慢性肾小球肾炎的病程长，病情复杂，必须做到辨证求因，治病求本，抓住主要矛盾，才能事半功倍。对于慢性肾小球肾炎，尤其是慢性活动期肾炎，目前尚缺乏特殊治疗，但中医药治疗慢性肾小球肾炎有一定疗效，且远期效果好。在治疗慢性肾小球肾炎过程中，既要重视全身症状，又要注意某些特殊见症，并从全身出发调理脏腑功能。用辨证论治的方法治疗一般的典型患者，不难把握；但对于某些特殊见症，治疗时较麻烦，需要灵活变通。现将治疗慢性肾小球肾炎临床中所见到的一些特殊见症，介绍于下。

一、长期泄泻

由于慢性肾小球肾炎久病不愈，脾虚则脾失运化，水谷停滞，清浊不分；肾阳虚愈，命门火衰，火不生土，脾肾两虚，而致泄泻。立补肾健脾之大法，使泄泻止，且肾功能亦恢复正常。

【病案举例】 贾某，男性，42岁。患慢性肾小球肾炎已3年。除有面色㿠白、食谷不化、腰膝酸软、形寒肢冷等见症外，泄泻不止，每日3～4次。检查：尿蛋白（＋＋），白细胞少许。治以补肾健脾，兼以固涩。予四神丸（补骨脂、吴茱萸、肉豆蔻、五味子、生姜、大枣）合桃花汤（赤石脂、干姜、粳米）加减化裁，处方：赤石脂15 g，补骨脂15 g，菟丝子15 g，吴茱萸10 g，肉豆蔻10 g，干姜9 g，附子6 g。每日1剂，水煎服。

连服30剂后，泄泻止，肾功能亦恢复正常。

二、周期性水肿

慢性肾小球肾炎的女性患者，经常水肿，且水肿与月经周期有明显的关系，往往是

第一部分

名中医辨治肾病经验

月经前水肿,月经后肿消,同时又有其他瘀血征象。此时予以活血化瘀之大法,药后不仅水肿消,且肾功能亦恢复正常。

【病案举例】 李某,女性,34 岁。患慢性肾小球肾炎已 6 年多,有明显的经前水肿,经行肿消,且逐渐加重,同时有少腹刺痛,经量减少、经色紫黯,舌质紫黯,脉象沉弦等症。检查:尿蛋白(+++),尿白细胞(+),尿红细胞少许。治以活血化瘀为主。予以血府逐瘀汤(当归、赤芍药、柴胡、枳壳、桔梗、牛膝、生地、桃仁、红花、川芎)加减化裁,处方:当归 15 g,石韦 15 g,瞿麦 15 g,车前子(包煎)12 g,桃仁 10 g,红花 10 g,香附 10 g,牛膝 10 g,枳实 6 g,大黄 6 g。每日 1 剂,水煎服。

以此方服至下次行经,水肿减轻,经量增加。连服 70 剂,诸症消失,尿常规已转阴。嘱患者调饮食,慎起居。随访半年,无复发。

三、皮肤瘙痒

肝主血,肾藏精,肝肾同源,精血同源。长期患慢性肾小球肾炎不愈者,肾精不足,血失濡养,血虚血燥,内风扰动,风邪郁于孙络,除慢性肾小球肾炎的一般症状外,还有皮肤瘙痒,抓破后出现细小血点。治疗以补血润燥为主,则瘙痒止,肾功能亦转正常。

【病案举例】 王某,女性,19 岁。患慢性肾小球肾炎已近 5 年。患病之初,服用八正散(萹蓄、瞿麦、车前子、滑石、木通、栀子、大黄、甘草)等方药后,诸症消除。其后经常腰痛、水肿,且全身皮肤瘙痒,尤以夜间或月经后加重,有抓痕,伴见咽喉干燥、便秘等症。检查:尿蛋白(++),尿白细胞(+),尿红细胞少许。治以养血润燥通络。处方:当归 30 g,赤、白芍各 18 g,生地 15 g,川芎 15 g,茜草 15 g,益母草 15 g,丹皮 10 g,玉竹 10 g,防风 10 g,栀子 6 g。每日 1 剂,水煎服。

连服 38 剂后,瘙痒消失,尿检正常。4 个月后随访正常,无复发。

王凤岐

王老等辨治肾炎肾病

王凤岐、吴大真两位主任医师（北京朝阳门外工体西路吉庆里2—108，邮编：100020），在临床、教学、科研、管理数十年，经验丰富，尤对慢性难治性疾病的治疗更有心得。

对于肾炎、肾病，首先要查清病因和病症，判断其病位，参考西医的诊断，重视检验结果，详细了解治疗经过和使用过的药物，最后运用中医理论对其进行辨证，而后选方用药。切忌与西医的病名简单地"对号入座"。中、西医两法应各自发挥特长，取长补短，求同存异，在相同中找出规律，在不同中互展思路，寻找结合点，使中、西医两法在治疗肾炎、肾病中，摸索出更好的方法与药物。

中医诊病，强调辨证论治，对于任何疾病主张从症状入手，当然现在一定要参考各种先进的检查结果。肾炎、肾病的临床症状主要是浮肿、尿血、蛋白尿、腰痛、高血压等，总体上讲，中医认为，浮肿与心、肺、脾、肾的关系较为密切；尿血、蛋白尿、腰痛与肾、精、血的关系较为密切；高血压与心、肝、肾的关系较为密切。所以在研究和治疗肾炎、肾病时，应当以讨论中医对浮肿、尿血、蛋白尿、腰痛和高血压等几个病症的辨证论治为主。最后，再强调一点，中医认为"炎症"不仅是"热"、"火"，不仅要"清热泻火"，如辛凉发散、活血化瘀、清解湿热、补气血、生津液等均可"消炎"，关键在于辨清"炎症"的病因、病机、部位等，而后选择治法，不可生搬硬套，更不宜与西医的诊断去"对号入座"。

一、浮肿

浮肿在临床上大致可以分为两类。一是气肿，大都因气血虚亏，特别是气虚所致。其肿势特点为：晨起目胞肿，下午腿肿，活动后肿势减轻，按之凹陷，抬手即起，小便虽利而肿不消，或见有舌体齿痕及其他气虚症状，如气短、乏力、面色㿠白等。尿常规检查各项指标基本正常。二是水肿,肾炎、肾病的浮肿,绝大多数属于水肿,当然患病日久不愈导致全身阴阳失衡、血气亏损,也会出现体虚浮肿。其特点是:以膝以下肿为主,按之凹陷,抬手不易恢复,劳累则加重,小便利则肿势减轻,常兼有全身乏力、腰膝酸痛等症。尿常规检查有病理性改变。

在中医文献记载和历代医家的论述中,对于浮肿大都是从病名、病因、病症或是病机等不同的角度去认识。例如,从病名上分,有风水、阳水、阴水、肾风等。从病因上分,有体虚卫外不固、风水相搏、湿毒侵袭、肺气不宣、风邪内侵、脾虚湿盛、命门火衰、肾阳虚惫等。从病症上分,又有腰痛、尿血、淋症、精气下泄、溺血等。在病机方面,有肺气不宣,肃降失司,不能通调水道下输膀胱所致;有脾虚不能升清降浊,运化水湿,而致水湿潴留所致;有肾虚不能行气化水,水湿泛滥而致;三焦为水液运行的通道,其气贯通人体的上、中、下三焦,如果气化失常,必然影响肺、脾、肾三脏,又可因为气滞而致血瘀,人体水液代谢失调,引起水肿。综上所述,不难看出,浮肿一症与肺、脾、肾三脏和气虚、血瘀的关系最为密切。

对于浮肿的治疗,《内经》中曾提出"开鬼门,洁净府"、"去菀陈莝"的方法,简要地说"开鬼门"即发汗,"洁净府"即利尿,"去菀陈莝"即行气活血化痰瘀。也就是说治疗浮肿病,有发汗、利尿、行气活血化瘀、祛痰浊等一些主要的方法,但又不可拘泥,因为汗、利、化、祛等法,既可伤及阳气,又可伤及阴液,所以,一般不宜久用或重用,况且肾炎、肾病本身都有正虚的一面,所以应当随时注意扶正。根据浮肿特点,临床上一般可按初、中、后3期进行辨证论治,同时根据水肿的轻重,分别选用常治法、重治法、调理法3种方法施治。

1. 初期

其病机重在肺卫不固或肺气不宣,临床症状特点为:浮肿初起,兼有明显的外感症状,或浮肿是由外感而发。治疗以补肺固表、宣肺散邪、祛除风邪为主,其基础方以玉屏风散(黄芪、防风、白术)加减化裁。现代药理研究证明,玉屏风散具有良好地调节人体免疫功能的作用。

在玉屏风散的基础上,根据浮肿和水肿的轻重程度,还可选用人参败毒散(荆芥、防风、羌活、独活、柴胡、前胡、枳壳、桔梗、茯苓、川芎、薄荷、人参、甘草)、银翘散(银花、连翘、桔梗、竹叶、荆芥、豆豉、牛蒡子、甘草)、越婢加术汤(麻黄、石膏、白术、甘草、生姜、大枣)等方出入。

在这些传统方剂的基础上,有一些药物经常使用,如荆芥、防风、薄荷、丝瓜络、牛蒡子。另外,常重用蝉衣 10～20 g;泽兰 20 g 可尽早使用;一般不用银花,而用忍冬藤 30 g。

2. 中期

其病机重在脾不健运,水湿不化。其临床症状特点是:浮肿久治不愈,已无明显外感症状,兼有脾气不足、脾虚的症状,如疲乏无力、面色㿠白、脉象弱、舌质淡、舌苔白、舌边有齿痕等。治疗以健脾利湿、强脾运化为主。常用实脾饮(厚朴、白术、木瓜、木香、草果、槟榔、附子、茯苓、干姜、甘草)、参苓白术散(人参、茯苓、白术、扁豆、陈皮、山药、甘草、莲子、砂仁、薏仁、桔梗、大枣)等加减化裁。

在健脾时应注意调理气机和运化水湿,调理气机要温健脾阳而不伤阴,运化水湿要用淡渗利湿、清化水湿,而不宜用燥烈伤正之品。在这些传统方剂的基础上,经常考虑使用柴前枳桔汤(柴胡,前胡,枳壳,桔梗)。

3. 后期

其病机重在肾,因肾阳不足、运化失司、水道不利所致。其临床症状特点是:全身浮肿,肾虚症状十分明显,如疲倦无力、腰膝酸软痛、脉象沉、舌质淡等。治疗以温肾补肾、滋阴壮阳为主,佐以利水。常用济生肾气丸(熟地、山萸肉、山药、茯苓、丹皮、泽泻、附子、桂枝、怀牛膝、车前子)等加减化裁。

还可根据肾阴、肾阳的偏盛偏衰,选用左归饮(熟地、山萸肉、山药、茯苓、甘草)、左归丸(熟地、山萸肉、山药、枸杞子、菟丝子、牛膝、龟甲胶、鹿角胶)、右归饮(熟地、山萸肉、山药、肉桂、附子、枸杞子、杜仲、甘草)、右归丸(熟地、山萸肉、山药、枸杞子、菟丝子、鹿角胶、肉桂、附子、杜仲、当归)等出入。病情稳定后,也可常服中成药无比山药丸。

在运用时,特别需要注意,补阳不可伤阴,滋阴不可恋湿,利湿不可伤津。

4. 常治法

这是浮肿的主治法。主要用于以浮肿为主的病症,以五苓散(茯苓、猪苓、泽泻、白术、桂枝)、五皮饮(茯苓皮、桑白皮、陈皮、大腹皮、生姜皮)、猪苓汤(猪苓、泽泻、茯苓、滑石、阿胶)等为主加减化裁。

临床上,可根据肿势的轻重、浮肿的部位、病程的长短等,再加减药物。如以头面部或上半身为主者,可酌加羌活、麻黄等;若以腰以下肿为主者,可酌加车前子、防己等。

5. 重治法

这是浮肿病的急救法。主要用于全身水肿、肿势剧烈、水道不通、二便不利等症,且患者体力尚不衰者,方可使用。此法不可久用、常用或多用,宜"中病即止"。以疏凿饮子(商陆、羌活、秦艽、槟榔、大腹皮、茯苓皮、椒目、木通、泽泻、赤小豆、生姜皮)等为基本方加减化裁。

6. 调理法

用于病情反复发作、肿势时轻时重者。本法主要用于巩固疗效,控制复发。其总的原则是:补肺固表、健脾利湿、温肾利水等。常用方药为:生黄芪30 g,西洋参10 g,冬虫夏草10 g,西红花5 g,仙灵脾10 g,白茅根30 g,益母草30 g,生苡米30 g,生山药20 g,茯苓20 g,土茯苓20 g,山萸肉30 g等,临证再加减化裁。

二、尿血

中医认为"心主血,肝藏血,脾统血",意思是说,心主血液的运行,肝主血液的储存,脾主血液的生成与统摄。这说明心、肝、脾三脏与血的关系最为密切。中医又说"气行则血行,气滞则血凝",这说明了气与血的关系。肺又主气,故肺与血也有关。肾主骨藏精主髓,有造血功能。综上所述,血在人体内十分重要,与五脏均有关。

中医认为血的习性与特性有:"血得热则行,遇寒则凝"、"血瘀久则化热,热迫血可妄行"、"祛瘀可以生新"、"止血切勿留瘀"、"活血不能太燥,补血不能太腻"等,临证时,要把这些理论反复揣摩,通全达变,才能取得良好的效果。

尿血是指小便出血,一种是肉眼血尿;另一种是肉眼无血,但尿检时有红细胞。

1. 肉眼血尿

一般发生在肾炎、肾病急性期,或慢性期急性发作时,此时病情较重、较急,治疗应"急则治其标",以止血为主,但不可止血留瘀。常用方药为:白茅根30 g,益母草30 g,银花炭10 g,焦栀子10 g,旱莲草20 g,大小蓟各15 g,生地10 g,丹皮10 g,蒲黄10 g,仙鹤草30 g,三七3 g(冲服),琥珀3 g(冲服)等,临证时再加减。

2. 尿检血尿

是肾炎肾病中较常见、又较顽固的一个症状。病程长,病情复杂,且反复发作。患者应定期检查,根据病情的变化,而改变治疗方案。治疗大法是:调理气血,滋补肝肾,佐以止血。常用方药为:生黄芪30 g,丹参20 g,当归10 g,生熟地各10 g,山萸肉15 g,

鱼鳔胶 20 g,阿胶 10 g,旱莲草 20 g,西红花 5 g 等,临证再加减如杜仲炭、藕节炭、乌梅炭、灯心炭等。

三、蛋白尿

蛋白尿是肾炎、肾病中最顽固、最常见、最难医治的症状之一。中医没有蛋白尿的提法,但若见尿液混浊、尿检有蛋白,则辨证为湿浊下注、脾不统摄、肾不藏精、正气虚损、精气下泄。治疗常用清利湿热、分清降浊、补肾固摄法等。临证辨清湿、瘀、虚等的孰轻孰重,用药把握清利、化瘀、补涩等的孰轻孰重(包括剂量比例),这是疗效好坏的关键。一般在疾病初期,或在急性发作时,要考虑湿浊,此时不可一味补涩,以免"闭门留寇",常把《丹溪心法》与《医学心悟》的萆薢分清饮加减化裁处方:萆薢、益智仁、石菖蒲、茯苓、炒黄柏、白术、莲子心、丹参、车前子、紫苏、蝉蜕等。补肾固摄时,一般以六味地黄丸(地黄、山萸肉、山药、茯苓、丹皮、泽泻)与五子衍宗丸(菟丝子、枸杞子、五味子、车前子、覆盆子)加减化裁。常用经验方药是:生黄芪 30 g,冬虫夏草 10 g,山萸肉 15 g,覆盆子 15 g,莲子须 15 g,萆薢 20 g,益母草 20 g,土茯苓 15 g,白蒺藜 10 g,西红花 3 g 等。

现代药理学研究证明,黄芪、冬虫夏草、莲子须、小叶石韦、玉米须、黑大豆、乌梅、山楂、山海棠、地龙、益母草、桑螵蛸、谷精草、蛇莓、马鞭草、鹿衔草、蚕茧、鬼箭羽、蝉蜕等对蛋白尿有特殊的治疗作用。

四、腰痛

中医早有"腰为肾之府"之说,因此,腰痛一般都与肾有关。肾炎肾病的腰痛,主要由肾虚及瘀滞所致。其临床特点是:腰痛乏力,虽不剧烈,但疼痛隐隐绵绵,久治难愈,并且伴有精神委靡、体乏无力、性欲减退、头晕目眩、遗精、阳痿、早泄、脉象沉而无力等全身虚弱的症状。治疗以补肾为主,兼顾瘀滞,根据临床症状,分清肾之阴阳虚损孰轻孰重。或滋阴补肾,用左归饮加减;或扶阳补肾,用右归饮加减。临床常用方药为:生黄芪 20 g,杜仲 10 g,怀牛膝 10 g,桑寄生 10 g,威灵仙 10 g,熟地(砂仁拌)20 g,萆薢 20 g,木瓜 10 g,山药 60 g,鸡血藤 10 g,虎杖 10 g 等。

五、高血压

肾炎或肾病的高血压属于继发性高血压。中医认为此时的高血压是由肾虚肝阳亢盛及气滞血瘀所致。治疗以补肾阴、平肝阳、活血化瘀为主,一般以杞菊地黄丸(枸杞子、菊花、地黄、山萸肉、山药、茯苓、丹皮、泽泻)为主出入化裁。常用方药为:丹参30 g,生白芍30 g,山萸肉15 g,生山药20 g,益母草30 g,菊花20 g,珍珠母30 g,草决明10 g等。

六、单味药的应用

在多年的临床实践中,在专病专药的理论指导下,运用一些单味中药为主,治疗肾炎或肾病取得了一定的效果,现介绍如下。

1. 蝉衣

中医认为,蝉衣有疏风散热、透疹、退翳明目、息风止痉等功效。临床中主要用于外感风热的感冒,或温病初起;或麻疹初期,疹透不畅;或风疹瘙痒;或目赤多泪,目翳;或小儿夜啼;破伤风等。

作用与用法:蝉衣能提高肾炎、肾病蛋白尿的转阴率,既可以单味药使用,也可加入到方剂内使用,一般用量为3~10 g,水煎服用;或焙干,研末冲服。

2. 冬虫夏草

中医认为,冬虫夏草有益肾补肺、止咳平喘、补肾益精、健筋壮骨的功效。在临床上常用于肾虚或肺肾两虚之证,主治久咳久喘、阳痿早泄、遗精滑精、腰膝酸软、全身乏力等。

现代药理研究证明,冬虫夏草含有粗蛋白、氨基酸、D-甘露醇、虫草菌素、半乳糖甘露醇等,近几年来又分离出多种成分,如尿嘧啶腺嘌呤、腺嘌呤核苷、麦角甾醇过氧化物等,并具有雄性激素样作用,有提高和调节细胞免疫和体液免疫的功效,有抗缺氧、降低胆固醇、抗炎、抗烟碱等作用。在治疗失眠、平喘、降压以及防治肿瘤等方面都有良好的效果。因此,近来对冬虫夏草的药理研究不断加深,使用越来越广泛。

作用与用法:根据以上的药理研究,现在治疗肾炎也常使用冬虫夏草。一般用量为10 g左右,既可配伍其他药物组方使用,也可单独使用。经验是:①冬虫夏草10 g,与乌鸡或排骨煲汤服;②冬虫夏草3 g,水煎服或研末冲服。

3. 菟丝子

中医认为,菟丝子有补肾益阴、固精缩尿、明目止泻的作用。在李时珍《本草纲目》中有菟丝子能"久服明目轻身延年,治男女虚冷,添精益髓,去腰疼膝冷……补五劳七伤,治尿血……",临床上常用于肾虚精亏、梦遗滑泄、肾虚腰痛、阳痿精亏、小便不禁、目暗不明及脾虚泄泻、妇女胎动不安等。

作用与用法:对于肾炎、肾病既有治疗作用,又有增强抵抗力、预防复发的作用,并且对于蛋白尿的转阴率也有很大作用。一般用量为 10~20 g,配在方剂中使用;或取菟丝子 30 g,凉水 500 ml,浸泡 10 分钟后,水煎至 300 ml,去渣,每日服 2 次,每次 150 ml,连服 3 个月。

4. 水蛭

中医认为,水蛭具有很强的破血逐瘀的功能,临床上主要用于跌仆伤损、骨伤筋断的疼痛,妇女经闭瘕癥等。

作用与用法:对于肾炎、肾病有瘀滞者有很好的治疗作用,可有助于肾脏功能的恢复。一般用量为 3~10 g,可以加入复方,也可单独焙干研末冲服。

5. 地龙

中医认为,地龙有清热息风、平喘、通络、利尿等功用。临床上主要治疗热病抽搐、肺热痰鸣喘息、关节疼痛、中风后半身不遂、热结膀胱、小便不利或尿闭不通,并能治疗肝阳上亢引起的高血压等。

作用与用法:地龙对于肾炎、肾病有瘀浊者具有很好地保护和恢复肾功能的作用。一般用量为 5~15 g,可以加入复方,也可单独应用;可以晒干用,也可鲜用,以地龙干研粉装胶囊吞服为好。

6. 全蝎

中医认为,全蝎有息风止痉、解毒散结、通络止痛的功效,临床上常用于治疗小儿急惊风、中风面瘫、破伤风等痉挛抽搐之症,还用于治疗顽固性偏正头痛及诸疮肿毒等。

作用与用法:全蝎用于肾炎、肾病有瘀浊者,一般用量不宜大,3 g 左右为宜,吞服 1 g 左右为宜。

7. 山萸肉

中医认为,山萸肉有补益肝肾、收敛固涩的功能,临床上常用于治疗肝肾阴亏的腰酸腿软、头目眩晕、遗精滑精、小便失禁、虚汗不止等,还可用于妇女崩漏或月经过多等。

作用与用法:山萸肉对于肾炎、肾病有很好的治疗效果,能增强机体自身免疫力,既有治疗作用,又有利于防止复发,是一种理想的药物,并且对于尿蛋白的转阴率也有很好的功效。一般用量为 10~30 g,煎汤或入丸、散。

8. 黄芪

中医认为,黄芪具有补气升阳、益卫固表、托疮生肌及利水消肿的功能,临床上使用广泛,经常用于脾气虚弱、运化失健而致面色苍白或萎黄、倦怠乏力、纳少便溏,或气虚不能摄血而吐血、便血、皮下出血、妇女崩漏,又因中气下陷而脱肛、胃下垂、子宫脱出、脏器下垂等;还可用于气虚体表不固而易感冒或自汗,以及疮疡日久不溃,或溃后不敛,或气虚血亏、血行不畅的肢体麻木等。更需提出的是其补气利水的功能,对于气虚浮肿尿少者更是必不可之品。

作用与用法:治疗肾炎、肾病使用黄芪,对于降低蛋白尿和提高尿蛋白转阴率有极其重要的作用。黄芪对于大部分肾病,无论是肾病初期,还是肾病后期,以及肾病恢复期都是必不可少的。一般用量为 10~60 g,配方使用,或单独使用,或煲汤均可。

9. 车前草

在《本草思辨录》中有"车前利水窍,即补肾之谓"之说。

具体用法:取新鲜车前草 100 g,以凉水 1 500 ml,浸泡 15 分钟后,微火煎 30 分钟,去渣取汁,而后代茶饮,每日 1 剂,10 天为 1 个疗程。

10. 蛇床子

在《本草用法研究》中说蛇床子"感天地之燥气而生,可升可降……补肾散寒,强阳益阴"。

具体用法:取蛇床子 10 g,加凉水 500 ml 捣拌后,浸泡 10 分钟,微火水煎 15 分钟,去渣后代茶饮,一般 15 天为 1 个疗程。

11. 大蒜梗

来源:民间验方。

具体用法:将大蒜梗叶洗净晒干,每日用 250 g,加水 1 000 ml,煎煮 20 分钟,去渣取汁,分 3 次服完,1 个月为 1 个疗程。

肾盂肾炎,急、慢性肾炎食疗方三则

①玉米须 6 g,玉米 20 粒,蝉衣 3 个,蛇蜕 1 条,水煎服。

②肾炎水肿,小便不利:西瓜皮、冬瓜皮、玉米须、赤小豆适量煮汤代茶。此方对慢性顽固性肾炎浮肿效果良好。

③玉米须、接骨木皮各 10 g,水煎服。

田家运

分期分证论治小儿急性肾炎

田家运医师（武汉市第十三医院，邮编：430100）从事临床及教学工作 30 余载，临床经验丰富，治学严谨，对小儿急性肾小球肾炎（大部分属于"水肿"等范畴）的诊断与治疗有独到的见解，他认为应分期、分证论治小儿急性肾炎，疗效颇佳。

小儿急性肾小球肾炎绝大多数是因链球菌感染后，发生免疫变态反应所致的急性弥漫性肾小球炎性病变。临床主要表现为血尿、少尿、水肿和高血压。田家运医师诊治小儿急性肾小球肾炎时，强调要参考西医的实验室检查，才能心中有数，要与其他类型肾炎相鉴别，减少临床变证的发生；要辨病与辨证相结合，辨病论治时，分急性期与缓解恢复期两个阶段，急性期以清热解毒为主，缓解期重在健脾益气；主要可分为 3 个证型，即风水相搏型、湿毒浸淫型及脾虚湿盛型。

一、分期论治

1. 急性期

本期以病情重、传变迅速为特点，以邪实为主要矛盾。患者受感染后，引起变态免疫反应，形成循环免疫复合物，沉着于肾小球，并激活补体，引起一系列免疫损伤和炎证，这时有高滴度的 ASO、ADNasc-B 异常，血清补体 C_3 降低等实验室检查异常。中医认为，风邪、湿毒袭体等为主要原因，继而肺脾功能失调，自身无力清除邪毒，邪毒循经下犯至肾，易致气化不利，无以分清泌浊，精微随小便而去，形成蛋白尿、管型尿；邪毒灼伤血络，则形成血尿，或尿中有白细胞等。根据"急则治其标"的原则，以地肤子合剂为主，专事祛邪，使邪去正安。药用地肤子、野菊花、蒲公英、紫花地丁、金银花、天葵子、茯苓、猪苓、泽泻、白术等。

若风邪重者,加牛蒡子、蝉衣等;若湿毒重者,加丹皮、车前子等;若热毒重者,加苦参、土茯苓等。

2. 缓解恢复期

由于致病菌株类型不同,故病程长短不同,此时一定要结合现代医学的实验室检查,如免疫荧光检查可见沿毛细血管袢和系膜区有颗粒状的 C_3 和 IgG 沉积,表明免疫功能失调。中医认为,脾为后天之本,主四肢,主肌肉,运化水谷,湿毒袭体伤脾,加之急性期常以寒凉药清热解毒,故使湿困脾土,脾阳受损,精微不化,壅积体内则为水肿,下注膀胱则为蛋白尿等。虽经治疗后,邪毒渐退,但正气亏损,精气损伤,日久易致气血失调,此时既有脾气虚弱、脾虚湿盛等脏腑功能失调的表现,又常有脾肾两虚、阴阳失调之见症。根据"缓则治其本"的原则,以参苓白术散加减为主,健脾益气,化湿利水。药用党参、茯苓、白术、桔梗、山药、甘草、扁豆、莲子肉、砂仁、薏苡仁等。如纳呆者,加半夏、厚朴等;如水湿盛者,加生姜皮、大腹皮等。

二、分型论治

1. 风水相搏型

症状:目睑先肿,继则四肢、腹部乃至全身皆肿,以头面部为剧,肿势变化迅速,皮肤光亮,按之凹陷,尿量减少等。

病机:多因风毒犯肺,肺失通调,水道受遏所致。

治法:治以疏风清热利水。

处方:方用越婢加术汤(麻黄、生石膏、生姜、甘草、大枣)、苓桂浮萍汤加减。药用麻黄、防风、杏仁、白术、茯苓、泽泻、生姜、大枣、甘草、石膏、半夏、桂枝、浮萍等。

在此基础上,还须再进一步区别是以风寒还是以风热为主,而分别选择用药。若伴肢体酸痛、咳痰稀白、恶心、舌苔薄白而滑、脉象浮紧者,是感受风寒为主;若伴咽喉红肿或乳蛾肿痛、舌质偏红、舌苔薄黄、脉象浮数者,是感受风热为主。

2. 湿毒浸淫型

症状:目睑、头面或四肢、腹部、全身皆肿,肤色鲜泽光亮,尿少色赤等,或兼有恶风、发热、舌质红、舌苔薄黄、脉象浮数或滑数,或有疮毒病史。

病机:多因湿毒侵犯肺脾,肺失通调、脾失运化所致。

治法:治疗以祛风清热、解毒利湿为主。

处方:可用五味消毒饮(金银花、野菊花、紫花地丁、紫背天葵、蒲公英)化裁。药用银花、连翘、野菊花、紫花地丁、天葵子、蒲公英、蝉蜕、牛蒡子、土茯苓、杏仁、丹皮等。

3. 脾虚湿盛型

症状：四肢或全身水肿，以下肢为甚，按之没指，伴小便短少，身重困倦，胸闷，纳呆，舌苔白腻，脉象沉缓或濡等。

病机：多因水湿浸渍困脾、脾运不健、水湿不化所致。

治法：治疗以健脾化湿、通阳利水为主。

处方：方以五苓散（茯苓、猪苓、泽泻、白术、桂枝）、五皮饮（茯苓皮、陈皮、桑白皮、大腹皮、生姜皮）化裁。药用茯苓、猪苓、泽泻、白术、茯苓皮、橘皮、大腹皮、生姜皮、桑白皮、厚朴、薏苡仁等。

【病案举例】　张某，男性，11岁。1998年3月初，左下肢患脓疱疮，未予重视，半个月后突然目睑、头面、肢体及全身浮肿，肤色光亮，小便短少，恶风发热，咽喉疼痛，舌苔浮黄，脉象浮数等。证由邪毒浸淫、水湿泛滥所致。实验室检查：尿蛋白（＋＋），尿红细胞（＋＋），尿白细胞（＋）。处方：地肤子20 g，茯苓15 g，土茯苓15 g，金银花12 g，紫花地丁12 g，泽泻12 g，猪苓12 g，牛蒡子12 g，野菊花10 g，天葵子10 g，白术10 g，蝉蜕10 g，甘草6 g。水煎服，每日1剂，连服7剂。

二诊：1周后，目睑及全身浮肿消退，恶风发热、咽喉疼痛等症状消失，但觉面黄神疲，纳呆腹胀，舌苔白，脉象濡。此乃脾气虚弱所致。药用：党参15 g，茯苓15 g，山药12 g，扁豆12 g，厚朴12 g，薏苡仁12 g，白术10 g，陈皮10 g，桔梗10 g，砂仁（后下）10 g，半夏10 g，甘草6 g。水煎服，每日1剂，连服10剂。

三诊：3周后，精神好转，纳食正常，实验室检查示尿蛋白等转阴。

嘱患者每周做一次尿常规检查，连查3周未见异常。随访1年余，未见复发。

黄调钧

小儿急肾水肿与血尿治验

黄调钧主任医师（江西省抚州市临川区第一中医院，邮编：344000）为江西省名老中医，从事中医临床近40年，学验俱丰。

黄调钧主任医师治疗小儿急性肾小球肾炎以水肿为主时，以利水消肿为主。常用基本方为：白茅根、赤小豆、苡仁、车前子、石韦、爵床、大腹皮、茯苓皮、桑白皮等。

临症加减：如恶风、发热、咳嗽者，加黄芩、银花、连翘、麻黄等；如咽喉肿痛者，加丹皮、板蓝根、桔梗、薄荷(后下)，并配合口服中成药冬凌草片；如皮肤疮疖、湿疹者，加黄柏、蒲公英、金银花等；尿检红细胞较多者，加益母草、焦栀子、小蓟等；浮肿已消，但尿蛋白仍较多或经久不减退者，去车前子、大腹皮、茯苓皮、桑白皮等，加芡实、玉米须、蝉蜕、紫苏叶等，石韦用量加重；如病程比较长，气虚脾弱，症见神疲乏力、浮肿不消、面色无华等，上方去爵床、大腹皮、桑白皮，加茯苓、白术、汉防己、黄芪等。

黄调钧主任医师治疗小儿急性肾小球肾炎以血尿为主，患儿已无浮肿，尿蛋白定性转阴者，治疗以凉血止血为主。常用基本方为：苡仁、石韦、茜草、血余炭、藕节、益母草、白茅根、焦栀子、小蓟、丹皮等。方中苡仁既可健脾，又能利湿，有扶正祛邪两用之妙，故常用于本病的治疗中。尿血必有瘀，止血不忘化瘀，小蓟与白茅根相配，利水而不伤阴，止血而不留瘀。益母草有止血和化瘀双向调节作用。茜草、血余炭、藕节均有化瘀止血之功，使血止而不留瘀。

如兼见少气乏力、面色萎黄者，加太子参、黄芪等。

【病案举例】

例1 陈某，男性，10岁，2000年12月26日初诊。2天来，患儿颜面、四肢浮肿，咳嗽，咽痛，左侧颈项可触及一约黄豆大小淋巴结，平素经常咽喉肿痛，纳少，小便短少，舌质红,舌苔薄黄,脉象滑。检查:两侧扁桃体Ⅱ度肿大,尿蛋白(＋),尿红细胞(＋),白细胞 1～3 个/HP,颗粒管型 0～2 个/HP。辨证为风水相搏。治疗大法为疏风清热,宣肺利水。处方:赤小豆 15 g,茯苓皮 15 g,桑白皮 12 g,连翘 10 g,金银花 10 g,黄芩 10 g,浙贝母 10 g,大腹皮 10 g,车前子(包)10 g,苡仁 10 g,杏仁 8 g,桔梗 7 g,麻黄 5 g。6 剂,每日 1 剂,水煎服。

二诊:浮肿消退,咽稍痛,咳嗽减轻,扁桃体仍红肿。尿检:蛋白(＋～－),红细胞(＋),白细胞 1～2 个/HP。治以清热利咽,宣肺利水。处方:茯苓 15 g,蒲公英 15 g,白茅根 15 g,板蓝根 10 g,丹皮 10 g,生地 10 g,连翘 10 g,爵床 10 g,石韦 10 g,桑白皮 10 g,桔梗 7 g,焦栀子 7 g,薄荷(后下)6 g。7 剂,每日 1 剂,水煎服。并配服冬凌草片。

药后诸症续减。随证加减再服 36 剂,症状消失,复查尿常规正常。随访未复发。

例 2 张某,女性,11 岁,1999 年 12 月 27 日初诊。3 天来颜面浮肿,下颌处可见丘疹、糜烂、结痂,纳少,小便短赤,大便稀,每日 1 次,舌质红,舌苔薄黄,脉象滑。尿检:蛋白(＋＋),红细胞(＋＋＋),白细胞 0～2 个/HP,颗粒管型 1～2 个/HP。辨证为湿热毒邪郁结。治疗大法为清热利湿解毒。处方:蒲公英 15 g,茯苓皮 15 g,车前子(包煎)15 g,石韦 15 g,白茅根 15 g,玉米须 15 g,赤小豆 12 g,连翘 10 g,金银花 10 g,桑白皮 10 g,爵床 10 g,益母草 10 g,蝉衣 7 g。7 剂,每日 1 剂,水煎服。

二诊:颜面浮肿消退,食欲增加,下颌皮肤糜烂均已结痂,小便虽赤但量多。检查:尿蛋白(＋),红细胞(＋＋),白细胞 0～2 个/HP。上方去茯苓皮、桑白皮、连翘,加地龙 10 g,焦栀子 9 g,黄柏 8 g,益母草 5 g。7 剂,每日 1 剂,水煎服。

三诊:尿检:蛋白(－),红细胞(＋＋),白细胞 0～1 个/HP。治以清热利湿,化瘀止血。处方:石韦 15 g,爵床 15 g,白茅根 15 g,车前子(包煎)10 g,海金沙(包煎)10 g,焦栀子 10 g,蝉蜕 10 g,黄柏 10 g,藕节 10 个。

服药 1 个月后,患儿症状消失,尿检正常。续服 10 剂巩固疗效,以后 4 个月每月复查小便一次,均正常。

例 3 戈某,男性,10 岁,1999 年 11 月 1 日初诊。1 个月前因浮肿、尿血,在当地某医院就诊,诊断为急性肾小球肾炎,经西医治疗,浮肿消退,但仍有尿血,遂来求诊。症见尿血,纳少,大便正常,颜面、四肢无浮肿,舌质红、舌苔薄黄,脉象滑数等。检查:尿蛋白(＋),尿红细胞(＋＋＋),白细胞1～3个/HP。证属湿热下注,热伤血络。治以清热利湿,凉血止血。处方:石韦15 g,白茅根15 g,玉米须15 g,生地15 g,爵床12 g,益母草12 g,六月雪12 g,丹皮10 g,小蓟10 g,苡仁10 g,焦栀子9 g,蝉蜕6 g,藕节10个。20剂,每日1剂,水煎服。

二诊:复查:尿蛋白(－),尿红细胞(＋),白细胞0～2个/HP。

以上方加减服药40剂,尿检(－)。续服20剂以巩固疗效,多次尿检仍持续阴性,随访未复发。

尿血食疗方

(1)白茅根18 g,玉米须30 g,荠菜花15 g,水煎去渣,每日2次分服。

(2)金针菜汤代茶饮。

(3)白茅根200 g,鲟鱼肉250 g,加水适量同煮,肉熟烂后去药,食肉饮汤。

(4)豆瓣酱300 g,生地黄粉100 g,调匀蒸熟,配主食或调粥食用。

(5)黑木耳红枣花生汤:黑木耳30 g,红枣50 g,红皮花生30 g。共放入锅中小火炖烂。

功效:健脾补血止血。用于肾炎血尿,属于脾气虚不摄血。

(6)清炒藕片或凉拌鲜藕丝:鲜藕200 g。凉拌时先将藕于水开时,焯一会儿,起后滤水,少量盐或糖凉拌。功能清热凉血止血。用于肾炎血尿,属于血热或湿热;也可用于过敏性紫癜性肾炎。

叶任高

叶氏治疗急进性肾炎经验

叶任高教授（中山大学）是我国著名的中西医结合肾病专家，尤其对诊治狼疮性肾炎（LN）有丰富的临床经验和很高的学术造诣。

狼疮性肾炎（LN）是红斑狼疮（SLE）的并发症，绝大部分的红斑狼疮都有肾损害，但狼疮性肾炎的尿毒症并不等同于终末期肾脏病，只要积极干预治疗是可以逆转的。在狼疮性肾炎尿毒症狼疮活动指数高、患者病情重、转化迅速时，应积极透析，来解除尿毒症的症状，防治尿毒症严重并发症，维护患者生命，同时应用激素和细胞毒类药物以及时控制病情，这时应用中药的重点是减少西药的毒副作用。当红斑狼疮活动指数降低、肾衰竭程度减轻、尿量增多后，透析剂量及西药剂量均可逐渐减少，中药扶正祛邪并重。当红斑狼疮病情缓解，血肌酐稳定在 350 μmol/L，尿量在 1 500 ml/24 h 以上时，可逐步脱离透析，中药扶正固本为主能加快肾功能恢复速度，防止狼疮病情活动，有利于逐渐撤减西药。

狼疮性肾炎属中医"尿血"、"水肿"、"腰痛"、"虚劳"、"关格"等范畴。中医认为本病是由先天禀赋不足，肾精亏损，阴阳失调所致。病程中又常兼具热毒炽盛，痰湿壅结，血脉瘀滞等表现。同时又由于应用大剂量、长疗程的糖皮质激素和细胞毒类药物，所以临床表现很复杂多变，难以中医的某个证型来概括。因此，叶任高教授创立了分阶段治疗（活动期、缓解期、静止期）与辨证论治相结合的中西医治疗方法。

一、狼疮性肾炎病情活动期

此时症见水肿出现或加重、尿量减少、面部或全身皮肤出现斑疹、发热、关节肿痛、口腔溃疡、舌质红、舌苔白或黄、脉象数等。

检查：血肌酐进行性上升，大量蛋白尿或血尿突然增加。

中医辨证:属热毒炽盛、阴虚火旺证。

治疗:拟清热解毒、滋阴降火法,以降低狼疮活动指数,减少糖皮质激素所致的库欣征副作用,增强西药疗效。同时要做透析和应用大剂量糖皮质激素细胞毒类药物。

方剂:用自拟狼疮性肾炎 LN-1 方加减。

处方:生地 20 g,丹皮 15 g,元参 15 g,银花 15 g,连翘 15 g,半枝莲 15 g,白花蛇舌草 15 g,紫草 15 g,知母 10 g,黄柏 10 g 等。

二、狼疮性肾炎病情缓解期

此时症见皮肤斑疹及关节肿痛逐渐消失、口腔溃疡、面色萎黄、乏力肢倦、腰膝酸软、舌质淡红或淡白、舌苔或白或黄、脉象沉细弱等。

检查:尿蛋白持续阳性,血肌酐逐渐恢复正常。

中医辨证:属热毒未清、气阴不足、脾肾两虚证。

治疗:拟清热解毒、益气滋阴法,并佐以补益肝肾。由于此阶段余毒未清、正气已伤,因此在处方用药时,要调整好扶正和祛邪的比例,随证加减,要较长时间地用药。这一阶段时间比较长,病情容易反复,一般要减量维持透析直至停止透析,西药仍要持续治疗并逐渐减量。

方剂:用自拟狼疮性肾炎 LN-2 方加减。

处方:麦冬 20 g,生地 20 g,半枝莲 15 g,白花蛇舌草 15 g,生白术 15 g,银花 10 g,紫草 10 g,西洋参 10 g,山萸肉 10 g,芡实 10 g 等。

三、狼疮性肾炎病情静止期

此时症见患者常有精神疲惫、不耐劳作、面色少华、舌质淡红、舌苔白、脉象沉细弱等症。

检查:少量蛋白持续存在。

中医辨证:为脾肾虚衰、精微失摄、气血不足、血脉瘀滞证。

治疗:治以补肾固摄、健脾益气、养血活血法。长期使用,可以增强体质,加速尿蛋白转阴,维持和恢复肾脏功能,使狼疮性肾炎病情持续缓解。此时患者已脱离透析,病情比较稳定,狼疮性肾炎无活动迹象,仍要以小剂量的西药维持治疗。

方剂:用自拟狼疮性肾炎 LN-3 方加减。

处方:黄芪 20 g,仙灵脾 15 g,炒白术 15 g,山药 15 g,桑螵蛸 10 g,山萸肉 10 g,麦冬 10 g,当归 10 g,桃仁 10 g,益母草 10 g,赤芍 10 g,金樱子 10 g。

【病案举例】 王某,女性,24 岁,1999 年 3 月初诊。患者确诊为狼疮性肾炎已 3 年,曾用强的松、环磷酰胺(CTX)等治疗,未能控制病情,因肾衰竭做血液透析已 1 年。刻诊:症见面色少华、乏力肢倦、口腔溃疡、纳少、双下肢轻度浮肿、脱发、舌质红、舌苔薄黄、脉象滑数等。检查:尿蛋白(＋＋＋＋),尿红细胞(＋＋＋),尿白细胞(＋＋),血肌酐 741 μmol/L,血浆白蛋白 26 g/L,血红细胞 3.4×10^{12}/L,Hb 92 g/L,ANA(＋),抗 ds-DNA(＋)。B 超检查双肾无缩小。中医辨证:热毒内蕴。治以清热解毒,并配以滋阴降火。用狼疮性肾炎 LN-1 方加减化裁。同时仍继续给西药 MP、CTX 双冲击,强的松 50 mg,每日服 1 次。继续血透并逐渐减少透析剂量。

以上法治疗 2 个月后,口腔溃疡消失。检查:血肌酐波动于 440～590 μmol/L,较前有所下降,尿蛋白(＋＋),尿红细胞(＋),尿量在 1 500 ml/24 h 左右。建议停止血透。改用狼疮性肾炎 LN-2 方加减服用。

8 月来诊时,症见乏力纳少、腰膝酸软、舌质淡红、舌苔薄白、脉象沉细等。检查血肌酐 215 μmol/L,尿蛋白(＋)。中药改用狼疮性肾炎 LN-3 方加减服用。强的松维持用 25 mg/d,环磷酰胺(CTX)每月用药 1 次。

2000 年 1 月来诊,检查:血肌酐 122 μmol/L,尿蛋白(±),血浆白蛋白 40 g/L,血红细胞 3.95×10^{12}/L,血红蛋白 121 g/L,ANA(－),抗 ds-DNA(－)。中药继续服用狼疮性肾炎 LN-3 方。西药强的松减为 5 mg/d,环磷酰胺(CTX)每 3 个月用 1 次。随诊 1 年,病情平稳。

肾经的循行与保养

肾经起于足底涌泉穴,绕过足跟,在下肢行于内侧后缘上行至腹。在腹部行于任脉旁开 0.5 寸,在胸部行任脉旁 2 寸,止于锁骨下的俞府穴。

下午 5～7 点(酉时)是肾经当值的时候,晚餐多吃黑色食物,对肾经拍打或刺激就是对肾最好的保养。

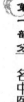

第一部分　名中医辨治肾病经验

仝小林
从因湿瘀虚辨治慢性肾盂肾炎

仝小林教授（北京广安门医院，邮编：100053）辨治慢性肾盂肾炎取得了很好的疗效。仝小林教授指出，慢性肾盂肾炎因其病因复杂，反复发作，迁延难愈，治疗颇为棘手，因此，加强慢性肾盂肾炎的防治对于减少慢性肾衰的发生具有重要的意义。

一、辨因

(一)劳累

过劳即发，属于中医"劳淋"范畴。患者多有易疲劳综合征，或易感综合征。要充分休息和睡眠，防止熬夜和过度体力劳动，减少房事，同时可长期服用强肾片，或玉屏风颗粒(黄芪、防风、白术)、金水宝、至灵胶囊、百令胶囊等。

(二)受寒

遇冷即发，属于中医"冷淋"范畴。患者平时多怕冷，尤其是脚底怕冷，要注意保暖，特别是足底，晚上用热水烫脚，可用艾条灸涌泉、关元、神阙等穴位。可长期服用金匮肾气丸(附子、肉桂、地黄、山茱萸、山药、茯苓、丹皮、泽泻)，或选用麻黄附子细辛汤(麻黄、附子、细辛)与当归四逆汤(当归、桂枝、白芍、细辛、通草、甘草、大枣)加减化裁。

(三)生气

每逢情绪波动较大时发作，属于中医"气淋"范畴。要注意调整心理，可用山楂核、橘核、荔枝核煎汤送服加味逍遥丸(当归、芍药、柴胡、茯苓、白术、甘草、生姜、薄荷)，或沉香疏气丸。

(四)泌尿系结石

若病人同时伴有泌尿系结石，则慢性肾盂肾炎更容易反复发作，属于中医"石淋"

范畴,可选用金钱草冲剂,或排石汤等。自拟排石汤组成:大叶金钱草 30 g,海金沙 30 g,王不留行 30 g,飞滑石(包煎)30 g,川萆薢 24 g,广郁金 12 g,石菖蒲 12 g,生甘草梢 9 g,蓬莪术 9 g,京三棱 9 g,川牛膝 9 g,三七粉(冲服)3 g,沉香粉(冲服)2 g,琥珀粉(冲服)1.5 g。

二、辨湿

慢性肾盂肾炎的最大特点之一是湿邪难除,同时湿邪又是导致患者精力不足、困倦疲惫的重要原因,所以除湿是治疗的重要一环。除湿的原则是有湿必除,除湿务尽。一般在治疗慢性肾盂肾炎时都要加用渗湿、利湿之品,如车前草、白茅根、芦根、细木通、淡竹叶、福泽泻、云茯苓、六一散(滑石、甘草)等。但用药要避免过用苦寒,以防湿邪被遏,或苦寒伤胃,湿邪反不易除。

(一)急性发作期

重在辨湿毒、湿热、湿浊。

(1)湿毒:毒为热之重,湿毒重的患者症见面起粉刺、牙龈或咽喉肿痛、小便黄臭、大便干结等。治疗方药:土茯苓 30～120 g,配以生大黄、白花蛇舌草、露蜂房、贯众、紫花地丁、蒲公英等药。

(2)湿热:湿热重的患者症见小便黄、舌质红、舌苔黄厚腻等。药用盐黄柏、苦参等。

(3)湿浊:湿浊重的患者症见小便浑浊、舌体胖大、有齿痕、舌苔白厚腻等。药用鲜佩兰、鲜荷叶、川萆薢等。

(二)稳定期

少数患者表现为寒湿之证,症见手足不温、小便清白、舌质淡、舌体胖、舌苔白如积粉等。治以温化寒湿,苦温燥湿。药用苍术、川厚朴、煨草果、北细辛、炙麻黄、淡干姜、上肉桂、淡附片等。

三、辨瘀

慢性肾盂肾炎反复发作,可造成肾间质纤维化,肾小管结构变形、退变、萎缩,肾小血管受累,透明性变性和内皮增生,最终演变为肾小球硬化,肾皮质变薄,肾脏萎缩。因此,无论慢性肾盂肾炎有无全身性瘀血的表现,从微观病理上考虑,均存在"肾络瘀滞"。所以治疗上要始终把防治肾脏纤维化放在重要位置。自拟通络胶囊:生水蛭粉、

第一部分 名中医辨治肾病经验

三七粉、生大黄粉以3:2:1的比例装0号胶囊,每次4粒,每日3次,或用保肾康,长期服用。

四、辨虚

慢性肾盂肾炎的易感体质为先天禀赋不足,素体虚弱之人;慢性肾盂肾炎迁延不愈,耗损肾气,又易造成病情反复发作,故肾虚为病之本。在慢性肾盂肾炎的稳定期,治疗大法为培补肾气。此时,一定要抓住时机,选准治疗方药,守法守方,坚持治疗,提高机体免疫能力,防止慢性肾盂肾炎反复发作。临床表现为夜尿频数、尿路不适、极易疲劳、腰背酸软隐痛、足跟痛、下肢乏力、舌质淡、舌苔白、脉象沉细等,可服强肾片,每次4~8片,每天3次,连服3~6个月。

若兼见反复感冒、多汗、易疲劳等,证属肺肾气虚,加用玉屏风散颗粒,或加用人工虫草制剂,如至灵胶囊、百令胶囊、金水宝等。

若兼见四肢困倦、大便微溏、舌苔白腻等,证属脾肾气虚,加用补中益气丸(黄芪、白术、陈皮、升麻、柴胡、人参、甘草、当归、生姜、大枣)。

若兼见口干咽干、舌体瘦、舌面干或有裂纹、舌苔少等,证属肝肾阴虚,宜加用杞菊地黄丸(枸杞子、菊花、地黄、山茱萸、山药、茯苓、丹皮、泽泻),或用冬虫夏草6条,覆盆子9g,桑椹子9g,枸杞子9g,煎水代茶饮。

自拟方补肾通络丸组成:土茯苓240g,生水蛭180g,炙黄芪120g,苦参120g,三七120g,炒杜仲90g,川续断90g,肉苁蓉90g,枸杞90g,冬虫夏草90g,芡实90g,金樱子90g,白果90g,桑螵蛸90g,盐黄柏90g,川草薢90g,炙麻黄60g,淡附片60g,吉林人参60g,鹿角霜60g,生大黄60g,沉香60g,北细辛30g,山楂核30g,橘核30g,荔枝核30g,琥珀粉30g。上药1~3剂,制成水丸。服法:每日2次,每次6~9g,连服3个月至1年。

肾炎食疗方二则

(1)赤豆60~90g,冬瓜250~500g,煎服。用于肾炎,营养不良性水肿。

(2)补骨脂、菟丝子、山萸肉各3g,胡芦巴6g,水煎去渣,温服。每日2次分服。用于肾炎,肾虚,遗精,遗尿,尿频。

宋 炜

疏肝法治肾盂肾炎

宋炜医师（河北省石家庄市中医院，邮编：050051）在辨证施治的基础上，配合疏肝、养肝法治疗肾盂肾炎，取得了较好的疗效。

一、急性发作期（属中医"热淋"范畴）

症状：突然发作的小便频急，涩痛，寒战，高热等。

病机：湿热蕴结，气机阻滞，膀胱气化失司。

治则：清热通淋，行气利湿。

方药：四逆散（柴胡、白芍、枳壳、甘草）合五淋散（栀子、当归、白芍、茯苓、甘草）加减化裁。取四逆散疏肝理气以助肝用，使肝能疏泄，膀胱气化功能自复。取五淋散中当归、白芍养血柔肝以助肝体，栀子、茯苓、甘草清湿热、利小便，尿道之涩痛遂除。诸药合用，疏肝养肝，清利湿热，体现了扶正祛邪、标本同治的整体治疗观。

临证加减：如兼发热恶寒者，加薄荷、防风、荆芥穗等；如血尿明显者，加小蓟、白茅根等；若湿重者，宜与三仁汤（杏仁、白蔻仁、苡仁、竹叶、厚朴、通草、滑石、半夏）加减；如热重者，可与八正散（栀子、车前子、木通、瞿麦、萹蓄、滑石、甘草、大黄）加减化裁。

【病案举例】 庞某，女性，47岁，1997年9月3日来诊。见尿频、尿急、尿道灼热疼痛、尿有余沥、发热恶寒、腰痛肢楚、倦怠少气、咽干口苦、少腹坠胀，舌质红、舌苔白腻，脉象弦滑数等症。患肾盂肾炎已3年，常因劳累或外感而使病情加重。1周前洗澡后不慎受寒，口服氟哌酸而不效，恶心呕吐。检查：T 38.5 ℃，尿白细胞（＋＋＋），尿红细胞（＋），尿蛋白（＋）。中段尿细菌培养细菌菌落＞10/ml。中医辨证为邪感少阳，湿热内盛。立和解少阳、清热渗湿为治疗大法。处方：败酱草30 g，滑石30 g，白茅根30 g，当归20 g，赤茯苓12 g，柴胡12 g，荆芥穗10 g，白芍10 g，栀子10 g，半夏10 g，甘草

6 g。3 剂,每日 1 剂,水煎服。

二诊:药后尿频、尿急、尿痛大减,冷热已解,呕吐已止,小便淡黄,食纳转佳。上方去半夏,再服 3 剂,每日 1 剂,水煎服。

三诊:尿急、尿痛基本消失,仍有尿频不畅,舌质红,舌苔薄白,脉象弦细小数。检查:体温正常,尿红细胞(+),尿蛋白(+)。

仍以原方增减,续进 10 余剂,诸症完全缓解,舌质红无苔,脉象弱滑,尿常规检查已转正常,惟感腰酸隐痛,倦怠少气。属湿热已去,正虚未复。治以扶正固本,兼清余热。处方:白花蛇舌草 30 g,土茯苓 30 g,黄芪 20 g,太子参 20 g,生地 15 g,当归 12 g,赤茯苓 12 g,栀子 12 g,甘草 6 g。上方连续服用 3 个月,尿细菌培养阴性。随访半年,未复发。

二、非急性发作期(属中医"劳淋"范畴)

症状:多不典型,膀胱刺激症常随劳而发,反复发作,缠绵难愈,腰痛时作,困倦乏力。

病机:虚实兼夹。

治则:标本同治,扶正祛邪。

方药:四逆散与五淋散加减。

临证加减:如小便涩滞不畅者,加王不留行、川牛膝、乌药等;若腰痛者,加杜仲、狗脊等;如偏气虚者,与补中益气汤(黄芪、白术、陈皮、人参、甘草、柴胡、升麻、当归)出入;如偏阳虚者,合右归丸(熟地、山萸肉、山药、枸杞子、菟丝子、鹿角胶、杜仲、肉桂、当归、附子)出入;如阴虚者,合左归丸(生地、山萸肉、山药、枸杞子、菟丝子、鹿角胶、龟甲胶)加减。

【病案举例】 张某,女性,50 岁,农民,1997 年 9 月 22 日初诊。精神委靡不振、少气懒言、情志抑郁、耳鸣如蝉、四肢不温、纳谷不馨、口干乏津、舌质淡红、舌苔薄白、脉象虚细弦等。检查:双侧肾区叩击痛,尿白细胞(++),尿红细胞(+),尿蛋白(+),尿培养有大肠杆菌。B 超显示双肾集合部分排列紊乱。患肾盂肾炎已 5 年,小便频急涩痛经年不已,更兼腰膝酸软,常因感冒或劳累而复发,经用抗生素治疗后,症状能缓解一时,但小便频涩时缓时作、时轻时重,甚以为苦。近 3 年来服用六味地黄丸、五苓散、八正散等药后,均无明显效果。中医辨证属气阴两伤,肝血不足,膀胱失于温煦濡养所致。治以温补肝之气阳,滋养肝之阴血,使肝虚得补,气阳始复,经脉得充,肝用有节。处方:枸杞子 30 g,炒谷芽 30 g,白茅根 30 g,黄芪 20 g,生地 15 g,赤茯苓 15 g,当归 12 g,白芍 12 g,鸡内金 12 g,栀子 10 g,官桂 6 g,甘草 6 g。5 剂,每日 1 剂,水煎服。

二诊:淋证及其他症状均见好转,舌质淡红嫩,无苔,脉象虚弱细。上方增温养肝血之品,加阿胶(烊化)12 g,以求阴得阳,助生化无穷。10 剂,每日 1 剂,水煎服。

三诊:诸症消失,尿常规检查:白细胞(+),蛋白(±)。

以上方加减化裁服用 3 个月后,尿常规正常,尿培养阴性,B 超未见异常。随访 10 个多月,未复发。

肾炎食疗方六则

(1)鹅肉 250 g 切细,加水适量炖煮,至八成熟时加入切好之冬瓜块 500 g,同炖至肉熟,加精盐、味精调味。用于慢性肾炎。

(2)鳖肉 500 g,大蒜 100 g,调料适量,放锅内,加水适量炖至肉烂,食肉饮汤。用于慢性肾炎。

(3)鲤鱼 1 尾去内脏,加冬瓜、葱白煮汤服;或加赤小豆 50 g,煮烂,每日 2 次。用于肾炎浮肿,肝硬化水肿。

(4)鲜活大鲤鱼去鳞及肠杂,茶叶 6 g,醋 50 g,放入锅内加水同炖,空腹服。用于慢性肾炎。

(5)大黑鱼 1 尾(约 500 g),去肠留鳞,在鱼腹中填满大蒜瓣、赤小豆,用厚粗纸包裹数层,扎好,先置于清水中浸透,然后放在灰火中煨熟,取出淡食或蘸少许调料食之,一日分饮吃完,连吃数日。用于慢性肾炎,肾病综合征。

(6)白胡椒 2 粒,鲜鸡蛋 1 个,鸡蛋钻一小孔、装胡椒于内,面粉封口,外以湿纸包裹,蒸熟,吃蛋和胡椒。用于肾炎。

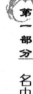

第一部分 名中医辨治肾病经验

李久荣

肾盂肾炎血尿治验

李久荣主任医师(济宁市第一人民医院,邮编:272111)论治肾盂肾炎血尿,有独特的见解及显著的疗效。

李久荣主任医师认为肾盂肾炎感染后,局部炎症充血、肿胀、渗出,且可导致血流障碍而产生瘀血,阻于脉道,迫血妄行,又可导致血尿。肾盂肾炎的血尿可单独出现,而不兼有其他症状;也可在血尿的同时,伴见尿路刺激征、浮肿、腰腹疼痛,或其他全身症状。在肾盂肾炎不同的发病阶段,其病理机制与治疗大法不尽相同,应区别对待,或是由热邪迫血妄行,血不循经所致,治宜凉血止血;或是由气不摄血、血随气散所致,治宜益气摄血。但肾盂肾炎的血尿总是由细菌感染所致,因而无论是急性期,还是慢性期,都应在辨证的基础上,配合清热解毒的药物,以提高疗效。感染是血尿发生或加重的主要原因,血尿常随感染的控制而好转,因此,预防感染,节制房事,可以防止血尿的发生和病情的发展。

一、急性期

急性肾盂肾炎多属实证,此时的出血一般量多,再兼有一些实证、热证的表现。这是由湿热之邪蕴结下焦,热邪灼肾与膀胱血络,迫血妄行所致。治疗应清热解毒,凉血止血,兼以清利。所用基本方是:大黄、炒蒲黄、萹蓄、瞿麦、白茅根、竹叶、车前草、白花蛇舌草、金银花、生地黄、大蓟、小蓟、三七粉等。

以上方为基本方,再随证加减。如尿培养细菌阳性者,加土茯苓、蒲公英等;如有发热症状者,可加柴胡、黄芩等;若湿热偏盛者,应加黄柏、石韦等;若血热明显者,则加丹皮、栀子炭等。

【病案举例】 女性,42岁,1997年2月6日初诊。1周前突然肉眼血尿,尿频、尿急、尿痛，发热，腰痛，尿检红细胞满视野，白细胞（＋＋＋），蛋白（＋）。一周来服用复方新诺明、诺氟沙星等药治疗，虽然肉眼血尿消失，热退，但仍有镜下血尿，并且尿路刺激症状、腰痛等无明显缓解。检查：舌质红，舌苔黄腻，颜面、下肢无浮肿，双侧肾区轻度叩击痛，尿红细胞（＋＋），尿白细胞（＋＋＋），蛋白（－），尿细菌培养为大肠杆菌。西医诊断：急性肾盂肾炎。辨证为湿热蕴结下焦所致。立清热解毒、凉血止血、通淋为治疗大法。处方：白花蛇舌草30 g，金银花30 g，大蓟30 g，小蓟30 g，白茅根30 g，蒲公英30 g，生地黄15 g，萹蓄15 g，瞿麦15 g，车前草15 g，大黄10 g，炒蒲黄10 g，三七粉（冲）3 g。5剂，每日1剂，水煎服。

二诊：药后小便增多，色淡，尿路刺激症状消失，腰痛明显减轻。尿检：红细胞（＋），白细胞（＋），蛋白（－）。以上方加杜仲12 g。7剂，每日1剂，水煎服。

服药后症状全部消除，尿检3次均正常。半年后随访，尿常规仍阴性。

二、慢性期

慢性肾盂肾炎大多是由于急性肾盂肾炎失治、误治或治疗不彻底，迁延日久，湿热未尽，损伤精血，耗伤气阴，气虚固摄无权，血溢于脉外，则出现尿血；或者是由于肾阴亏虚，阴虚火旺，灼伤血络而致血尿。慢性肾盂肾炎血尿的病理机制是气阴两虚，湿热未尽，属虚中夹实之证。此时不能一味止血，治疗大法应为益气养阴，扶正固本。所用基本方是：女贞子、旱莲草、大蓟、小蓟、仙鹤草、阿胶、太子参、黄芪、麦冬、生地黄、熟地黄、枸杞子等。

随证加减：如仍尿频、尿急者，上方加滑石、车前草等；如淋沥不尽者，加桑螵蛸、益智仁等；如瘀滞尿少者，加泽兰、益母草等；如尿蛋白不消者，加桑螵蛸、芡实等；如腰痛者，加杜仲、川续断等；如湿热未尽者，加白花蛇舌草、白茅根等；如气虚明显时，上方重用太子参、黄芪，再加山药、白术等；如肾阴亏虚显著者，上方重用生、熟地黄，再加山茱萸等。

肾盂肾炎感染后，局部炎症充血、肿胀、渗出，又可导致血流障碍而产生瘀血，阻于脉道，迫血妄行，又可导致血尿，可在辨证治疗的基础上，加入活血化瘀的益母草、丹参、琥珀等，则有助于本病的康复。

【病案举例】 女性，42岁，1996年12月12日初诊。3年来只要劳累就有肉眼血尿，尿频，尿急，尿痛，小便点滴不尽，腰痛。用止血剂、抗生素等治疗，效果不明显。刻诊：尿频，尿色淡红，腰痛，乏力，舌质红、舌苔少，脉象沉细等。检查：肾区轻度叩击痛，尿红细胞(＋＋＋)，尿白细胞(＋＋)，尿蛋白(＋)，尿培养为 L 型细菌。西医诊断：慢性肾盂肾炎血尿。辨证为气阴两虚，兼有下焦湿热。治以益气，滋阴，止血，佐以清利。处方：黄芪 30 g，大蓟 30 g，小蓟 30 g，仙鹤草 30 g，太子参 20 g，桑螵蛸 20 g，生地黄 15 g，熟地黄 15 g，车前草 15 g，枸杞子 12 g，女贞子 12 g，旱莲草 12 g，阿胶(烊化)12 g，杜仲 12 g，炒蒲黄 10 g。7 剂，每日 1 剂，水煎服。

二诊：服药后尿频消失，诸症减轻，仍感腰痛、乏力等。检查：尿红细胞(＋)，尿白细胞及蛋白均少许。效不更方，继续服用。

2 周后，尿检正常，诸症消失。再用上方调理月余，以善其后，随访始终未复发。

强肾疗法——下蹲运动健肾强心

叉腰，双脚分开与肩同宽，双目平视。然后再松腰屈膝慢慢下蹲，下蹲时脚跟离地，重心落在脚掌上，上身尽量保持正直，避免前倾。同时口吐"呵"字音。起立时，咬紧牙齿，随着吸气，慢慢站直身子。

下蹲程度当因人而异，身体较好的可以全蹲，蹲下后停一两秒钟再起立。老年人可以半蹲，开始时只略作屈膝状，逐渐加大下蹲深度。体弱者双手可扶着桌沿椅背。缺少体育锻炼者，在身体前俯后仰时可以背靠墙壁下蹲，逐渐做到自己完成全蹲动作。

一般每天锻炼 2～3 次，每回下蹲 30 次左右即可。如能坚持下来，不但能壮腰健肾，而且还可增强心肌的活力，有强心补气明目等功效。

孙郁芝

过敏性紫癜性肾炎治验

孙郁芝老中医（山西省中医药研究院，邮编：030012）从事中西医结合肾病临床研究工作 30 余载，对过敏性紫癜性肾炎的治疗尤有独到的见解和经验。

一、注重活血解毒，以祛瘀热

中医认为过敏性紫癜性肾炎是由外邪入侵，热毒内蕴，迫血妄行，损伤脉络，血溢脉外而致。日久不愈可耗伤气血，损伤脾肾，脏腑功能失调，易致外感毒热入内，日久成瘀，形成热瘀互阻的证候。所以本病多为虚实互见、本虚标实之证。脏腑气血阴阳的失调是本虚；瘀血和热毒是标实。本病缠绵不愈的重要因素是由于瘀血、热毒耗灼正气，殃及脏腑。因此在治疗上，力倡活血解毒法，祛邪以扶正，通过祛邪，阻断其恶性循环，使正气自复，病情向愈。临证方药以活血化瘀药、滋阴凉血药、清热解毒药及益气健脾利湿药配伍组成，常用的活血化瘀药有丹参、红花、赤芍、当归、益母草等，滋阴凉血药有生地、丹皮、女贞子、旱莲草等，清热解毒药有银花、连翘、黄芩、紫草、蒲公英等，益气健脾利湿药有党参、黄芪、白术、茯苓、薏苡仁等。

二、注意调护脾胃，以扶正气

过敏性紫癜性肾炎的病机特性为毒、瘀、虚，故治疗时常需使用一些苦寒、滋补之品，但苦寒不能败胃，滋补不能碍胃，这样药入于胃，才能真正起到应有的作用。况且过敏性紫癜性肾炎的发病与正虚密切相关，病情缠绵反复，正气损伤尤为严重，所以在进行任何治疗时都应首先考虑到脾胃功能问题，遣药组方上要注意不伤正气，不碍脾胃。对久病体虚之人，尤应用药轻灵，最忌克伐无度。胃气乃生命之本，是人体后天赖以生存的主要动力。《景岳全书·脾胃》曰："凡欲察病者，必须先察胃气；凡欲治病者，必须常顾胃气。胃气无损，诸可无虑。"临证方药以补益脾胃药与和胃醒脾药配伍组成,常用的补益脾胃药有黄芪、白术等药,使脾胃之气恢复,纳谷增加;和胃醒脾药常选用陈皮、砂仁、木香等,使中焦气机畅达,升降协调,又能防止补益之品滋腻碍胃,呆滞中焦。

三、病证结合,辨治中西互补

过敏性紫癜性肾炎病机复杂、症状纷纭、病程绵长、反复发作,故对病情必须要有全面的认识。西医长于辨病,重视疾病局部的病理变化,但对机体整体的状况重视不够;而中医长于辨证,通过对整体状况的了解来认识和治疗疾病,但对局部的变化,特别是细微的无临床表现的病理状态认识不足,二者各有所长。充分发挥各自优势,取长补短,有机结合,是治疗疾病的有效手段。过敏性紫癜性肾炎临床常有无明显症状而化验检查异常者,亦有化验检查趋于正常而临床症状迟迟不见改善者,此时一定要注意病证结合,全面治疗,才能真正控制病情。孙郁芝老中医善于结合现代医学对过敏性紫癜性肾炎的一些新认识进行治疗,例如:对于易感冒、乏力等表现,中医认为是由于中气虚,而西医多认为是由免疫功能低下所造成,故治疗常采用扶助正气之法,结合现代药理研究应用有调节和促进免疫机能的药物,往往可获良好的功效。现代医学认为过敏性紫癜性肾炎多有肾小球内微血栓形成,纤维组织增生,故孙老常在辨证基础上加用一些药理研究证实有改善微循环作用的药物,临床疗效显著。

【病案举例】 彭某,女性,14 岁,1999 年 3 月 10 日来诊。平素易感冒,疾病反复发作已 40 余日。刻诊:颜面轻度浮肿,四肢散在出血性皮疹、对称分布、压之不退色,尿色深黄如茶色、口干、咽痒、手足心热、腰酸困、舌质红、舌苔薄黄、舌底脉络黯红,脉象细数等。尿常规:蛋白(＋＋),潜血(＋＋＋),镜检红细胞(＋＋＋)/HP。中医诊断:肌衄、尿血。西医诊断:过敏性紫癜性肾炎。辨证属热毒内蕴,迫血妄行,阴虚夹瘀。立治疗大法:清热凉血,滋阴凉血。处方:丹参 20 g,小蓟 20 g,白茅根 20 g,石韦 20 g,苡仁 20 g,金银花 20 g,车前子(包煎)20 g,女贞子 12 g,旱莲草 12 g,杜仲 10 g,生地 8 g,丹皮 8 g,陈皮 8 g,赤芍 8 g,砂仁(后下)5 g。6 剂,每日 1 剂,水煎服。嘱忌食鱼、虾。预防感冒。

二诊:颜面部浮肿消失,四肢皮疹消退,尿色仍深黄,余症悉减,舌脉同前。尿常规:蛋白(＋),潜血(＋＋),镜检红细胞(＋＋)/HP。仍宗前法,上方加藕节炭 12 g。6 剂,每日 1 剂,水煎服。

三诊:尿色淡黄,咽干痒不适。查尿常规:蛋白阴性,潜血(＋),镜检红细胞(＋)/

HP。仍以上方去杜仲、车前子,加麦冬 10 g,桔梗 8 g,20 剂,每日 1 剂,水煎服。

四诊:病情稳定。舌质淡红,舌苔薄黄,脉象滑数。再以上方加减化裁服药 30 余剂,诸症消除,尿检持续阴性而告愈。

随访 1 年,无复发。

强肾疗法二——一呼一吸提升元气

(1)端坐在凳子上,双脚踏地,与肩同宽,双手放于大腿上,掌心向上向下均可。坐时应坐在凳子边上,不要坐满凳子。练习数日后,可不拘于形式,随时随地都可练习。

(2)消除杂念,集中精力,一心想着会阴部。随着呼吸,会阴部一提一放,一紧一松,将会阴部往里提缩,如忍小便状。

(3)采取腹式顺呼吸法,即呼气时腹部凹进,同时稍用力将会阴部上提,即一紧,而吸气时腹部凸出,会阴部随之下放,即一松。这样,随着呼吸,会阴部一上一下,一紧一松,反复进行。每日练习1~3次,每次提缩10~20下。

练习中,每次提缩会阴部次数最好别超过 20 下,防止引起脑顶部和颈项部酸胀痛。高血压患者提缩的次数要适当减少,神经衰弱的人晚上不要练。另外,饥饿、疲劳、生气和情绪不佳时最好不要练。如在练习过程中发生头晕脑涨时,应立即停止。

刘宝厚

中西医合治紫癜性肾炎

刘宝厚教授（兰州医学院附属二院，邮编：730030）行医 50 余年，既注重理论研讨，更重视临床积累，主张中西医双重诊断、中西药有机结合，从而形成自己独特的学术观点与治疗方法。

过敏性紫癜属中医"血证"、"发斑"等范畴。是由于外感风热，热毒内蕴，扰动血络，内侵肾脏，损伤肾络，迫血妄行而为紫斑、尿血；或由于热病长久，正气亏损，气虚不能摄血而出血。刘教授认为，湿热、瘀血交阻是紫癜性肾炎最主要的病因病机。在治疗紫癜性肾炎时，要在整体观念的思想指导下，根据不同的病机、疾病所处的不同阶段，选择恰当的治疗方法，随证化裁，灵活加减。刘教授强调疾病早期切忌温补，即使到了恢复期，若湿热、瘀血未尽，也不可过早滋补，否则闭门留寇。若湿热不除，则蛋白难消；若瘀血不去，则尿血难止，只有湿热清，瘀血除，血流通畅，新血得生，肾关才能得安。

过敏性紫癜好发于儿童，这与机体本身的高敏状态有关，与感染、药物、食物等过敏引起的变态反应有关，并且常有凝血因素的存在。本病又称为出血性毛细血管中毒症，是一种微血管变态反应性出血性疾病。若病变累及肾脏，所引起的继发性肾脏疾病就称为紫癜性肾炎。西医对本病尚无特殊治疗手段，皮质激素只可控制肾外症状，而对肾脏病变的疗效并不理想。刘教授以中药清化湿热、活血化瘀为治疗大法，不但能增强疗效，而且能减轻西药的毒副作用。

一、肾炎型紫癜性肾炎

以血尿为主，还有蛋白尿、水肿，或伴高血压和肾功能损害。

一般治以凉血活血法，药用：生地 15～30 g，益母草 15～30 g，茜草 15～30 g，紫草15~30 g,丹皮15 g,赤芍15 g,桃仁9 g,红花9 g,生甘草9 g。每日1剂,水煎服。若关节痛者,加乳香、没药、防己;若腹痛者,加延胡索、白芍;若尿血者,加紫草珠、白茅根、藕节、琥珀、小蓟;若气虚者,加黄精、党参、黄芪;若阴虚者,加知母、丹参、元参、龟甲、鳖甲。

如热毒发斑,治以凉血解毒法,药用:生地30 g,水牛角30 g,银花12 g,元参12 g,丹皮9 g,丹参9 g,大青叶9 g,连翘9 g。

二、肾病型紫癜性肾炎

有过敏性紫癜的特征,又具备高蛋白尿(>3.5 g/24 h)、低蛋白血症。

中药用清热活血法,药用:白花蛇舌草30 g,白茅根30 g,益母草30 g,王不留行12 g,大蓟9 g,小蓟9 g,银花9 g,连翘9 g,三七粉(吞服)2 g。如偏阴虚者,可加生地12 g,麦冬9 g;如偏气虚者,可加黄芪12~15 g,党参9~12 g;如血尿明显者,可加琥珀屑(吞服)1.5~3 g。

配合激素:使用标准激素疗程,常用强的松每日1~2 mg/kg,早晨顿服。6~8周后递减,直至停药。

必要时加免疫抑制疗法:常用环磷酰胺冲击疗法,以(0.1~0.2)g+5% GS 250 ml静脉缓注,每日或隔日1次,总量达150 mg/kg。

肾炎蛋白尿食疗方

(1)玉米须水:玉米须100 g。

功效:性平,利尿,消蛋白。用于各种肾病蛋白尿。

(2)黄芪茯苓苡米粥:黄芪15 g,茯苓15 g,苡米100 g。黄芪切碎,茯苓切成小碎块,与苡米一起熬成粥;或用黄芪、茯苓煎水,熬粥。

功效:益气健脾利水。用于肾炎蛋白尿,水肿,脾气不足。

第一部分 名中医辨治肾病经验

丁 樱

小儿紫癜性肾炎血尿治验

丁樱教授（河南省中医院，邮编：450008）长期从事小儿肾病、尤其是紫癜性肾炎血尿的研究，学术见解独特，临床经验丰富，在治疗方面颇有建树。兹简述如下。

在临床中，几乎所有的紫癜性肾炎患儿都有血尿，或为肉眼血尿，或为镜下血尿。中医认为当属"溺血"、"溲血"、"尿血"等范畴。其病位主要在肾与膀胱。其病因及病机应为邪热内扰（热）、肾阴亏损（虚）、瘀血内阻（瘀）。治疗原则是清热养阴，化瘀止血。丁樱教授临床以生地黄、水牛角粉、知母、当归、旱莲草、生蒲黄、虎杖、三七、甘草等药组成基本方剂，并在此基础上分期视证加减治疗。

一、急性期

感受外邪，邪气化火，热及下焦，伤其血络，迫血妄行，临床表现为起病急，病程短。症见尿色鲜红、心烦口渴、大便干，或皮肤有鲜红色紫癜、舌质红、舌苔黄、脉象数有力等。治以直折其盛，标本兼顾，使火灭血安，尿血自止。上方重用水牛角粉，并加山栀子、黄芩、白茅根等。

素体阴虚或急性期之后的病程中或病情反复发作、迁延难愈的患者，邪热伤阴，肾阴亏损，虚火妄动，灼伤络脉，络伤血溢。临床症见小便短赤带血、腰膝酸软、手足心热、盗汗、头晕耳鸣、颧红潮热、舌质红、少苔、脉象细数等。治以"壮水之主，以制阳光"，养阴清热，使阴复阳平，虚热去而血自宁。上方可去水牛角粉，加山茱萸、枸杞子、黄柏、五味子等药。如心烦失眠者，再加夜交藤、酸枣仁等养心安神。

二、恢复期

(一)气阴两虚型

素体气虚或病程较长,病久耗气、伤阴。症见尿血、少气乏力、汗多、手足心热、大便多稀、舌红质嫩、脉象沉细数等。治以气阴双补,扶助正气,以抗病邪。上方加黄芪、党参、泽泻、山茱萸等。

(二)脾不统血型

素体脾虚,脾不统血,肾失固摄,血不循常道而下走于溲。此型较为少见,临床可见久病尿血、面色少华、体倦乏力、腰膝酸困、纳呆便溏、舌体胖、脉象沉弱等症。治以健脾补肾,使气充血统,摄纳有权,尿血乃止。上方去滋阴清热之品,加党参、白术、茯苓、菟丝子等。

治疗这类疾病切记止血勿留瘀,应当贯穿始末。中医认为离经之血,留而为瘀,或久病入络,致使血脉瘀阻,血不循经,而致血尿反复发作,迁延难愈。现代医学认为本病为全身性小血管变态反应性炎症,其可导致凝血因素增多,如血小板聚集、释放,凝血酶及纤维蛋白增加,致血液黏滞度增高。因而,丁樱教授强调治疗时应寓止血于活血中,切忌止血留瘀,所以临床常用茜草、蒲黄、三七等活血止血药。在急性期,除非有明显的呕血或大便出血时,可短期以止血为主,在多数情况下应以活血为主,止血为辅,常用当归、丹参、藕节、大蓟、小蓟、白茅根等。病至后期,应以止血为主,但也不能一味收敛止血,也要兼顾活血,常用白及、茜草、三七、琥珀粉等,上方中的生蒲黄更换为炒蒲黄。

若患儿伴有尿路感染或高钙尿时,常加利尿通淋的金钱草、车前草、海金沙、滑石、石韦等,并配合西药抗感染。对于病情较重,蛋白尿较重,或血尿反复不消失者,早期配合中成药雷公藤多苷片治疗,可减少肾衰的发生。

【病案举例】 吴某,女性,11 岁,2003 年 2 月 10 日初诊。症见双下肢对称性少量皮肤紫癜、色黯红,手足心热、汗出较多、大便偏干,舌质黯红、舌苔薄黄,脉象数等。尿检:PRO(+)、BLD(+++)。镜检:RBC(++)/HP。肝、肾功能及血脂等均正常。患儿 4 个月前发病,以双下肢对称性皮肤紫癜首发,1 周后尿检异常,血尿伴轻度蛋白尿,肾活检诊断为轻度系膜增生性肾小球肾炎。免疫荧光显示:IgA(+++),IgG(+),IgM(-),C_3(+)。经几家医院抗感染,服用维生素 C、芦丁、中药等治疗效果差。辨证属阴虚内热兼血瘀证,治以养阴清热,活血化瘀。方药以知柏地黄汤(地黄、牡丹皮、知母、黄柏、山药、山萸肉、茯苓、丹皮、泽泻)加减,处方:丹参20 g,当归20 g,旱莲草15 g,生地黄10 g,牡丹皮10 g,知母10 g,黄柏10 g,生蒲黄10 g,虎杖10 g,五味子6 g,甘草6 g,三七3 g。10剂,水煎服,每日1剂。配服雷公藤多苷片10 mg,3次/天,口服。

二诊:皮肤紫癜消失,尿蛋白转阴,尿红细胞(+)/HP。再服上方15剂。

三诊:尿检转阴,继给成药血尿停颗粒,巩固治疗1个月。

现已停药2个月,尿检持续阴性。

你的"人参汤"——米汤

米粥上面浮有一层油状的黏稠物,称为"米油",中医认为,浮在上面的米油营养最为丰富。《本草纲目拾遗》记载,米油"能滋阴长力,肥五脏百窍",《随息居饮食谱》谓之"黑瘦者食之,百日即白肥。以其滋阴之功,胜于熟地,可代参汤"。又说"空腹服之,强精壮阳,可治男性精液稀薄、不育"。古代医家在救治身体极虚弱的患者时,常用参汤来大补元气,然而一些穷人家无钱买参,便用米汤来代替参汤服用,效果也非常不错。

老年人若常喝米汤,可补益肾精、益寿延年;产妇、慢性胃肠炎等各种慢性病患者常存在着不同程度的元气不足,宜常喝米汤来补益元气、增长力气,以促进身体的早日康复。用时,一般可单取米汤空腹饮用。中医认为食盐味咸,入肾经,饮用米汤时若加入少量食盐,可引"药"入肾,增强功效,滋肾壮阳,以治"男子不育"。以米汤喂婴儿可调理婴儿肠胃,米汤对成人的胃也有很好的保护作用,适合慢性胃炎、胃溃疡患者饮用。

我们煲中药汤,只喝汤,而弃掉药渣。可是我们吃米饭时却只吃米渣,而弃掉米汤,将米中的精华白白地浪费!现在上班的人不常在家吃饭,多在食堂和餐厅里解决一日三餐,如果整日吃"米渣",就白白丢掉了那么多"人参汤"!希望常在外解决一日三餐的朋友,不要再在使用沥米汤方法做饭的地方用餐。

王明如

狼疮性肾炎治验

王明如主任中医师(宁波市第一医院,邮编:315010)系浙江省名中医,宁波市著名中医肾病专家。王明如主任中医师行医40余年,学验俱丰,与西医肾病专家一起治疗肾病颇有心得。

狼疮性肾炎属中医"水肿"、"痹证"、"虚劳"、"阴阳毒"等范畴。中医学认为,其病机是由于禀赋不足,肝肾亏损,气阴两虚,湿热毒邪乘虚而入,热毒灼炽,津液耗伤,脏腑亏损,阴阳失调,气血失和,络脉瘀阻所致。狼疮性肾炎临床表现有肾炎综合征、肾病综合征、肾功能不全、氮质血症期等。中医充分发挥辨证施治的特点,将狼疮性肾炎主要分为热毒壅盛、肝肾阴虚、脾肾两虚及气阴两虚等型施治,并配合西药强的松和环磷酰胺,与西医密切配合,取长补短,及时解决患者痛苦,减轻了治疗过程中的不良反应,明显地缓解了患者的症状,提高了患者的生活质量,从而提高治疗效果。

一、热毒壅盛型

症状:发热面赤、咽喉疼痛、口干舌燥、便干尿赤、关节酸痛、舌质红绛、舌苔黄腻、脉象弦数等。

治疗:清热解毒。

处方:五味消毒饮(金银花、野菊花、蒲公英、紫花地丁、紫背天葵)加牡丹皮、玄参、天花粉、白花蛇舌草等。

加减:神昏谵语加安宫牛黄丸、紫雪丹等以清热解毒、镇痉开窍。

二、肝肾阴虚型

症状:头晕目眩、手足心热、夜间盗汗、腰背酸痛、耳鸣胁痛、口干舌燥、舌质红少津、脉象细数等。

治疗:滋养肝肾,清退虚热。

处方:知柏地黄汤(知母、黄柏、生地、山药、山茱萸、牡丹皮、泽泻、茯苓)加女贞子、旱莲草、玄参、龟甲等。

加减:如下肢浮肿者,加车前子、猪苓等,以利水渗湿;如关节酸痛、舌边有瘀斑者,加丹参、牛膝等,以活血化瘀;如头晕耳鸣重者,加菊花、僵蚕等,以平肝息风。

三、脾肾两虚型

症状:全身乏力、四肢不温、腰腿酸软、胃纳不佳、大便稀溏、舌质淡、舌体胖、脉象细软等。

治疗:健脾补肾。

处方:五味异功散(党参、白术、茯苓、甘草、陈皮)加黄芪、巴戟天、杜仲、仙茅、淫羊藿、丹参等。

加减:如见脾肾阳虚重者,用真武汤(芍药、生姜、白术、茯苓、附子)加减化裁,以温补脾肾。

四、气阴两虚型

症状:神疲乏力、手足心热、口干不欲饮、胃纳不佳、腰酸脱发、舌质偏红、舌苔薄白、脉象细弱等。

治疗:益气养阴。

处方:参芪地黄汤(党参、黄芪、生地、山药、茯苓、牡丹皮、泽泻、山茱萸)加太子参、白术、黄精、龟甲、女贞子、旱莲草、丹参、牛膝等。

加减:阴阳两虚者,用参芪地黄汤加巴戟天、淫羊藿、仙茅等。

现代药理研究证实,党参、黄芪、熟地、山药等补益药与五味异功散、参芪地黄汤等补益方剂均具有增强免疫功能、调节内分泌功能和促进物质代谢过程等功效;生地、知母、甘草等能减轻激素毒副作用,减轻外源性激素所造成的丘脑-垂体-肾上腺皮质的抑制作用,可以保护肾上腺皮质不致过度萎缩,减轻强的松的毒副作用;女贞子、枸杞子等能促进淋巴细胞的转化作用;淫羊藿、巴戟天等温补肾阳药有助于减轻机体对激素的依赖,防止症状反跳;党参、黄芪、枸杞子等对造血功能有促进作用,缓解环磷酰胺的骨髓抑制作用;金银花、白花蛇舌草等能刺激网状内皮细胞增生,增强细胞吞噬能力,增强肾上腺皮质作用,明显减少严重感染的发生;枸杞子等有增强非特异性免疫作用,可使狼疮活动受到明显抑制,保护肾功能,延长病人的生存期。

中医祛邪扶正的治疗方法,尤其是清热解毒药物,能提高机体体液免疫及细胞免疫功能,具有抗菌、抗病毒、抗内毒素、抗氧自由基等作用,降低致炎细胞因子,保护细胞器功能,维护细胞钙稳态功能。与上述扶正药配合,可使狼疮活动受到明显压抑。

西医治疗:强的松 $0.7 \text{ mg}/(\text{kg} \cdot \text{d})$,环磷酰胺针剂每次 $0.6 \sim 0.8 \text{ g}$(体重小于 60 kg 为 0.6 g,大于 60 kg 为 0.8 g),每 15 天一次,静脉滴注,连续 3 个月(计 6 次),以后每个月一次(计 3 次),累计剂量为 $6 \sim 8 \text{ g}$,平均 $< 150 \text{ mg/kg}$。若治疗时为肾功能不全或一般情况差,如有恶心等症状者,则起始时糖皮质激素可用相应剂量的甲基强的松龙或地塞米松冲击治疗,$3 \sim 5$ 天后再改为强的松片口服。

补益肾精用筑基饮

"筑基饮"善养五脏精气,以食养内,育精益气,精气得养,方能使元气升华。

【组成】胡桃 24 个,莲子 21 个,枸杞子 35 个,桑椹子 48 个。

【功效】胡桃,补肾而固精;莲子,养心而补脾;枸杞子,益精气而强筋骨;桑椹子,滋肝肾而健步履。胡桃、莲子、枸杞子、桑椹子之食味,入心、肺、肾、脾、肝五经,食物精微,得以滋养五脏之气,人之精气,方生相依相成之益。

【制法】将胡桃、莲子、枸杞子、桑椹子,共置于瓷罐或瓦锅之内,加水两茶杯,文火煎成一茶杯半。早、晚分 4 次饮用。

卢君健
辨治肾病综合征

　　著名肾病专家卢君健教授（苏州大学附属第一医院，邮编：215006）认为肾病综合征(NS)是由多种因素引起的，表现为水肿、大量蛋白尿、低蛋白血症、高胆固醇血症等共同特征，且常有高凝或高黏滞血症，后者中医称之为"瘀血证"。中医治疗以辨"证"为主，"证"则以症状或体征为辨治依据。肾病综合征的主要辨治依据是水肿、蛋白尿、瘀血证、低蛋白血症和高胆固醇症(作为辨治参考)，并根据中医理论将上述各证分别予以论述，建立了相应的治则、治法和方药。

一、水肿

　　体内水液潴留，泛滥肌肤，面、目、胸背、下肢甚至全身浮肿者称水肿。水肿与风寒湿有关，但与燥、火、暑也有一定关系，如《医宗金鉴》云："风水得之，内有水气，外感风邪；皮水得之，内有水气，皮受湿邪。"故肾病综合征水肿表现明显时，常因风邪外袭肌表，上扰咽喉，或由皮肤疮毒内侵，脏腑功能失调，诱发面浮肢肿，此均与热毒间接有关。水肿还与人体阴阳、气血、脏腑相关，尤以肺、脾、肾三脏密切相关。肺主气，气行则水行，肺为水之上源且通调水道，水液可通过肺之宣发肃降而使水液运行，如肺失宣降功能，则尿少水肿，故水肿有治肺之法。脾胃为后天之本，生化之源，且主运化，气血津液均赖胃纳脾运而输布全身，如因湿热伤脾、寒湿困脾等诸多原因，脾运失健而致运化受阻，清浊不分，水液妄行而致水湿泛滥全身发为水肿，故治水肿有健脾醒胃燥湿之法。肾为先天之本，又主水液，具有排泄废液、蒸化调节津液、主气化之功，如肾阳不足、气化受阻，则水液调节障碍而尿少水肿。阴阳平衡是人体自稳调节的基本，水属阴，火属阳，水肿多属阳虚，故曰"命门火衰"，既不能自制阴寒，又不能温养脾土，则阴不从阳而精化为水，故水肿之证，多属火衰也。火衰不能化水，水之入脾胃者，皆渗入血脉骨肉,血亦化水内发肿胀,周身泛肿。总之,在上述中医理论指导下,水肿的治法与六淫、阴阳、气血、脏腑均相关联,且诸因素之间又相互影响,孰轻孰重、何主何从,在辨证立法中均应据病情而异。除中医辨证治疗外,还应参照西医的分型,如肾病综合征Ⅰ型,无持续高血压、无贫血、无持续性肾衰竭,蛋白尿呈高度选择性,尿 FDP、C_3 正常,尿中红细胞较少。Ⅱ型则与Ⅰ型相反,且肾病表现不典型。由于肾病综合征病因不同,还应在辨证、辨病、辨型的基础上分别予以治疗。此外,在患肾病综合征时可有兼证、标证与合并症,这些兼证、标证或合并症会加重肾病综合征病情,宜一并治之,且应注意治法中药物组成的侧重点及主次。

1. 脾肾阳虚证

症状:显著水肿、形寒肢冷、面色㿠白、纳少神疲、舌质淡、舌体胖有齿痕等。

治则:温阳利水法。

方药:可选用真武汤、济生肾气丸、实脾饮、五苓散等加减。

可采用温肾利水法,药用附子、仙灵脾、茯苓、猪苓、泽泻、车前子、带皮槟榔、葫芦壳、牵牛子等。其中,泽泻、车前子、带皮槟榔、葫芦壳、牵牛子这 5 种中药含钾高,可引起钾排出时之渗透性利尿,但在Ⅱ型肾病综合征肾衰竭且血钾增高时不宜使用。猪苓、茯苓含钾不高可应用。

上述利尿法可加温肾行气益气诸药,提高气化功能,增强利尿作用,如在应用前述温肾药时加肉桂、仙茅、黄芪及少量枳壳、升麻、柴胡。经研究这些药物可增加肾有效血流量及肾小球滤过率。上述利尿产生时间为 10 小时左右,疗效较牢固,不易造成电解质紊乱,还可起到增加肾盂内和输尿管蠕动与松弛的双向作用。

2. 脾肾气虚证

症状:因肾病综合征者胃肠道黏膜水肿,可见面色萎黄、体倦乏力、食欲不振、浮肿轻度或不显著、纳呆、腹泻、负氮平衡、舌质淡、舌苔白、脉象弱等。如见舌苔厚腻、舌体胖有齿痕且中脘痞闷等者,为脾虚湿盛。

治则:益气健脾利尿,或利水或运湿法。可调理脾胃,改善消化道功能,阻断以上恶性循环。因脾阳不足易致水湿停运,且脾恶湿喜燥,故加行气及燥湿法可增强疗效。

方药:实脾饮、香砂六君子丸和防己黄芪汤等加减。

3. 肝肾阴虚证

多在肾病综合征经用糖皮质激素(简称激素)治疗,尤其是用大量激素后更显著,称为"西医药物性假性肝肾阴虚证"。

症状:面胖红略浮、唇干、头晕耳鸣、心烦口干、手足心热、腰痛腿酸,皮肤有紫纹且腹部及大腿内侧或臀部外侧显著,浮肿较轻、舌质红少津、无苔或少苔或薄黄苔等。

治则:宜滋补肝肾之阴,但不递减激素。若用此法无效或效果较差,则应递减激素,或略加温肾之品,以逐渐代替激素。

方药:杞菊地黄丸、大补阴丸、二至丸、地黄饮子等加减。可酌加小剂量肉桂、仙灵脾以增效。

如浮肿甚,而又有阴虚症状者,治以养阴嫌其滋腻,利水又恐伤阴,可本着"无阳则阴无以生,无阴则阳无以化"的理论,用阴中稍加助阳,利中兼顾阴分之法,以缓解矛盾。

方药:地黄饮子、六味地黄丸加猪苓散等加减。

二、蛋白尿

肾病综合征均可出现蛋白尿,传统中医辨证中无蛋白尿这一特征依据,是现代西医尿检所见。根据肾病出现的蛋白尿以白蛋白为主,白蛋白可理解为精微物质,属精气的范畴,故中医认为出现尿蛋白的病机为脾肾两虚,而以肾虚为主。《内经》有"肾合精,生于脾"之说。脾气虚弱,升运失职,统摄无权,肾气不足,精关不固,精气外泄等,均可导致尿蛋白经久不消。

治则:根据"虚则补之"、"脱者固之"、"散者收之"的法则,以健脾固肾敛精为原则。但固精收敛药有缩尿止溺作用,故肾病初起邪盛或水肿显著,或湿热壅盛、瘀血凝滞者宜慎用,以免恋邪毒滞之弊。

1. 治蛋白尿之组方

(1)自拟消蛋白方,组成为黄芪、茯苓、苡仁、山药、山萸肉、乌梅、玉米须。

(2)自拟芡实合剂,组成为芡实、白术、茯苓、怀山药、菟丝子、金樱子、黄精、百合、杜仲叶、党参。

(3)自拟固肾方,组成为益母草、小蓟、首乌、杜仲、细辛、覆盆子、补骨脂等。

偏于肾气虚者,用补肾丸等。

偏于脾气虚者,用六君子汤、保元汤等。

临证加减:如气虚甚者,加党参等;如阳虚者,加巴戟天、附片、菟丝子、仙灵脾等;如阴虚者,加生熟地、女贞子、旱莲草、怀山药、龟甲等;如夹湿热者,加用清热解毒利湿剂;如精气外泄者,加固肾摄精药;如久病入络者,加活血药。

2. 单味药

治疗蛋白尿药有黄芪、白茅根、石韦、生山药、茯苓、太子参、玉米须、鹿衔草、马鞭草、防己、苍术、白花蛇舌草、黄芩、黄柏、七叶一枝花、益母草、麻黄、葶苈子、大枣、甘草、厚朴、生地榆、蛇莓等。

具有免疫抑制作用或免疫活性作用的中药有土茯苓、半边莲、甘草、黄芩、仙灵脾等。

黄芪为最常用的药物,但在临床应用时,需注意以下几点:

(1)黄芪主要应用于以气虚为突出表现者,但对腹满、尿赤、舌苔黄等兼湿热者,用之多无效。

(2)用黄芪常助湿作满,可使二便不通、腹满肢浮,故宜加陈皮、枳壳等使之补而不滞,方可有效。

(3)应用剂量宜从小到大,且先用生黄芪而不用炙黄芪。

三、瘀血症

肾病综合征时常伴高凝血状态或高黏滞综合征,即中医所称瘀血症。肾病综合征用大量皮质激素治疗者,也多有瘀血现象。

症状:有皮肤血管纹、紫纹、青斑或瘀点,血尿或镜下血尿,舌质偏红紫、无苔、舌下瘀筋。即使无上述血瘀表现,而见面浮㿠白、血色素较正常高,且可伴经脉少津、血干等。

治则:以活血化瘀为主。因热毒之邪多致瘀,则加清热解毒法。

方药:

(1)益肾汤,药用当归、赤芍、川芎、红花、丹参、桃仁、益母草、银花、白茅根、板蓝根、紫花地丁等。

(2)桃红四物汤(桃仁、红花、当归、川芎、赤芍、生地)加减化裁。

(3)如肾功能减退,伴高血压、血尿等为肾病综合征Ⅱ型时,可加强活血化瘀及攻坚药物,如三棱、莪术、参三七、王不留行、炮山甲、乳香、没药等。

四、其他兼证

肾病综合征的兼证有湿热、血尿、风证等,包括内风、外风,尤其是Ⅱ型肾病综合征伴随肾性高血压,严重者可引起肝风内动。

1. 湿热

肾病综合征用激素和免疫抑制剂治疗时常易继发感染。

第一部分 名中医辨治肾病经验

症状:伴发热、口苦、口黏、胸闷纳差、舌质红、舌苔黄腻、脉滑数等。

治则:此时除本证用药外,可加清热利湿药,如湿热或热毒蕴结时,用清热解毒利湿法。

常用方药:蒲公英、荠菜花、白花蛇舌草、遍地香、见肿消、苡仁根、白茅根、竹节蚕豆花等。或用五味消毒饮、清瘟败毒饮加减。

2. 血尿

血尿之因不外以虚、热、瘀为主。虚为本,热为条件,瘀为血尿之结果。

治则:应调理脾肾以补虚,清热化瘀以逐邪,佐以活血化瘀。

常用药物:仙灵脾、黄芪、生甘草、紫珠草、车前草、参三七、生蒲黄、黄芩、鹿衔草、厚朴等。

加减:如有阴虚尿血久治不愈者,可用刘寄奴、生地、当归、琥珀、黑豆豉等。

3. 肾性高血压

多见于Ⅱ型肾病综合征、继发肾衰竭、氮质血症、尿毒症等。属中医学"眩晕"、"头痛"等范畴。并发高血压多因邪热久留,经脉阻滞,暗耗阴血,使阴阳失调,久病失治,加上饮食不节、调理失宜、用药不当、情志失调等,致肾阴亏损,水不涵木,木失所养,肝阳上亢,阳升火动,激动肝风而致。引起高血压的原因,既有肾本身因素,也有其他因素,即使为肾本身引起的高血压,各肾病综合征患者引起肾性高血压的肾脏病变也不相同,故应审证求因,从病因、病机、病变特征、证型特点等,综合制订治疗方案,勿长期固守一方一药诊治。如在肾病引起高血压的病变中,有肾血管病变(大、中、小、毛细血管)、肾实质性病变(包括肾内动脉炎引起的梗死,肾小管、小球间质病变、纤维化,感染,肾毒性药物,电解质紊乱)等,应仔细深入分析探索治之,大多见头痛、头昏、视力模糊、血压升高等。重病者气火升腾,迫血上涌,致剧烈头痛、气急烦躁、心悸、肢颤、神昏,为恶性高血压之候,可致危象、卒中、失语等症,或津液凝聚成痰或痰郁化热夹内风上扰,瘀阻经络。

(1)肝阳上亢型

症状:以头痛眩晕、烦躁失眠、面红等为主。

治则:宜平肝潜阳。

方药:选天麻钩藤饮加减。

加减:如肢体震颤者,加羚羊角、龙胆草等;如呕恶者,加藿香、竹茹等;如腹胀便结者,加玄明粉、大黄等;如神昏者,加至宝丹。

（2）肾精不足型

症状：以眩晕、耳鸣、神靡等为主。

治则：宜补肾填精。

方药：选六味地黄丸、左归丸加减。

加减：如舌质红、咽干者，加知母、黄柏等；如心烦失眠者，加酸枣仁、合欢皮等；如目干、视物模糊等，加枸杞子、何首乌等。

（3）痰浊上扰型

症状：以眩晕头晕、胸闷痰涎时吐等为主。

治则：宜燥湿化痰。

方药：选半夏白术天麻汤加减。

（4）气血两虚型

症状：以身倦无力、眩晕、肢麻等为主。

治则：宜益气养血。

方药：选黄芪桂枝五物汤加减。

（5）阴阳两虚型

症状：以面色㿠白、虚浮、耳鸣、倦卧、畏冷等为主。

治则：宜补肾温阳。

方药：选金匮肾气丸、右归丸加减。

（6）痰瘀阻络型

症状：以心悸、胸痛、面唇暗滞等为主。

治则：宜活血化瘀。

方药：选血府逐瘀汤加减。

其他具有降压功能的中药，如地龙、黄芩、女贞子、杜仲、莱菔子、葛根等，均可结合辨病、辨证参考应用。

盖肺固肾薏苓粥（经验方）

薏苡仁50 g，茯苓50 g，粳米250 g。3味加水同煮成粥，加适量精盐，每日1剂，日服两次。能补肺固肾、利水消肿，主治面目浮肿、下肢水肿等症。

第一部分　名中医辨治肾病经验

杨霓芝

辨证论治难治性肾病综合征

杨霓芝教授是我国著名的中西医结合肾脏病专家,现任广州中医药大学第二临床医学院(广东省中医院,邮编:510405)肾病中心主任、教授,中国中医药学会、中国中西医结合学会肾病专业委员会委员,广东省中医、中西医结合肾病专业委员会副主任委员。

肾病综合征是由多种病因和多种病理类型引起肾小球疾病中的一组临床综合征,典型临床表现为大量蛋白尿(每日≥3.0~3.5 g)、低蛋白血症(血浆白蛋白<30 g/L)、高脂血症和水肿。在肾病综合征中,约75%是由原发性肾小球疾病引起的;约25%是由继发性肾小球疾病引起。其中,难治性肾病综合征的发病率约占原发性肾病综合征的50%左右,治疗过程中出现以下任何一种情况者,即可诊断为难治性肾病综合征:①频繁复发(指半年内复发2次,1年内复发3次)或强的松依赖;②初治8周有反应,但复发再治无效应;③强的松初治8周无效应或仅有部分效应;④免疫抑制剂联合治疗无效。难治性肾病综合征由于存在低蛋白血症、高凝状态、脂质代谢紊乱、容易感染等因素,故病程长,复发率高。其病理类型分为局灶性节段性肾小球硬化、膜增殖性肾炎、膜性肾病、系膜增殖性肾炎、微小病变型肾病等。

杨霓芝教授认为,难治性肾病综合征以水肿为特征。属于中医学的"水肿"、"肾水"等范畴。其病因病机为:①风邪外袭、风寒外束或风热上受等,可致肺气失于宣畅。肺合皮毛,为水之上源,肺失宣畅,则水液不能敷布,于是流溢肌肤,发为水肿。②湿邪内侵及时令阴雨、居处湿地、涉水冒雨等,均能损伤脾胃运化水湿的功能,使脾胃不能升清降浊,水液泛于肌肤,而成水肿。③气滞血瘀,水湿内留,阻滞气机,或久病不愈,由气及血,均可伤及肾络,肾络不通,水道瘀塞,开合不利,可致水气停着,发为水肿。④劳倦内伤、劳伤或纵欲,均能耗气伤精,累及脾肾,致精血亏乏,水湿内生,发为水肿。

综上所述,水肿的发生是外因通过内因而起作用,外因有风、湿、热、毒、劳伤等;内因为肺、脾、肾脏腑亏虚。病机则主要是外因影响肺、脾、肾及三焦的气化功能,以肺、脾、肾功能失调为病变之本,但与肾的关系更为密切,以肾为本,以肺为标,以脾为治水之脏;以水湿、湿热、瘀血阻滞为病变之标,表现为本虚标实、虚中夹实之证;病程中易感外邪,也常因外感而加重病情。如果病情迁延,正气愈虚,邪气愈盛,日久则可发生中医所说的"癃闭"、"关格"等,即现代医学所说的肾衰、尿毒症等。杨霓芝教授认为:本病以肺、脾、肾气虚为主,气虚血行不畅导致瘀血,虚与瘀均贯穿于疾病的整个过程。

杨霓芝教授在治疗时强调攻补兼施,以益气活血为基本法,结合临床进行辨证施治,同时采用中西医结合的方法,减少了复发,提高了治愈率。

一、中医辨证施治

杨霓芝教授指出,肾病综合征的常见证候,表现为虚象的有气虚、阳虚等,表现为实象的有风水、湿热、瘀血等。掌握各证候的特征,是正确治疗的基础和关键。气虚证候的病位主要在肺肾;阳虚证候的病位重在脾肾;风水始于风邪外袭,其中风热证多于风寒证,也有始为风寒而后化热者;湿热证缘由湿热侵及,或由湿化热所致;瘀血阻滞证候由水肿日久,由气及血而致,也有离经之血酿成者。治疗上强调攻补兼施,以益气活血为基本法,方可选桃红四物汤加减。

1. 风水相搏

症状:起始眼睑浮肿,继则四肢、全身亦肿,皮色光泽,按之凹陷、易复发,伴有发热、咽痛、咳嗽,舌质黯红、舌苔薄白,脉象浮等。

治法:疏风清热,宣肺行水,兼以活血。

方剂:越婢加术汤合桃红四物汤加减。

处方:麻黄9g,生石膏30g(先煎),白术12g,浮萍15g,泽泻18g,茯苓15g,石韦15g,生姜皮10g,桃仁10g,红花5g。水煎服,每日1剂。

临证加减:如偏于风热者,加板蓝根18g,桔梗12g,以疏解风热;如偏于风寒者,加紫苏12g、桂枝9g,以发散风寒;如水肿明显者,加白茅根15g,车前子15g,以加强利水消肿。

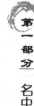

第一部分

名中医辨治肾病经验

2. 水湿浸渍

症状:下肢先肿,逐渐四肢浮肿,但下肢为甚、按之没指,伴有胸闷腹胀、身重困倦、纳少泛恶、小便短少,舌质黯红、舌苔白腻,脉象濡等。

治法:健脾化湿,通阳利水,活血化瘀。

方剂:五皮饮合桃红四物汤加减。

处方:桑白皮 15 g,陈皮 10 g,茯苓皮 18 g,生姜皮 10 g,白术 15 g,泽泻 15 g,猪苓 18 g,桂枝 6 g,益母草 15 g,桃仁 10 g,红花 5 g,当归 12 g。水煎服,每日 1 剂。

3. 湿热内蕴

症状:浮肿明显、肌肤绷急,腹大胀满,胸闷烦热,口苦口干,大便干结、小便短赤,舌质黯红、舌苔黄腻,脉象滑数等。

治法:清热利湿,活血消肿。

方剂:疏凿饮子合桃红四物汤加减。

处方:泽泻 15 g,茯苓皮 18 g,大腹皮 12 g,秦艽 12 g,车前草 15 g,石韦 15 g,白花蛇舌草 15 g,蒲公英 15 g,桃仁 10 g,红花 5 g,当归 10 g,炙甘草 10 g。水煎服,每日 1 剂。

临证加减:如伴血尿者,可加白茅根等以清热利湿、凉血止血。

4. 脾虚湿困

症状:面浮足肿,反复消长,劳累后或午后加重,腹胀纳少,面色萎黄,神疲乏力,尿少色清、大便或溏,舌质黯红、舌苔白滑,脉象细弱等。

治法:温阳利水,活血消肿。

方剂:实脾饮合桃红四物汤加减。

处方:黄芪 30 g,白术 15 g,茯苓 15 g,桂枝 6 g,大腹皮 12 g,广木香 12 g(后下),厚朴 12 g,益母草 15 g,泽泻 15 g,猪苓 18 g,桃仁 10 g,红花 5 g。水煎服,每日 1 剂。

临证加减:如蛋白尿多者,加桑螵蛸 15 g、金樱子 15 g,以固摄精气;如血清蛋白低,水肿不消者,加鹿角胶 10 g、菟丝子 12 g,以补肾填精、化气行水。

5. 阳虚水泛

症状:全身高度水肿,腹大胸满、卧则促甚,形寒神倦、面色㿠白,纳少,尿短赤,舌质淡暗、舌边有齿印、舌苔白,脉象沉细等。

治法:温肾助阳,化气行水,活血祛瘀。

方剂:阳和汤合桃红四物汤加减。

处方:麻黄 6 g,干姜 6 g,熟地黄 20 g,肉桂 3 g(另焗),白芥子 6 g,鹿角胶 12 g(另烊),甘草 6 g,黄芪 30 g,益母草 15 g,桃仁 10 g,红花 5 g。水煎服,每日 1 剂。

临证加减:若心悸、唇紫、脉结代者,甘草改为炙甘草 30 g。

二、中成药

无论何型难治性肾病综合征,均可配合口服通脉口服液,以益气活血。

湿热重者,可配合口服火把花根片,以清热利湿。

脾虚湿困者,可配合口服利湿散或健脾利湿冲剂,以健脾利湿。

肾病综合征伴下肢静脉血栓形成者,可配合川芎嗪注射液加低分子右旋糖酐静脉滴注,氦-氖低能激光血管内照射,或者配合静脉滴注川芎嗪、葛根素。川芎嗪有活血化瘀作用,达到抗血小板凝聚、扩张小动脉的目的。葛根素有抑制血小板凝聚、改变血流变的作用。川芎嗪参考剂量为 40~160 mg,葛根素参考剂量为 200~400 mg。剂量均根据病情而定。

三、西药治疗

1. 一般治疗

积极预防感染,如呼吸道、尿道感染等。患者应避免精神刺激和过度劳累,因精神刺激、过度劳累均可诱发或加重病情。

凡有严重水肿及高血压者,应给予低盐饮食(<3 g/d)。

肾功能正常者应给予高蛋白饮食[1~1.5 g/(kg·d)或 1 g/kg 加 24 小时蛋白丢失量]。

肾衰竭者,计算蛋白的摄入量并给予必需氨基酸治疗。

2. 糖皮质激素和细胞毒药物

消除尿蛋白是治疗的关键和难点,主张选择激素。坚持激素治疗的原则是:首先强的松用量要足,疗程要长,减量要缓,即成人每日 1 mg/kg,疗程要足 8 周,这是治疗的关键,其目的是延长病情缓解,减少复发;以后进入激素第二治疗阶段,每周减 5 mg,减量要慢,激素减到 0.4 mg/(kg·d)时,以此剂量维持 12 个月,总疗程强调 1.5 年左右,必要时可加用细胞毒药物。

3. 利尿剂

当中医治疗 1 周无效时,可适当加用利尿剂。血容量不足者,补充血容量前不宜使用强力利尿剂。

4. 抗生素

明确感染者,可根据药敏试验加用敏感抗生素,但要避免使用肾毒性药物。

5. 对症治疗

纠正水、电解质及酸碱失衡,降压、抗凝,必要时补充人体白蛋白,以提高血浆胶体渗透压等。

四、激素与中医药

对于激素无效者,则以中医中药为主,在辨证论治的基础上进行综合治疗,同时配合川芎嗪注射液加低分子右旋糖酐静脉滴注,氦-氖低能激光血管内照射等。

对于激素依赖型和常复发型,通过对激素治疗不同阶段进行分期辨证论治,可明显提高激素的疗效,并减轻或避免其副作用的产生,减少激素的依赖和病情的复发。

(1)激素首剂量期,机体相应出现阴虚的病理改变,治宜滋阴降火,清热解毒。

(2)激素减量期,机体相应出现气阴两虚证的病理改变,治宜益气养阴。

(3)激素维持量期,机体相应出现阳虚证的病理改变,治宜温肾助阳,祛浊分清。

(4)激素停用期,机体相应出现阴阳两虚证的病理改变,为防止复发,以阴阳并补为主。

杨霓芝教授认为在治疗难治性肾病综合征的过程中,针对大量蛋白尿、低蛋白血症常伴有高度水肿、高脂血症、高黏血症的特点,应从以下几个方面进行治疗。

(1)减少蛋白尿的排出。西医学认为,肾上腺糖皮质激素、免疫抑制剂、血管紧张素转换酶抑制剂以及非甾体类消炎药对减少肾病综合征尿蛋白有一定疗效。为此,在传统的辨证用药基础上,选用如下一些相应的中药确有一定疗效。

①具有激素样作用的中药,如:熟附子、肉桂、冬虫夏草、地黄、何首乌、杜仲、补骨脂、菟丝子、淫羊藿、肉苁蓉、枸杞子、仙茅、鹿茸、巴戟天、紫河车、秦艽等。

②具有免疫抑制作用的中药,如:熟地黄、天门冬、天花粉、北沙参、五味子、泽泻、黄芩、柴胡、夏枯草、山豆根、牡丹皮、红花、穿心莲等。

③具有血管紧张素转换酶抑制作用的中药,如:柴胡、赤芍、牛膝、土鳖虫、水蛭等。

④具有非甾体类消炎作用的中药,如:防己、细辛、羌活、桂枝、防风、柴胡、丹参、牡丹皮、芍药、益母草、毛冬青、三七、桃仁、红花、牛膝、秦艽、夏枯草、黄芪、党参、当归、麦门冬、女贞子等。

（2）提高血浆白蛋白。尿中丢失白蛋白是引起低蛋白血症的主要原因，但与肾小管分解白蛋白能力增加以及胃肠吸收能力下降也有一定的关系。因此，不但要减少尿蛋白的排出，也必须增加蛋白的来源，以此来纠正低蛋白血症。

①增加蛋白的摄入。对于肾功能正常的患者，应给予优质高蛋白饮食，如鸡蛋、瘦猪肉、鱼肉、牛奶等，每天蛋白质摄入量可达 $1 \sim 1.5 \ g/(kg \cdot d)$，必要时临时静脉补充血浆白蛋白。

②服用促进肝脏合成白蛋白的中药，如：三七、丹参、当归、牛膝、人参、党参、黄芪、灵芝、鹿茸、补骨脂、淫羊藿、肉苁蓉、五味子、枸杞子、白术、五加皮等。

③服用促进肝脏合成白蛋白的方剂，如补中益气汤、四君子汤、生脉散、当归补血汤等。

促进胃肠道对蛋白质的吸收。难治性肾病综合征患者常有胃肠道吸收功能障碍，主要从以下 3 个方面用药：用木香、砂仁等促进胃肠排空；用鸡内金、石斛、丁香等促进胃泌素、胃酸、胃蛋白酶分泌；用麦芽、谷芽、神曲、山楂等促进食物消化，以此促进胃肠道对蛋白质等的摄入。

（3）利水消肿。低蛋白血症，继发性水、钠潴留是引起水肿的重要因素。因此，除按上述方法积极提高血浆白蛋白外，还必须加强利尿，促进水、钠的排出，常用药物有：茯苓皮、猪苓、泽泻、车前草、玉米须、石韦、麻黄、浮萍、地肤子、白茅根、金钱草、葶苈子、白术等。

（4）降低血脂。由于低蛋白血症、肝脏合成低密度及极低密度脂蛋白增加等原因，难治性肾病综合征患者常合并高脂血症。

①降低血脂的常用中药有：何首乌、泽泻、丹参、女贞子、杜仲、桃仁、枸杞子等。

②降低血脂的常用中成药有：月见草油丸、丹田降脂丸等。

（5）抑制血栓形成。难治性肾病综合征患者由于肝内合成纤维蛋白原及第Ⅴ、第Ⅶ、第Ⅷ、第Ⅹ凝血因子增加，加之低蛋白、高脂血症致血液浓缩，血液黏稠度增加，故本病凝血及血栓形成倾向较为严重。

①抑制血栓形成的常用中药有：川芎、当归、赤芍、红花、益母草、丹参、毛冬青、水蛭、地龙等，均具抗凝血、抗血栓形成作用。

②根据难治性肾病综合征的证候特点，对其中属脾肾阳虚兼水湿、瘀血证者，予以温阳益气、利水活血法，采用清代王洪绪《外科证治全生集》中的名方阳和汤为主，制成

第一部分 名中医辨治肾病经验

加味阳和汤冲剂,对24小时蛋白尿、血清白蛋白、血胆固醇、甘油三酯等均具有明显改善作用,临床疗效肯定,总有效率达84.8%。

③深部静脉血栓形成是难治性肾病综合征的常见并发症之一,其形成与机体血液浓缩、高黏状态、抗凝因子缺乏和纤溶机制障碍等有关。杨霓芝教授采用益气活血为基本法,方用桃红四物汤加减,配合川芎嗪注射液加低分子右旋糖酐静脉点滴,氦-氖低能激光血管内照射,疗程4~6周,效果良好。

难治性肾病综合征患者常见低蛋白血症,抵抗力低下,或由于使用西药免疫抑制剂,病人抗感染能力低下,易致反复感染,使肾病复发迁延。防止感染的措施有:

①经常口服玉屏风散以益气固表,提高机体免疫能力。

②对伴有呼吸道感染、急性扁桃体炎时,宜于利水药中加用板蓝根、金银花、连翘、野菊花、夏枯草等清热解毒药,还可选用黄芩、鱼腥草、射干、百部、秦艽、厚朴、丁香、黄芪、天门冬等。

③泌尿道感染又以大肠杆菌最为常见,对大肠杆菌有抑制作用的中药有大黄、黄芩、黄连、金银花、夏枯草等苦寒清热药,还有非寒凉的厚朴、丁香以及有补益作用的当归、山萸肉、金樱子等。

④在使用抗生素时,注意避免使用一些对肾脏有损害的中药或西药。对肾脏有损害的抗菌西药有:庆大霉素、链霉素、卡那霉素、头孢霉素(第一、第二代)、利福平、新霉素、两性霉素等;对肾脏有损害的中药有:关木通、苍耳子、全蝎、山慈姑、雷公藤、昆明山海棠、腊梅根、安宫牛黄丸。

⑤难治性肾病综合征患者使用激素,在减量过程中若出现反跳现象,用温药代替无效且服温阳药咽痛增加时,应考虑与阴虚火旺有关,宜滋阴清利法,以大补阴丸为基础,常用药物有熟地黄、龟甲、知母、黄柏、玄参、升麻、夏枯草、白花蛇舌草、大蓟等。

孙继芬

孙氏三步治肾病综合征

孙继芬教授（山西中医学院，邮编：044000）从事中医工作 40 余年，对疑难杂症积累了丰富的临床经验。

一、病因病机探讨

肾病综合征属中医"水肿"等范畴。水肿是指体内水液潴留，泛溢于肌肤引起头面、眼睑、四肢、胸背及全身浮肿。严重者可伴胸水或腹水。中医认为，主水在肾，制水在脾，调水在肺，故水液的正常代谢主要与肺、脾、肾三脏关系密切。若肺气失宣，不能通调水道，下输膀胱，以致风遏水阻，风水相搏，流溢于肌肤，发为水肿；脾虚或脾为湿困，健运失司，不能升清降浊，以致水湿不得下行，泛溢于肌肤形成水肿；肾虚则开阖不利，不能化气行水，水液停聚，泛溢于肌肤形成水肿。肺、脾、肾三脏的功能相互联系，相互影响。《景岳全书·肿胀》云："凡水肿等症，乃肺脾肾三脏相干之病。盖水为至阴，故其本在肾；水化于气，故其标在肺；水惟畏土，故其制在脾。今肺虚则气不化精而化水；今脾虚土不制水而反克；肾虚则水无。"这段话说明了肺、肾二脏在本病发病中的相互关系，如肾水上泛，传入肺经，使肺气不降，失去通调水道功能，可使肾气更虚，水邪较盛；相反，肺经受邪，传入肾经时，亦能引起同样结果；同时也阐述了脾、肾二脏存在着相互制约为用的关系，若脾虚不能制水，水湿壅盛，必损其阳，故脾虚必导致肾阳也虚，肾阳衰微，不能温养脾土，则水湿不运，水肿更厉害。因此脾、肺、肾之间的关系，以肾为本，以肺为标，以脾为制水之脏，实为治疗水肿的关键所在。

二、诊治特点

孙继芬教授指出，治疗水肿的关键在于治脾，以健脾燥湿贯穿于始终。常实行三步疗法：

(1)用藿香正气散加大量黄芪。藿香正气散中藿香芳香化浊,解表散寒,兼能升清降浊,配以苏叶、白芷,助藿香外散风寒又能芳香化浊;半夏、陈皮燥湿和胃;白术、茯苓健脾化湿;厚朴、大腹皮行气化湿;桔梗宣肺利水;生姜、大枣调和脾胃。全方配伍,既燥湿健脾,又解表宣肺以行水。黄芪补气升阳,益气固表,利尿消肿,托毒生肌。现代药理研究证明,黄芪具有强壮作用,有恢复细胞活力、增加人体总蛋白和白蛋白、降低尿蛋白等作用。故治疗本病加用大量黄芪。

(2)以六君子汤加黄芪与六味地黄丸交替服用。六君子汤健脾益气,化痰燥湿,且燥湿又有防阴损之过。若有阴虚者加服六味地黄丸。

(3)山药黄芪粥,有健脾益气护胃的作用,可以巩固病情。

【病案举例】 姚某,女,8岁,于1999年3月15日初诊。患者以全身肿胀1周为主诉来诊。刻诊:见全身肿胀,按之没指,双下肢肿胀更重,小便短少,身体重而困倦,伴胸闷、气短、恶心、面色无华,舌苔白腻,脉象沉细。化验检查:尿蛋白(+++),血胆固醇:6.2 mmol/L,总蛋白48 g/L,白蛋白35 g/L,肌酐100 μmol/L,尿素氮58 mmol/L。血常规:WBC 8.0×10⁹/L,RBC 4.0×10¹²/L,Hb 11.2 g/L。追问病史,半个月前有"上呼吸道感染",患者怕服西药引起毒副作用,而求治于中医。西医诊断:肾病综合征。中医诊断:浮肿(脾虚湿困型)。处方:藿香10 g,白芷10 g,苏叶10 g,陈皮10 g,半夏10 g,茯苓10 g,桔梗10 g,甘草10 g,黄芪60 g。6剂,每日1剂,水煎服。

二诊(3月21日):浮肿明显减轻,食欲增加,胸闷、气短减轻。舌质淡,舌体胖大,舌苔白,脉象沉细。化验尿蛋白(++)。上方加黄芪至100 g,再加白术20 g。10剂,每日1剂,水煎服。

三诊(4月1日):患者浮肿消失,面色有华,见咽部感觉疼痛、口干、咽红,舌质淡、舌苔白,脉象浮数等症。化验:尿常规蛋白(+)。上方减白芷,加银花10 g,连翘10 g,玄参10 g。6剂,每日1剂,水煎服。

四诊(4月7日):患者精神、面色如正常人,舌质淡,舌苔白。尿常规化验:蛋白(-)。处方:党参15 g,白术15 g,茯苓15 g,甘草10 g,陈皮10 g,半夏10 g,黄芪100 g。15剂,因患者上学服药不方便,改中药为两日1剂,水煎服。

五诊(5月22日):患者觉口干欲饮,精神可,舌质红,舌苔白,脉象细数。查尿常规:蛋白(-),血胆固醇5.7 mmol/L,总蛋白68 g/L,白蛋白50 g/L。考虑为多用燥剂有伤阴之候,故改服六味地黄汤加味。连服10剂,每日1剂,水煎服。

药后舌、脉正常。患者不愿再服汤药,遂以黄芪100 g,山药50 g,粳米50 g熬粥服2个月。随访未见复发。

肾病食疗方一

(1)怀牛膝、川杜仲各20 g,甲鱼100 g,精盐、味精适量。先将怀牛膝、川杜仲洗干净,用水煎煮,煎好后去渣。将甲鱼去杂洗净,切成小块,放入药汁中,再加水适量,炖煮至肉熟,加入调味品即成。食肉喝汤。本方滋阴养血,补肝肾,强腰膝。

(2)杜仲20 g,猪腰1个。把猪腰去筋膜,漂洗干净后切成片,与杜仲一起同放入一盅盏内,加葱、姜、食盐、料酒等佐料,放炖锅内隔水炖熟。猪腰咸平,补肾育阴。猪腰炖杜仲,可补养肝肾、壮筋骨。

(3)杜仲叶10 g,天麻6 g,葛根15 g。加水武火煮沸,改文火煎20分钟,早、晚各服1次。可补肝肾、强筋骨、生津液、通经络、降血压。

(4)马鹿胎10 g,粳米50 g。将马鹿胎以酥油炙至黄脆,研成细末,与洗净的粳米一同放入锅内,加水适量,按常法煮粥,煮至米熟烂即可。可每天早晚佐餐温热服食。可益肾壮阳,补虚生精。

何世东

中医辨治顽固性原发性肾病综合征

何世东主任中医师（广东省东莞市中医院，邮编：523005）是国家中医药管理局第三批师带徒的指导老师，从事中医临床工作 30 余年，衷中参西，擅长肾病的治疗，尤其对顽固性原发性肾病综合征治疗积累了丰富的经验。

顽固性原发性肾病综合征是指原发性肾病综合征中有激素依赖史或用激素治疗有效，但减至一定量时出现蛋白尿，复发 3 次以上，病史 5 年以上者；或激素治疗无效，有激素禁忌证，病史 5 年以上者，是肾病治疗中颇为棘手的难题。中医文献中无"肾病综合征"之记载，根据临床症状，属于中医"水肿"、"腰痛"、"虚劳"等范畴。本虚标实是本病的病机，脾肾阳虚是本病之根本；湿浊（湿热）内蕴是病情难愈之主因；瘀血内阻是本病肾功能减退之关键；外邪（毒邪）侵袭是本病反复发作、病情加剧的常见诱因。临床上重在分期辨治。

一、水肿期治疗

此时主要矛盾在于消除水肿。水肿的主因是脾肾阳虚、水湿泛滥。但与湿热内蕴、瘀血内阻关系密切；有时与风邪侵袭有关。临床上互相错杂，治疗时要分清标本，并对症加入清热祛湿或活血祛瘀之品。

1. 脾肾阳虚，水湿泛滥

症状：见面色㿠白、形寒肢冷、全身浮肿、神疲尿少、腰膝酸软，若伴有胸水则气急促、难以平卧，伴腹水则腹胀、纳呆恶心，舌质淡白、舌苔滑腻，脉象沉细等。

治则：温补脾肾、利水消肿。

方剂：用真武汤合五皮饮加减化裁。

常用药物：熟附子、白术、茯苓皮、白芍药、生姜、大腹皮、五加皮、泽泻、桂枝、槟榔、陈皮等。

2. 脾虚水肿

症状:见四肢浮肿或全身水肿,少气乏力,神疲纳呆,面色萎黄,尿少,舌质淡、舌体胖有齿印、舌苔白腻,脉象沉缓乏力等。

治则:益气利水。

方剂:用防己黄芪汤合参苓白术散或五皮饮加减化裁。

常用药物:黄芪、白术、云茯苓、泽泻、薏苡仁、扁豆、砂仁、车前子、炙甘草、党参、大腹皮、五加皮等。

3. 风邪外袭

外邪(毒邪)侵袭,外感风寒或热毒侵袭于肺,肺失宣肃,致水肿加重。外邪(如湿邪)内扰于脾,则运化失职,致水肿加重。外邪(如寒邪)内及于肾,则主水功能失职,致水肿加重。肾藏精开合功能失调,则蛋白尿加重。

症状:水肿因外感而加重或复发,见恶风发热、鼻塞流涕、咳嗽或咽痛、痰黄、尿黄短、舌质淡红、脉象浮等。

治则:宣肺利尿或兼清热利咽。

方剂:用枇杷叶煎合五皮饮,或银翘散合麻黄连翘赤小豆汤加减化裁。

常用药物:麻黄、连翘、赤小豆、枇杷叶、淡豆豉、栀子、北杏仁、薏苡仁、银花、甘草、法半夏、滑石等。

二、非水肿期治疗

水肿消退后,多见面色无华、神疲乏力、腰膝酸软、头晕等症状,但大多数患者是反复应用大量激素,故表现为阴虚火旺、湿热内蕴、血瘀内阻之证,随着激素用量的减少,渐显气阴两亏之证,至激素停用后,表现阴阳两虚或脾肾阳虚,并常虚实错杂,在激素治疗的不同阶段有不同的表现,还常有湿浊(湿热)、血瘀等兼证。本阶段的重点是消除蛋白及预防复发。

1. 脾肾两虚

此型多为无激素治疗史或激素停用后患者。

在激素减至较少量时,往往出现阴阳两虚,此时患者在症状上可能以阴虚表现突出,但此病此时补脾肾之阳更为重要,千万不要被激素伤阴之象所迷惑。应着重阴中求阳,或直接补肾阳。

第一部分　名中医辨治肾病经验

症状:见面色㿠白、神疲乏力、腰膝酸软、舌质淡、舌苔白、脉象细弱等。

治则:益气补肾。

方剂:用右归丸,或左归丸加黄芪、参苓白术散合水陆二仙丹。

常用药物:熟地黄、山茱萸肉、怀山药、枸杞子、云茯苓、菟丝子、牛膝、黄芪、党参、女贞子、白术、杜仲、芡实、鹿角胶、巴戟、仙茅等。

2. 气阴两虚

此型多为激素已减量患者。

症状:见面色无华,少气乏力,口燥咽干,五心烦热,头晕目眩,多梦,尿黄,舌质红、少苔,脉象细弦数等。

治则:养阴益气固肾。

方剂:用六味地黄汤加二至丸、党参、黄芪等。

常用药物:熟地黄、山茱萸肉、怀山药、泽泻、丹皮、党参、黄芪、云茯苓、薏苡仁、女贞子、旱莲草等。

3. 阴虚火旺

此型多为应用大量激素后的患者。

症状:见症面红,失眠多梦,口干口苦,满月面,多毛,烦躁,盗汗等。

治则:滋阴降火。

方剂:用知柏八味丸加栀子、二至丸等。

常用药物:知母、黄柏、生地、丹皮、山茱萸肉、泽泻、怀山药、云茯苓、女贞子、旱莲草、益母草、元参等。待激素渐减后,清热之品渐减。

4. 湿浊内蕴

病机:脾肾阳虚,水湿内停,或饮食不节,或外感湿邪致湿浊;或用药失当(包括中西药),或久郁化热致湿热胶结,病变难愈。

治则:临床上可灵活加入祛湿热之品。

常用药物:白花蛇舌草、半边莲、薏苡仁、蒲公英、玉米须、白茅根、茵陈、土茯苓等。

5. 瘀血内阻

病机:湿浊内蕴,阻碍气机,气滞则血瘀,瘀阻经络,气血运化水液更为失常,则瘀血内阻。脾肾气虚,久病入络,瘀阻于肾,致肾开合、藏精之功能难复。

治则:临床加入活血化瘀之品。

常用药物:川芎、益母草、田七、丹参、全蝎、血竭、赤芍等。

【病案举例】 患者,男性,12 岁。1978 年出现全身浮肿,于广州某医院肾内科住院,诊断为原发性肾病综合征,应用皮质激素治疗,尿蛋白消失。当减药至强的松每天 10 mg 时,尿蛋白呈阳性(＋～＋＋),如是病程反复至 1983 年,仍大量蛋白尿,全身浮肿,而住院。症见:面色㿠白、形寒肢冷,全身浮肿、双下肢为甚,神疲、尿少、大便溏,胃纳尚可,舌质淡、舌苔白滑腻,脉象沉、以尺脉为甚。辨证:为脾肾阳虚,水湿泛滥。治以温补脾肾,利水消肿。药用:熟附子 8 g,白芍 12 g,白术 15 g,云茯苓 20 g,生姜 3 片,五加皮 15 g,大腹皮 15 g,黄芪 15 g,陈皮 4 g。并服强的松 1 mg/(kg·d)。

二诊:进 14 剂药后,水肿已消失,精神好转,大便正常,胃纳大增,舌质稍红、舌苔薄白。改用养阴益气固肾法。处方:熟地 18 g,山萸肉 12 g,怀山药 15 g,丹皮 8 g,泽泻 9 g,茯苓 20 g,黄芪 20 g,益母草 20 g。

三诊:共进 40 剂药,尿蛋白消失。加用环磷酰胺 50 mg,bid。嘱服用 45 天。

四诊:激素逐渐减量。仅见腰膝酸软、舌质淡红、舌苔薄白、脉象细等症。治以补肾益气法。处方:熟地 20 g,山萸肉 12 g,北黄芪 30 g,怀山药 15 g,云茯苓 12 g,菟丝子 12 g,泽泻 9 g,田七 5 g,沙苑子 12 g,杜仲 10 g,芡实 15 g,枸杞子 10 g。

激素用量逐渐减少,则补肾阳、益气之中药即随之增加,经 2 年治疗,完全停用激素,尿蛋白一直阴性。善后处方:熟地 15 g,鹿角胶 8 g,仙茅 8 g,巴戟天 12 g,杜仲 10 g,沙苑子 12 g,枸杞子 10 g,北黄芪 18 g,白术 12 g,田七 5 g,淫羊藿 8 g。一直服用 3 个月。此后患者痊愈,无再发作,并于 1998 年结婚,生一健康女婴。

肾病食疗方二

(1)鲤鱼 1 条,商陆、赤小豆各 12 g,填入鱼腹中,不加盐,水煮至肉烂熟,饮汤,隔日 1 次,共服 3～4 剂,小便利即可。用于营养不良性水肿。

(2)鲢鱼 500 g,赤小豆 30 g,不加盐,清水煮食。用于低蛋白性水肿。

(3)大黑鱼去肠杂留鳞洗净,加冬瓜等量,再加少许葱白、大蒜同煮,不加盐,吃鱼喝汤,每日 1 剂,连吃 3～7 天。用于肾病性、心脏病性水肿,妊娠水肿,营养不良性水肿。

付予君等

分型论治肾病综合征

付予君、杜英汉等医师（平顶山市第一人民医院，邮编：467000）根据肾病综合征的临床表现、疗程及转归认为该病属于中医学"水肿"等范畴。内可因脾、肾二脏阳虚、气虚、功能不足，外可因风寒湿邪侵袭而诱发。如《诸病源候论》云："水病者由脾肾俱虚故也。肾虚不能宣通气，脾病不能制水，故水气盈溢，渗透皮肤，流遍四肢，所以通身肿也。"说明了脾肾功能失健是肾病综合征重要的内在因素。运用温补脾肾、利水消肿、补中益气、清热利湿、解毒等法，治疗本病，效果良好。

由于本病的病因较复杂，临床表现多不一致，付予君等总结其症状的共同性，归纳为下列3型，且各病程中常可互相转化或兼见。

一、阳虚型

脾肾阳虚，水湿泛滥。

症状：见面色苍白，周身浮肿，腰膝酸软，畏寒肢冷，小便短少，食少纳差，大便溏薄，舌体胖大边有齿痕、舌苔薄白，脉象沉细等。

治法：温补脾肾，利水消肿。

基本方：白术15 g，泽泻18 g，赤芍12 g，熟附子（先煎）15 g，车前子（包煎）30 g，桂枝10 g。水煎服，小儿量酌减。

二、气虚型

此型为中气不足，脾失健运。

症状：见肢体浮肿不甚，小便不利，面色萎黄，神疲，气短懒言，饮食减少，舌质淡、舌苔薄白，脉象沉弱等。

治法：补中益气。

基本方:黄芪 30 g,党参 30 g,白术 20 g,柴胡 10 g,升麻 6 g,茯苓皮 18 g,泽泻 15 g,陈皮 10 g,当归 15 g,甘草 10 g。水煎服。

临证加减:若尿量增多,水肿退而不尽,血清蛋白甚低时,可加用鹿角胶、龟甲胶之类;尿蛋白过多时,可加用金樱子、桑螵蛸、菟丝子等药。

三、湿热型

症状:见遍身水肿,胸痛痞闷,烦热,咽痛,小便短涩,大便干结,或有皮肤化脓性感染,舌苔黄腻,脉象沉数等。

治法:清热,利湿,解毒。

基本方:猪苓 18 g,茯苓 30 g,泽泻 15 g,阿胶(烊化)10 g,滑石 18 g,大腹皮 18 g,黄柏 15 g。水煎服。

临证加减:若见发热、咳嗽者,可加用连翘、桑白皮等;如热毒盛者,加板蓝根 40 g;如小便短涩甚者,可加用石韦、木通等;如有血尿者,可加大蓟、小蓟、墨旱莲等以凉血止血。

临床选 50 例患者,均由肾内科确诊,西药治疗效果不佳而转中医科治疗。50 例中,男 35 例,女 15 例;8~15 岁 32 例,16~32 岁 18 例;疗程最短 3 个月,最长 6 个月。经以上方法辨证施治后,尿蛋白均已消失,血清蛋白及胆固醇趋于正常范围。并根据不同证型,服用六味地黄丸、金匮肾气丸、健脾丸等以善其后,随访半年,未复发。

【病案举例】 刘某,男,28 岁。因肾病综合征屡治未愈,现出现全身浮肿,逐渐加重而住院治疗。经用激素等药(具体用药不详)两月余仍未见效,患者要求改用中药。见病人面色及全身苍白、高度水肿、腹部膨隆、腹水征(++)、胸腔大量积液、呼吸困难、不能平卧、恶心纳差、尿量少、怯寒肢冷、舌质淡、舌苔薄白、脉象细弱等。检查:血浆总蛋白 35%,尿蛋白(+++),红细胞(+)。

中医辨证:属于脾肾阳虚,水湿内停。

治法:益气健脾,温肾填精,通阳利水。

处方:党参 20 g,黄芪 30 g,白术 25 g,防己 15 g,山茱萸 15 g,熟附子(先煎)25 g,茯苓 15 g,泽泻 20 g,桂枝 10 g,车前子(包煎)30 g,赤芍 30 g,葶苈子 25 g。

二诊:上方加减服药 2 周,水肿明显消退,胸腹水减半,食欲渐增,畏寒怯冷消退,舌质转红润,舌苔白,脉象仍沉。尿检:蛋白(++),尿中红细胞消失,血浆总蛋白 51%。原方去车前子、葶苈子,加茺蔚子 25 g,桑螵蛸 15 g,金樱子 15 g。

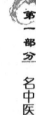

第一部分 名中医辨治肾病经验

三诊:续服 20 剂后,水肿基本消除,食欲可,精神佳,脉象和缓。尿检蛋白(一)。病告痊愈,原方加减续服,以巩固疗效。

【按语】 本案为中医学"水肿"范畴的脾肾阳虚、水湿泛滥型,故施治之法,重在益气补脾,温肾扶阳。温补脾肾之药具有提高血浆蛋白、增加血容量的作用,且对肾小球上皮细胞及基底膜的渗透亦有改善作用,因之而痊愈。

肾病药粥二则

(1)韭菜粥

原料:鲜韭菜 30～60 g(或韭菜籽 5～10 g),粳米 100 g,食盐少许。

制法:先将韭菜洗净后切成细丝(或将韭菜籽研为细末),再将粳米洗净加水煮沸后,再放韭菜丝(或韭菜籽)和少许食盐,继续炖煮成稀粥,即可食用。

功效:韭味具有温肾散寒,补虚壮阳的作用。

(2)山药莲子粥

原料:怀山药 30～60 g,莲子 10 g,粳米 100 g。

制法:先把怀山药洗净切碎,放沙锅内加适量清水煎取汁液,去渣取汁与洗净的莲子、粳米同煮成稀粥,熟后服用。

功效:莲子有养心安神、益肾固精、补脾止泻的功效,配以山药、粳米以滋阴补肾。

辛国栋等
健脾益肾、解毒化瘀治肾病综合征

辛国栋、赵丽君、王芳等医师（宁夏回族自治区第二人民医院，邮编：756000）采用健脾益肾、解毒化瘀法治疗肾病综合征，疗效满意。

《景岳全书·肿胀》说："凡水肿等证，乃脾肺肾三脏相干之病，盖水为至阴，故其本在肾；水化于气，故其标在肺；水惟畏土，故其制在脾。""脾阳根于肾阳"。即肾阳不足，不能温煦脾阳，脾阳久虚，进而损及肾阳，导致脾肾阳虚，出现水肿。故肾病综合征的病理表现为阳气衰微，气化障碍，水液泛溢等脾肾两虚证。临床上往往表现虚实夹杂、正虚邪恋现象。

肾病综合征的治疗，西医主要采用肾上腺皮质激素及联合应用免疫抑制剂，其副作用较多，尤其服用疗程长，病人难以耐受。中医治疗注重整体平衡，健脾益肾，伍以清热解毒利湿、活血化瘀等法。清热解毒和活血化瘀药合用，有助于改善肾脏的血液循环，并促进肾脏病变的修复和纤维蛋白的吸收。

健脾益肾、解毒化瘀法治疗，不服用任何激素及细胞毒药物。药物选用：茯苓30 g，丹参30 g，黄芪30 g，蒲公英15 g，赤芍15 g，龙骨15 g，牡蛎15 g，仙灵脾15 g，当归12 g，桂枝10 g，白术10 g，仙茅10 g，党参10 g，黄柏9 g，桃仁9 g，红花9 g，甘草6 g。水煎服，每日1剂，分早、晚2次口服。1个疗程为30天，1个疗程无效者停用。

方中茯苓健脾渗湿利水为君药，桂枝辛温通阳化气行水为臣药，两药合用，一温一利，确有温化渗利之效；白术健脾燥湿，甘草和中益气，调和诸药，两药合用又能补土制水；仙茅、仙灵脾温补肾阳，佐茯苓补土而利水；龙骨、牡蛎镇潜摄钠，健脾涩精，降低蛋白尿；党参、黄芪补中益气；当归、赤芍、桃仁、红花活血化瘀以利水；丹参活血养血；蒲公英、黄柏清热解毒。现代药理学研究：茯苓、白术有利尿作用；甘草有肾上腺皮质激素样作用;桂枝具有强心利尿作用;当归、赤芍对血小板聚集有显著的拮抗作用;丹参可改善微循环,抑制凝血,促进纤溶,降低血黏度,改善肾脏血流;黄芪能增加肾血流量,扩张血管,降低血压及清除尿蛋白。诸药合用,临床复发率低,有效率高,显示了中药治疗本病的优越性。

临床再根据患者的具体症状加减化裁:如尿中有红细胞者,加白茅根 30 g,仙鹤草 30 g 等;如伴胸水者,加葶苈子 15 g 等;如伴腹水者,加大腹皮 30 g 等;如伴恶心呕吐者,加厚朴 10 g,大黄 10 g 等。

临床选择 35 例患者,其中男 20 例,女 15 例;年龄 15～65 岁,平均 22.6 岁;病程最短 1 周,最长者达 3 年。均符合 1992 年安徽全国原发性肾小球疾病诊断标准专题座谈会修订的肾病综合征诊断标准,全部病例表现三高一低。三高是大量蛋白尿(>3.5 g/24 h),高脂血症,明显水肿,甚至有浆膜腔积液。一低即低蛋白血症(血清蛋白<30 g/L)。

一个疗效 30 天后判定疗效,结果:显效 30 例,占 85.7%,即治疗后临床症状消失,尿常规正常,24 小时尿蛋白测定<0.4 g,血浆蛋白、血脂、肾功能及血压正常;有效 3 例,占 8.6%,即临床症状消失,尿蛋白定性好转,但仍在微量至(+)水平,24 小时尿蛋白定量<1.5 g,血浆蛋白、血脂均正常或接近正常;无效 2 例,占 5.7%,即临床症状无改善或加重,尿蛋白下降,血浆蛋白、血脂、肾功能无变化。总有效率达 94.3%。

肾病综合征食疗方一则

千金鲤鱼汤:活鲤鱼 1 尾(500 g),砂仁 5 g。收拾好鲤鱼后,放砂仁,加生姜、葱白少许,放入鱼腹中,不加盐,清蒸。熟后,食肉喝汤。

功效:健脾消肿。

用于肾病综合征,低蛋白血症,脾虚者。

李雅琴

老年原发性肾综中西医结合治疗

李雅琴医师（浙江省象山县中医院，邮编：315700）采用中西医结合治疗的方法，以小剂量激素、小剂量雷公藤多苷与健脾补肾中药合用，减少了激素不良反应，治疗老年原发性肾病综合征，取得了很好的疗效。

老年原发性肾病综合征，因其病理类型大多以膜性肾病、系膜增生性肾炎、局灶节段性肾小球硬化为主，对激素敏感性低，复发率高，又加上高年之体，脏腑功能衰退，脾肾两亏，机体免疫功能下降，故临床疗效较差。临床观察证实，西药小剂量激素、小剂量雷公藤多苷与健脾补肾中药合用，临床疗效优于单纯大剂量激素，且不良反应轻微，又不易复发，是治疗老年原发性肾病综合征较为理想的方法。

李雅琴医师自拟健脾补肾中药方，全方共奏健脾补肾、补气益血、活血化瘀、利水消肿之功。组成：生地 20 g，山药 30 g，山萸肉 10 g，菟丝子 15 g，芡实 10 g，金樱子 10 g，黄芪 30 g，太子参 30 g，炒白术 15 g，茯苓 30 g，薏苡仁 30 g，车前子（包煎）20 g，玉米须 30 g，丹参 30 g，六月雪 30 g，当归 10 g。

据药理研究证实，服用健脾补肾中药可调节免疫紊乱，提高机体免疫功能，故疗效显著。方中生地、山药、山萸肉、菟丝子、芡实、金樱子补肾固摄；太子参、白术、茯苓、车前子、薏苡仁、玉米须、黄芪健脾渗湿，利水消肿，消退蛋白尿；丹参、六月雪活血化瘀，改善高凝状态，增加肾血流量；当归、黄芪补气益血。健脾补肾和补气益血药物合用，能促进肾上腺皮质功能，减少激素撤药之反跳现象。

临证加减：如偏阳虚者，加仙灵脾 10 g，附子 10 g；如偏阴虚者，加女贞子 20 g，知母 10 g、黄柏 10 g。

临床选择 48 例病人，诊断标准为：①大量蛋白尿（＞3.5 g/24h）；②低蛋白血症（白蛋白≤30 g/L）；③明显水肿；④高脂血症；⑤排除继发性肾病综合征。其中①、②、⑤项为必备。

48 例老年患者均为住院及门诊治疗，随机分为中西医结合治疗组（治疗组）和西医治疗组（对照组）。治疗组 25 例，其中男性 15 例，女性 10 例；年龄 60～75 岁，平均年龄 68 岁；病程 2 周至 18 个月；有 7 例作过肾活检，其中膜性肾病 3 例，系膜增生性肾炎 2 例，局灶性肾小球硬化 2 例。对照组 23 例，其中男性 14 例，女性 9 例；年龄 60～76 岁，平均年龄 67 岁；病程 2 周至 16 个月；有 7 例作过肾活检，其中膜性肾病 2 例，系膜增生性肾炎 2 例，局灶性肾小球硬化 2 例，膜增生性肾炎 1 例。两组在临床表现、病理类型方面均相似，具有可比性（$P＞0.05$）。

治疗组：①强的松每日 30 mg 起始，晨起顿服，服用 8 周后，每 4 周减 5 mg，至 10～15 mg/d 时服 3～5 个月，再逐渐减量至 5 mg，维持量服 6 个月至 1 年。②小剂量雷公藤多苷片每次 10 mg，每日 3 次，服 3 个月后减至每次 10 mg，每日 2 次，续服半年后减至 10 mg，每日 1 次，维持量服 3～6 个月。③同时服用肾病方。

对照组：①激素按常规标准方案使用。②雷公藤多苷片服法与治疗组相同。

两组在治疗期间均同时服用胃黏膜保护剂、钙片。若有感染时，用抗感染药。若浮肿较剧时，加利尿剂。两组疗效采用 χ^2 检验，进行显著性疗效评定分析。

疗效评定标准：参照中国人民解放军总后勤部卫生部编《临床疾病诊断依据治愈好转标准》第 2 版。完全缓解：尿蛋白阴性，尿蛋白定量＜0.2 g/24 h，血清白蛋白水平正常；部分缓解：3 次以上测定尿蛋白定量＜2.0 g/24 h，血清白蛋白水平有改善；无效：尿蛋白和血清白蛋白水平无改善；复发：缓解后又出现肾病综合征表现。

两组疗效比较：治疗组 25 例中，完全缓解 21 例（84.0％），部分缓解 4 例，尿蛋白均在 0.5～2 g/24 h。对照组 23 例中，完全缓解 12 例（52.17％），部分缓解 6 例，无效 5 例。两组完全缓解率比较（$\chi^2＝5.65$）有显著性差异（$P＜0.05$）。

两组复发率比较：随访 1～2 年，对照组在完全缓解的 12 例中有 7 例复发，复发率为 58.23％；治疗组在完全缓解的 21 例中，复发 3 例，复发率为 14.29％。治疗组复发率（$\chi^2＝5.08$）明显低于对照组（$P＜0.05$）。

补肾耐老药酒二则

(1)枸杞酒

原料:枸杞子1 200 g,高粱酒1 200 g,生地黄1 800 g。

制法及服法:农历十月采摘红熟的鲜枸杞子(亦可用干品),把枸杞放入高粱酒中,瓷瓶内浸泡三至七日后,再添加用鲜生地榨取的汁液三立升(约1 800 g)。在立冬前将上述过程做好,密封存放至次年立春前开瓶空腹时暖饮1盅(约30 g左右)。

功效:枸杞子可滋补肝肾,益精明目;配以生地黄泡酒饮之能使白发变黑,还能耐老轻身。

禁忌:忌与葱、蒜同吃,忌于立春后开瓶饮用。

(2)女贞子酒

原料:女贞子(干品)250 g,米酒500 ml。

制法及服法:将女贞子洗净后泡入米酒中,装瓷瓶中密封浸泡1个月后启封饮用。每日可饮服1~2次,按各人酒量酌饮。

功效:女贞子,甘凉,入肝肾经,补肾益肝,乌发明目;常饮此酒能够补肝肾,黑发黑须,并能治疗神经衰弱。

第一部分 名中医辨治肾病经验

刘晓鹰等

分阶段辨治小儿肾病综合征

刘晓鹰、倪珠英、龚红卫等医师（湖北中医学院附属医院，邮编：430061）采用中西医结合方法，强调中医分阶段辨证施治小儿肾病综合征。

中医分阶段施治，就是根据激素治疗与疾病发展的不同阶段，审度正虚与邪实之偏胜，阴阳之消长，标本之缓急，采用以解决主要矛盾为目的的阶段性治疗措施，旨在使机体恢复阴平阳秘、精神乃治的正常状态，达到治愈疾病之目的。许多研究提示，肾病反复发作，可导致组织学病变的恶化。因此，减少反复或复发是改善预后的主要方法之一。除上述治疗外，强调对每一位肾病患儿坚持长期随访，防微杜渐，有的肾病患儿从发病直至停药后7年一直坚持随访。通过对尿常规、血浆蛋白、血脂、免疫功能、肾功能等指标的监测，以及早发现细微的病情变化，在未复发之际，及时予以治疗，如降脂、免疫调整等，以防止病发。即使已反复，也因能早发现，在肾功能未严重受损的情况下，及时采取正确有力的治疗措施，病情易于控制。曾有位患儿，停用激素及中药已7.5年，后3年失访，无原因肾病复发，但肾功能基本正常，经上述方案治疗，病情很快得以控制，随访至今无反复。

一、使用足量激素期（水肿严重阶段）

此时需足量激素以诱导缓解，而患儿风热湿毒等实邪正盛，加之大量激素治疗，常常阻碍气机，导致水湿难消、水肿加重，故应大剂中药祛邪以减轻症状，调整内环境，为激素最大限度地发挥治疗作用创造条件，从而提高机体对激素的正效应。采用内服、灌肠、外敷等多种方法，辨证施治。内服者常用如下治法。

1. 利水消肿（即洁净府法）

用淡渗利水之品，使水湿从水道而出，以利水消肿。

方剂：常选五苓散等。

常用药物：连皮茯苓、猪苓、泽泻、车前草、防己、葫芦瓢等。

2. 祛风宣肺(即开鬼门法)

通过祛除犯肺之风邪以宣肺解肌，发汗，通调水道，而达到利水之目的。

方剂：常选越婢汤等方剂。

常用药物：麻黄、杏仁、连翘、射干、桔梗、柴胡、苏叶、荆芥等。

3. 清热解毒

用于消除肌肤之疮毒、内蕴之湿毒，阻止其循经入里传肾。

方剂：常选五味消毒饮等。

常用药物：金银花、连翘、赤小豆、蒲公英、野菊花、贯众、白花蛇舌草等。

4. 活血化瘀

用以祛除有形或无形之瘀血，使脉道通畅，气机条达，水去更速。《金匮要略·水气病脉证并治》指出："血不止，则为水……"《血证论·阴阳水火气血论》中说："水火气血，固是对子，然亦互相联系。故水病则累血……瘀血化水，亦发水肿。"由于津血同源，水能病血，血也能病水，这是水肿时应用活血化瘀法的理论依据。现代研究证实，肾病时的高凝状态、高黏滞血症、纤维蛋白在肾小球内沉积、毛细血管内血小板聚集、肾静脉血栓形成等病理改变，正是中医"瘀血"证的内涵。瘀血不仅存在于肾病水肿期，且于临床任何阶段与多种病机同在。如精不化气而化水，水停则气阻，气滞则血瘀，阳气衰虚，无力推动血脉运行，血流瘀阻；或气不摄血，血从下溢，离经之血，留而不去；或脾肾阳虚，无以温煦，日久寒凝血滞均可致血瘀；病久不愈，深而入络，致脉络瘀阻；阴虚火旺，灼伤血络，血溢脉外而成瘀等。由于瘀证可从"四诊"中发现，更可在血液流变学、血脂、血小板计数、纤维蛋白原等检查中得到"瘀血"的微观指标，因此须将宏观辨证与微观辨证相结合，选择益母草、当归、泽兰、丹参、川芎、红花、桃仁、地龙、水蛭、赤芍、三七、当归等中药以及藻酸双脂钠、肝素等活血化瘀药，辨证地运用于临床肾病的各个阶段。不仅可促进水肿、血尿、蛋白尿的消退，更能提高激素敏感性，使难治性肾病得到缓解。

二、激素足量后期及维持缓解期

此时多数患者尿长肿消，尿蛋白减少或转阴，但实邪未尽。

症状：常见咽红，纳差，舌苔腻等症。

治则:宜调理阴阳,补偏救弊。

方药:在祛邪基础上,佐以益气健脾之品,如白术、山药、黄芪等,以巩固疗效,防止水复。

部分患儿病情有所缓解,但水肿未尽,尿蛋白阴转缓慢,血浆蛋白不升或上升不理想,显示对激素低敏感。

症状:可见夜尿多而水肿难消,以下半身肿甚,按之没指,乏力懒言、舌质淡等阳虚之象。

治则:宜补肾阳,提高激素敏感性。

方药:常用肾气丸加减。但临床较少用"附子",而多选用仙灵脾、巴戟天等,后者温补肾阳,却无前者燥热耗阴之弊,只有在冬季或用上药疗效欠佳时,方考虑用制附片,一般用量为 3～6 g。

本期因激素足量应用,呈现新的阴阳失衡。

症状:多见面红口干,兴奋多语,头晕或痛,烦热盗汗,血压高,满月脸等阴虚火旺症状。少数患儿症状严重而因此放弃激素疗法。

治则:当滋阴平肝,泻火纠偏。

方药:用知柏地黄丸加减,以减轻激素副作用,使机体恢复阴阳平衡。

三、激素维持量(强的松每日 0.5 mg/kg)及停药期

本阶段多数患儿病情稳定,少有症状,仅少数患儿因大量外源性激素对下丘脑-垂体-肾上腺皮质轴的长期反馈性抑制,致使肾上腺皮质处于抑制性萎缩状态,皮质醇分泌减少甚至停止,一旦激素减少或停用,极易引起肾病复发。经大量临床观察,即使病情控制十分理想,停药后,仍以此法治疗,确能减少肾病复发。

症状:此时可见患儿易感外邪,面色苍白,乏力怕冷,纳差,舌质淡等脾肾阳亏、气虚之证;或虽有虚热之面红舌赤,但见食欲大减、少气懒言、易感冒等阴阳两虚表现。

治则:当扶正为主,宜补益脾肾,佐以祛邪,以防邪侵病复。

方药:常用黄芪、党参、白术、薏苡仁、熟地、山茱萸、山药、泽泻、丹皮、茯苓、肉苁蓉、仙灵脾、益母草等。

肾病综合征的中医治疗,是一个漫长的过程,在分阶段施治的同时,强调注意以下几点,以确保疗效。

(1)补虚勿忘逐邪。本病虽以正虚为本,但外邪入侵,湿热留连,无时不在,必须引

起高度重视。在治疗过程中,一旦兼有外感,需短期内以祛邪为主或攻补兼施,务求尽快彻底治疗。尤其在疾病因感邪而反复时,稍有祛邪不力,则肾病复发,功亏一篑,当慎之。

(2)补虚勿碍脾胃。小儿脾常不足,胃多虚弱,滋阴、温阳之剂易伤胃碍脾。故处方中应注意平补阴阳,少用滋腻温燥之品。可常予健脾和胃药,既有利于药物吸收,发挥药效,又致胃强脾健,外邪难入,病易祛,不易复发。

(3)活血化瘀贯三期(已如上述)。

刘晓鹰等医师分阶段辨治小儿肾病综合征 213 例,其中单纯型肾病 71 例,肾炎型肾病 115 例,27 例符合乙型肝炎病毒相关肾炎的临床诊断。结果:近期(8 周内)痊愈(浮肿及全身症状消失,24 小时尿蛋白定量<0.1~0.15 g)198 例,对激素足量治疗 8 周敏感;好转(浮肿及全身症状消失,24 小时尿蛋白定量>0.1~0.15 g)15 例。有效率 100%。远期随访:71 例经 1~11 年随访观察,48 例临床痊愈(停药达 3~8 年),22 例完全缓解,1 例部分缓解,总缓解率为 99.54%。17 例复发,复发率由治疗前的 61.97%(132/213),下降到 23.94%(17/71),有显著性差异(P<0.01)。充分显示了中西医结合治疗本病的优势。

【病案举例】 陈某,男,10 岁,1997 年 9 月 4 日入院。1 年前在外院诊断为"肾病综合征",予激素等西药治疗,水肿反复 4~5 次。1 个月前因骤减激素致浮肿加重,伴少尿,日 200 ml,腹胀,纳少呕吐,面色黧黑,神疲肢软,全身高度浮肿,舌质淡、舌苔白厚,脉象沉。入院查体:BP 18/16kPa,心肺(一),腹水征(++),阴囊及双下肢明显浮肿,按之没指。入院化验:尿检 Pro(++++),RBC(+),WBC(+),颗粒管型(+)。TP 2.3 g/L,Alb 1.1 g/L。血生化:BUN 17 mmol/L,HCO-318,K 3.1 mmol/L,Na$^+$ 115 mmol/L,Cl$^-$ 101 mmol/L;Ccr:34 ml/min/1.73 m^2。入院诊断:水肿(脾肾阳虚,水湿内盛)。西医诊断:原发性肾炎型肾病综合征合并急性肾功能衰竭。采用中药温阳利水泻浊及西药激素、抗凝、对症支持等综合治疗。

二诊:30 日后,患儿内环境稳定,不吐,浮肿减轻,但下半身肿甚,不能自主排尿,需用速尿 120 mg/d,方有小便 500 ml 左右;伴胸闷头昏,乏力气短,恶心纳差,大便稀软日 2~3 次,神疲,面色淡红,全身重度浮肿,腹胀如鼓,阴囊肿大如球,双下肢按之没指,舌质红、舌苔薄白稍腻,脉象沉等。刻诊:BP 14/8 kPa,心肺(一),腹水征(++)。证属肺脾气虚,水毒内结。宜攻坚决壅,益气行水。方用已椒苈黄丸加减:木防己30 g,

川椒目 10 g,葶苈子 15 g,熟大黄 6 g,黄芪 100 g,葫芦瓢 30 g。少量多次温服。患儿服药 1 次,立解糊状大便 2 次,尿量增多。

三诊:3 剂后,浮肿减半,胸闷等症消失,仅口干喜饮。此水阻气机,津不上承之故,上方加泽泻 10 g。再进 5 剂,每日 1 剂,水煎服。

四诊:浮肿尽消,仅夜尿多,尿蛋白(＋＋),舌质淡,舌苔白。显示对激素低敏感,属脾肾阳虚之证,改拟温肾健脾之法。肾气丸加减:制附片 5 g,肉桂 5 g,生熟地各 15 g,泽泻 15 g,车前草 15 g,路路通 15 g,山药 25 g,山茱萸 10 g,丹皮 10 g,赤芍 10 g,菟丝子 10 g,芡实 10 g,连皮苓 20 g。

守法随证加减 1 个月后,尿蛋白转阴,激素逐渐减量。按分阶段施治的原则,先后给予滋阴清热、补益脾肾、益气健脾活血等法,坚持治疗 2 年,激素停药,继以健脾益肾活血之品收功,随访无复发。

祛除湿邪的食物一

(1)黄瓜。功效分析:黄瓜中 90% 以上的成分都是水,营养价值也不高。但是,黄瓜皮中所含的异木解皮苷有较好的利尿作用,因此,黄瓜自古以来用于膀胱炎和急性肾炎的应急治疗。

食用方法:黄瓜可以连皮生吃,如果连着瓜蒂、藤蔓一起干燥后煮水喝,更能获得强力的利尿效果。但是,胃肠虚寒的人,不宜过多食用生黄瓜。

(2)红豆。功效分析:红豆中除了含有丰富的钾之外,其外皮中所含的皂角苷有很强的利尿作用,对脚气病和因肾脏功能衰退引起的脸部、脚部浮肿,有很好的改善之效。

食用方法:红豆常被做成豆沙馅食用,但若用于消肿,却不是最好的选择,因为做豆沙馅是留下煮熟的红豆,而皂角苷已经随着倒掉的汤水流失了。熬红豆汤是首选,用小火煮,熬到汤的分量只有加清水时总量的一半即可盛出饮用。

管日军

分期辨治小儿原发性
肾病综合征

管日军医师（江苏省阜宁县中医院，邮编：224400）通过临床实践，并结合有关文献报道，摸索出以中医分期辨证为主治疗小儿肾病的方法，临床疗效满意。

管日军医师把小儿原发性肾病综合征分为以下4个时期进行中医辨证：①水肿初期，治以健脾助运，宣肺利水；②水肿极期，治以温肾健脾，利水消肿；③水肿消退期，治以补肺、健脾、益肾并举；④激素副作用期，治以滋阴降火，或滋阴温肾。虽然根据小儿原发性肾病综合征的发病机制和临床表现，大体可分为以上4期2型，但各期、各型之间又不能截然分开，尤其是水肿消退期与激素副作用期症状往往相互交错，也不是各期都出现一定的症状，故辨治时应随证选方，灵活应用。中医分期辨证治疗小儿肾病，具有增强机体免疫力、减轻激素副作用、缩短病程、减少和延缓复发等优点。况且在激素完全撤除、患儿尿蛋白阴转后，除合理调摄患儿生活起居外，仍应坚持服用中药巩固治疗3～6个月，这样对预防复发有极其重要的作用。

一、水肿初期

病机：肺为水之上源，主通调水道，下输膀胱；脾主运化精微，传化水气，为水之堤防。肺脾健旺，则水湿自然能运行。小儿肾病初起之时，多由肺气不宣和脾虚所致，肺虚而脾不健，则水气不得宣化转输。

证候：肺气不宣，脾虚不运。

主要症状：以面部浮肿为主，或兼双下肢肿，伴发热、咳嗽、面色苍白，舌质淡红、舌苔薄白，脉象浮而无力等。

治疗:重在健脾助运,宣肺利水。

基本方:茯苓 10 g,猪苓 10 g,炒白术 10 g,炙黄芪 10 g,连翘 10 g,益母草 10 g,蝉衣 10 g,党参 10 g,蜜炙麻黄 6 g。

从临床实践看,小儿肾病患者多体弱正虚,故在治疗时始终加用黄芪。药理实验证明:黄芪能增强机体免疫机能,提高机体抗病能力,维持机体内环境的平衡,促进机体代谢,促进血清和肝脏蛋白质的更新,这些作用正符合中医"补益正气"之意。另外,黄芪煎剂及浸膏对正常人有明显的利尿作用,对实验动物的肾毒血清性肾炎有预防作用,毒性很低,对肾病患儿用大量黄芪可以促进尿蛋白的消退。

小儿肾病多由各种肾小球疾病迁延不愈所致,"久病入络",故多有血瘀因素存在。在小儿肾病的整个治疗过程中,都应该适量而有选择性地应用活血化瘀药物,如益母草、丹参等,这些活血化瘀药不仅可以改善血液流变学特性,抑制血小板功能,减轻高凝状态,消除"血瘀",同时与其他药物合用,还可起到相得益彰的作用。

现代医学认为,小儿肾病的难治与易复发,常与免疫损害的持续存在有关,而后者又与感染有一定关系,故在运用其他方法治疗的同时,还应重视感染——"温热内蕴"因素。连翘与益母草等合用,具有抑菌、抗感染、改善肾循环、解除肾小动脉痉挛、增加肾血流量、减轻或抑制变态反应损害等作用,在整个病程中适量应用可以缩短病程,减少复发。

【病案举例】 陈某,女性,12 岁,1997 年 2 月 4 日初诊。患儿 3 日前眼睑轻度浮肿,未予重视,于次日下午发现双下肢轻度肿胀,遂来本院就诊。刻诊:见面浮、双下肢轻度浮肿、低热、稍有咳嗽、腹泻日行 2～3 次、稀水样便等症状。查尿常规示:蛋白(＋＋＋＋),白细胞(＋),血浆蛋白:A 28 g/L,G 20 g/L,血 BUN 10 mmoL/L、Cr 220 μmoL/L。查体:体温 37 ℃,浮肿病容,咽红,扁桃体Ⅰ度肿大,心肺(一),腹平软,未叩及移动性浊音,双下肢呈轻度可凹性浮肿。诊断为小儿肾病。病机为脾虚不运、肺气不宣。嘱其住院治疗,因经济困难家长要求门诊治疗,遂治拟健脾益气、宣肺利水。处方:猪苓 10 g,茯苓 10 g,炒白术 10 g,炙黄芪 10 g,金银花 10 g,连翘 10 g,益母草 10 g,蜜炙麻黄 6 g,蝉衣 6 g。3 剂,水煎服,日 1 剂,分 2 次服。

同时配合强的松中程疗法:①先用强的松 2 mg/(kg·d),分 3～4 次服用,共 4 周。②4 周后无论尿蛋白转阴与否,改用强的松 2 mg/kg,隔日早餐后顿服,再用 4 周。③以后每 2 周减量 1 次,直至停药。

二诊:3 日后复诊,浮肿减轻,不发热,腹泻止。继以上方服用 8 剂,水煎服,每日 1

剂,分 2 次服。

三诊:服药后,水肿消退。

其后按上法以中药调治 1 月余恢复正常。前后共服药 3 月余。

二、水肿极期

病机:此期病位着重在脾、肾。每因失治而致脾虚及肾,脾肾阳虚,命门火衰,则无以温化水湿,使水湿泛滥,即所谓"关门不利则聚水而为水肿"。

证候:脾肾阳虚,水湿泛滥。

主要症状:见患儿全身高度浮肿、腹胀、胸闷、尿少、便稀、四肢不温、舌质淡、舌苔薄白、脉象沉细无力等。

治疗:重在温肾健脾、利水消肿。

基本方:车前子(包煎)30 g,猪苓 10 g,茯苓 10 g,炒白术 10 g,生黄芪 20 g,炙黄芪 20 g,苡米 10 g,蝉蜕 10 g,益母草 10 g,淡附片 6 g,川桂枝 3 g。

【病案举例】 杜某,男性,12 岁,1996 年 11 月 12 日初诊。患儿因面部伴下肢浮肿月余入住本院。入院前曾在当地卫生室服用中西药物,浮肿一度减轻。此次水肿加重 3 日余,入院后查血浆蛋白:A 20 g/L,G 15 g/L,血 BUN 12 mmoL/L,Cr 200 μmoL/L,总胆固醇 6.0 mmoL/L,尿蛋白(++++),红细胞(+)。诊断为小儿肾病。病机为脾肾阳虚、水湿泛滥。治拟温肾健脾、利水消肿。处方:车前子(包煎)30 g,猪苓 20 g,茯苓 20 g,生黄芪 20 g,炙黄芪 20 g,苡米 10 g,炒白术 10 g,益母草 10 g,蝉衣6 g。3 剂,水煎服,每日 1 剂,分 2 次服。

服药后尿量渐增。继续服用 10 余剂后肿消。

三、水肿消退期

证候:表现为肺、脾、肾三脏俱虚。

主要症状:经积极而有效的治疗后,患儿浮肿基本消失,血、尿检查也渐趋正常,惟见精神倦怠,尿蛋白持续(+～++)而不转阴,面色苍白,舌质淡,脉象细弱等。

治疗:当补肺、健脾、益肾并举。

基本方:党参 10 g,炙黄芪 10 g,炒白术 10 g,茯苓 10 g,怀山药 10 g,补骨脂 10 g,菟丝子 10 g,连翘 10 g,益母草 10 g,蝉衣 6 g。

小儿肾病水肿消退后,棘手的问题是尿蛋白往往持续不能转阴。据有关报道及临床经验,应用益母草、蝉衣、连翘、黄芪等对肾病尿蛋白的阴转确有较好的疗效。经研究,这几味药物能祛除病因,修复肾小球毛细血管壁,使其通透性恢复正常。

【病案举例】 邵某,女性,7 岁,1999 年 12 月 7 日初诊。患儿因小儿肾病住某医院治疗 1 月余。出院后肿消,有关化验检查结果基本正常,惟尿蛋白持续(＋＋)。要求服用中药治疗。刻诊:见患儿面色苍白,精神一般,舌质淡,脉象细弱等。证属久病之后,肺、脾、肾俱虚。治当补肺健脾益肾。处方:党参 10 g,炙黄芪 10 g,茯苓 10 g,炒白术 10 g,怀山药 10 g,补骨脂 10 g,菟丝子 10 g,芡实 10 g,连翘 10 g,益母草 10 g。水煎服,每日 1 剂,分 2 次服。

此方加减服用共 20 余剂后,尿蛋白消失,其后又服药 2 月余,随访年余未复发。

四、激素副作用期

肾上腺皮质激素对小儿肾病尤其是对激素敏感的病例有较好疗效,但同时亦带来一系列的副作用,如三大代谢紊乱、电解质代谢紊乱、诱发溃疡、生长抑制及免疫抑制等,随着激素应用时间及量的不同,其副作用所致的临床症状也不同,辨证分型也就不同,具体如下。

1. 阴虚火旺型

往往出现在激素早期足量应用时。

主要症状:见患儿面色红润,精神亢奋,睡眠少,舌质红、舌苔少,脉象细数等。

治疗:宜滋阴降火。

基本方:知母 10 g,玄参 10 g,生地 10 g,山萸肉 10 g,丹皮 10 g,泽泻 10 g,山药 10 g,益母草 10 g,连翘 10 g,蝉衣 10 g。

【病案举例】 周某,女性,9 岁,1994 年 7 月 8 日初诊。患儿因小儿肾病入院,激素治疗已月余。刻下:见肿消、面红、满月脸、形体肥胖、睡眠少、精神亢奋、纳谷增多、舌质红、舌苔少、脉象数等症状。证属阴虚火旺。治宜滋阴降火。处方:知母 10 g,玄参 10 g,生地 10 g,山萸肉 10 g,枸杞子 10 g,丹皮 10 g,泽泻 10 g,怀山药 10 g,连翘 10 g,益母草 10 g,蝉衣 6 g。水煎服,每日 1 剂,分 2 次服。

此方服用 20 余剂后睡眠增加,精神渐至正常。

2. 阴阳两虚型

病机:大量外源性肾上腺皮质激素抑制下丘脑-垂体-肾上腺系统,使机体本身肾上腺皮质分泌减少,功能减退,腺体萎缩,在激素开始撤减时,机体处于相对激素缺乏状态。

证候:患儿表现为阳虚证。

主要症状:见形寒,肢冷,舌质淡、舌苔薄,脉象沉细等。

治疗:此期治疗既要温阳,更要"从阴中求阳",以滋阴温肾相结合,方能取得较好的疗效。

基本方:仙茅 10 g,仙灵脾 10 g,杜仲 10 g,山萸肉 10 g,茯苓 10 g,怀山药 10 g,泽泻 10 g,益母草 10 g,蝉衣 6 g,炙黄芪 10 g,连翘 10 g。

【病案举例】 王某,女性,11 岁,1996 年 10 月 9 日初诊。患儿因小儿肾病住院治疗 1 个半月,激素减量已半月余,水肿已退。惟近日来感畏寒、手足冷、口干、精神差、舌质淡、舌苔薄、脉象弱等。治拟温阳益肾。处方:仙茅 10 g,仙灵脾 10 g,杜仲 10 g,山萸肉 10 g,山药 10 g,茯苓 10 g,泽泻 10 g,蝉衣 6 g,益母草 10 g,炙黄芪 10 g,连翘 10 g。水煎服,每日 1 剂,分 2 次服。

上方服用 10 余剂,症情好转,畏寒消失,肢体转暖。

祛除湿邪的食物二

(1)土豆。功效分析:土豆因营养丰富,又被称为"长在土里的苹果",它含有丰富的无机盐分,而无机盐中的钾含量很高,钾不仅能帮助身体排出因食盐过多而滞留在体内的钠,还能促进身体排出多余水分。

食用方法:为了有效利用土豆中的钾,在蒸、烤或煮土豆时,最好不要去皮;用土豆炖菜时,不妨连汤一起喝掉;若是炒土豆,避免切得过碎,以及长时间浸泡在水里;同时,有土豆配制的菜味道宜尽量清淡。

(2)西瓜。功效分析:西瓜含有一种氨基酸类成分,叫瓜氨酸,有很好的利尿功效,同时也是治疗肾脏疾病的药物成分之一,还对因心脏病、高血压及妊娠引起的浮肿有效。

食用方法:西瓜皮可煮水饮用,还有一种西瓜糖疗法。具体做法是,最成熟的西瓜 2～3 个,用勺挖出果肉,并放入纱布中挤出汁,将西瓜汁倒入锅中,以文火煮,约 5～6 小时后,煮至 1 杯左右的分量,且汁水已变稠,呈糖浆状,放入干净容器中保存。每天饮 3 次,每次 1～2 匙。

张平中

中西医合治儿童肾病综合征

张平中医师（河南省周口市中医院，邮编：466000）采用中西医结合治疗难治性肾病 65 例，效果较满意。

肾病综合征是儿童常见的肾小球疾病，属于中医学"阴水"等范畴。外因是感受风、寒、湿、热等六淫之邪，内因是禀赋不足、饮食不节、劳累过度等，脾肾二脏虚亏，脾虚失运，不能运化水湿，而使之停留肌肤；肾阳虚亏，则不仅影响脾脏，更由于本身不能温化水湿，失去了分清泌浊的能力，而使湿浊潴留，溢于肌肤而为水肿。是一种本虚标实之证，病程早期以脾虚为主，久治不愈才出现脾肾两虚。临床一般分为三型论治。

一、脾虚湿困型

治则：益气健脾，利水消肿。

方药：补中益气汤（黄芪、白术、陈皮、升麻、柴胡、党参、炙甘草、当归）合五苓散（茯苓、猪苓、泽泻、白术、桂枝）加减。处方：玉米须 30 g，陈葫芦 30 g，黄芪 12 g，党参 9 g，白术 9 g，茯苓 9 g，猪苓 9 g，泽泻 9 g，陈皮 6 g，炙甘草 3 g。现代科学已证明，黄芪、白术、党参等有降低尿蛋白的作用。

二、脾肾阳虚型

治则：温阳补肾，健脾利水。

方药：真武汤（茯苓 12 g，熟附子 9 g，生姜 9 g，白术 9 g，白芍 9 g）加丹参、川芎等活血化瘀药物，使血脉通畅，改善肾脏循环，对消除尿蛋白和恢复肾功能比单用激素、环磷酰胺等副作用小，且疗效巩固。

三、肝肾阴虚型

治则:养阴滋肾,平肝潜阳。

方药:杞菊地黄汤(茯苓 12 g,山药 10 g,生地 9 g,枸杞子 9 g,丹皮 9 g,菊花 9 g,山萸肉 9 g,泽泻 9 g)加减化裁。

随证加减:如湿热重者,加黄柏 9 g,山栀 9 g。如长期尿蛋白不减者,加黄芪 20 g,土茯苓 20 g,白芍 15 g,白术 12 g,党参 9 g。如血尿明显者,加白茅根 30 g,大、小蓟各 10 g。如血压增高者,加白蒺藜 10 g,杭菊花 10 g,夏枯草 10 g。如血清胆固醇持续升高不退者,加决明子 30 g,何首乌 10 g。如肾功能长期不正常者,加黄精 15 g,苏木 12 g,川芎 10 g,丹参 10 g,苍术 10 g,黄芪 10 g。

西医在治疗儿童肾病综合征时,糖皮质激素(肾上腺皮质激素,简称激素)一般都作为首选药物。泼尼松,每日 1.5 mg/kg,早晨顿服,连服 8 周。以后每周减少 5 mg,减至 15~20 mg/d 时,可采用 2 天量改为间日顿服,每周减 5 mg,减至 15~20 mg 可长期服用维持。加用细胞毒药物环磷酰胺(CTX),采用每次 650~950 mg/m²,每月 1 次,共 10~12 次,总剂量不过 300 mg/kg。

为探讨难治性肾病的治疗方法,张平中医师于 1996—2002 年采用以上所述的中西医结合方法治疗了 65 例。其中男性 45 例,女性 20 例,年龄 7~14 岁;病程<1 年 20 例,1~5 年 42 例,5 年以上 3 例。

诊断标准:首先符合 1985 年中华肾脏学会"修订肾小球疾病临床分型的意见"中的肾病综合征标准,并有下列情况:

(1)激素耐药者:泼尼松足量治疗 8 周无效者,分 3 种情况:①治疗后始终无缓解;②初始 8 周无效应,但延长治疗可获得缓解;③初治时用激素有效应,但复发后再次治疗无效。

(2)治疗过程中出现频繁复发(指半年内复发 2 次,1 年内复发 3 次)或激素依赖者。

(3)激素与细胞毒药物联合治疗无效者。

结果:症状完全缓解 18 例,测定尿蛋白 3 次以上均阴性,尿蛋白定量<0.2 g/24 h,血清清蛋白水平正常或接近正常。显著缓解 30 例,测定尿蛋白 3 次以上均<1.0 g/24 g,尿蛋白和血清清蛋白水平明显改善。部分缓解 12 例,测定尿蛋白定量 3 次以上均<2.0 g/24 g,尿蛋白和血清清蛋白水平有一定程度改善。无效 5 例,尿蛋白和血清

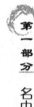

清蛋白水平无改善。总有效率达 92.3%。

说明中西医结合治疗可以提高缓解等级,减少激素的用量,副作用少,从而减轻患者对激素的依赖,同时也防止激素撤药后的反跳现象,使整个治疗过程得以顺利完成。

祛除湿邪的食物三

(1)冬瓜。功效分析:冬瓜利尿消水肿,含有丰富的维生素 C,且钾含量高,钠盐含量低,可以达到消水肿而不伤正气的作用,是慢性肾炎水肿、营养不良性水肿、孕妇水肿的消肿佳品。连皮一起煮汤,效果更明显。如果要瘦身,冬瓜中含有丙醇二酸,能有效地抑制糖类转化为脂肪,加之冬瓜不含脂肪,热量不高,吃多了也不会胖。

食用方法:冬瓜、玉米须、白茅根煮水,是治疗水肿的优良配方,治肾炎、膀胱炎效果尤佳;冬瓜、鲤鱼同炖,利水效果好;单用冬瓜煮水,可治肾炎及肝硬化腹水;冬瓜皮、桑白皮、玉米须各 15 g 煮水,或单用冬瓜皮煮水,可治肾炎和小便不利。

(2)薏米。功效分析:薏仁米中蛋白质、脂肪、维生素 B_1 的含量远远超过大米,有利水渗湿、利尿消炎的作用。《本草纲目》中提及薏米可"健脾益胃,补肺清热,祛风胜湿,养颜驻容,轻身延年"。消除水肿即是属于轻身的一部分,可治疗轻症水肿,尤其以脚气性水肿为适宜。对慢性肾炎而水肿轻者,可用薏米配鱼腥草利尿退肿。

食用方法:煮汤或打成浆均可,但一定要连汤汁喝,因为维生素 B 族都溶在水中,汤汁才是营养素所在。

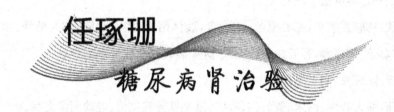

任琢珊
糖尿病肾治验

任琢珊教授（河北医科大学中西医结合学院，邮编：050091）认为糖尿病肾病是糖尿病病程日久发展而成，根据多年的临床经验，认为糖尿病肾病多表现为阳气虚衰、湿浊内阻、瘀血阻络3种病机特点，治疗宜益脾肾、除湿浊、化瘀滞。

一、阳气虚衰

病机：糖尿病肾病阳气虚衰是其根本。阳气者人身之本，对于年过不惑多病体衰之人尤需刻意调养，阴津精血再生较易，真阳耗损却难以恢复。①历代医家多责之肺燥，胃热，阴虚，津液不足，燥热者不仅伤津，且最易伤气，所谓"壮火食气"，故糖尿病肾病必见伤气。②一般医家多治以清热润燥，养阴生津，而忽略固护阳气，致复戕真阳，元气更伤。③消渴日久，失于控制，阴损及阳，致阳气更衰。④糖尿病肾病患者多年迈体虚，命门火衰，阳气不足。

症状：脾肾阳虚，先后天之本不固，气血生化乏源，各脏腑功能减弱，水液代谢失调，不能分清泌浊，致小便异常，混浊如膏，伴腰膝酸软、形寒肢冷、脉象沉细等阳虚之象。

治疗：宜温阳补气，助阳则阳生阴长，精血自沛。

方药：临床上水肿不明显者，选用金匮肾气丸加减。如水肿明显者，选用真武汤加减。

二、湿浊内阻

病机：任琢珊教授认为糖尿病肾病虽多以燥、热、津液不足论之，但湿邪内阻在糖尿病肾病中却始终存在，此乃消渴日久，脾虚生湿，或湿邪侵袭，湿聚生热，湿热内阻，或由于一般医家治消渴多投清热润燥之品，更使湿邪留恋不去，深蕴于内。因而湿邪内滞贯穿于糖尿病病程的始终,具有普遍性,并认为糖尿病的迁延难愈很可能与黏腻濡滞的湿邪之毒深蕴于内有关。

症状:见脘腹痞满,恶心呕吐,不欲食,肢体困重,倦怠欲寐,头昏脑涨,水肿,小便不利,口臭,阴部瘙痒,舌苔白腻或黄腻,脉象濡缓或濡数等湿阻症状。

治疗:除湿浊,利水道。

方药:加入苍术、白术、薏苡仁、砂仁、佩兰等芳香化湿、健脾利湿之品。

临证加减:若湿热之象明显者,加用黄柏、车前草、通草、瞿麦、萹蓄等药物,使湿邪去,水道通,提高治疗效果。

三、久病入络

病机:任琢珊教授认为消渴患者燥热津伤阴虚,阴虚血必不足,阴血亏虚,脉道不充,血行不畅,瘀血内停;另外消渴日久,阴损及阳,阳气虚弱,行血无力,也可致瘀血内停,日久形成微型癥瘕,阻于经络脏腑,影响其生理功能。

症状:见胸闷心痛,口唇紫黯,肢体麻木疼痛,舌下静脉曲张、舌上有瘀斑瘀点诸状。临床观察到病程越长,瘀血的表现越明显。结合现代医学检查,出现甲皱微循环障碍、血液流变学异常、血浆内皮素改变等。

治疗:活血化瘀,消癥散结。

方药:常用桃仁、红花、川芎、赤芍、三棱、莪术、水蛭等药物,以使瘀血去,癥瘕消,脉道通畅,气血旺盛,阴阳协调,病情转愈。

【病案举例】 赵某,男性,64岁,1998年3月12日初诊。既往有糖尿病病史10余年,平素口服降糖药糖适平、二甲双胍治疗,血糖控制在8.3~11.6 mmol/L。现化验尿蛋白(+++),24小时尿蛋白定量为6.6 g,血肌酐为158 μmol/L,尿素氮为6.5 mmol/L。患者表现精神委靡不振、困倦嗜睡、畏寒肢冷、面色无华、腰膝酸软无力、纳呆食少、时有恶心、双下肢浮肿、舌质暗淡、舌下静脉青紫怒张、舌苔白腻、脉象沉细无力等。

西医诊断:糖尿病肾病。

中医辨证:属脾肾阳虚,夹湿夹瘀。

治疗:以温阳补肾、健脾利湿、活血散结为大法。

处方:黄芪30 g,茯苓、白术、山药、砂仁、川芎、赤芍、白芍、桃仁、红花各10 g,薏苡仁20 g,附子6 g,甘草6 g。水煎服,每日1剂。

二诊:患者服药 10 剂后,畏寒肢冷、困倦嗜睡及精神状况较前好转,纳食较前增加。效不更方,继以原方服用 20 剂。

三诊:4 月 12 日,患者来诊时自诉上述症状明显减轻,肢体水肿好转,微觉口渴,仍有腰膝酸软、时有恶心、晨起明显,舌质仍暗淡、舌体胖大、舌苔白腻,脉象沉缓无力等症。于上方去附子、白芍,加清半夏、生姜、仙茅、淫羊藿、枸杞子。

2 个月后诸症状消失,化验血糖为 7.2 mmol/L,尿蛋白(+)。患者以上方自制胶囊,间断服用,随访 1 年,病情稳定,无明显不适。

肾虚食疗方一

清蒸人参鸡

【主料】人参 15 g,母鸡 1 只。

【配料】水发玉兰片 10 g,水发香菇 15 g,火腿 10 g。料酒、精盐、味精、葱、生姜、鸡汤各适量。

【制法】(1)将母鸡宰杀、褪毛,剖腹去内脏,放入开水锅中烫一下,再用凉水洗净。

(2)人参用开水泡开,上笼蒸 30 分钟。

(3)将火腿、玉兰片、香菇、葱、姜均切片。

(4)将母鸡放入盆内,加入火腿、玉兰片、香菇、人参、葱、料酒、精盐、生姜、味精,添入鸡汤(淹没鸡),上笼用武火蒸至熟透。

(5)把蒸好的鸡取出放在大碗内,将切碎的火腿、人参、玉兰片、香菇摆在鸡肉上。将蒸鸡的汤倒入锅内,置火上烧开,撇去浮沫,加入精盐、味精调味,浇在鸡肉上即成。

【功效】大补元气,补精、生津、安神。可用于虚损劳伤,气血亏虚,食少,倦怠,健忘,眩晕头痛,阳痿、尿频。

成秀梅

通补结合疗糖肾

成秀梅医师（河北医科大学中西医结合学院，邮编：050091）采用通补结合的方法治疗糖尿病肾病，有一定疗效。成秀梅医师认为，糖尿病肾病患者虚为其本，塞为其标。治疗上应虚则补之，塞则通之，以通为补，以补为通，寓补于通，通补结合，标本兼治。

一、健脾益气

病机：糖尿病肾病是由糖尿病迁延日久，经久不愈发展而成，糖尿病（中医称为消渴病）中后期脾肾不足占有很重要的地位。临床上常表现为少气懒言，倦怠乏力，喜卧自汗，虚胖无力，心悸胸闷，脘腹痞满，纳呆食少，渴不甚饮，大便不实，舌体胖大有齿痕，脉象沉缓无力等症状。

治疗：以健脾益气为法。

方药：用四君子汤（白术、党参、茯苓各 10 g，甘草 6 g）加黄芪 50 g，山药 30 g，薏米 20 g 等。

临证化裁：如气阴两虚者，加沙参、麦冬、玄参、五味子各 10 g 等；如气虚及阳，出现形寒肢冷、大便不实等症，加芡实 20 g，桂枝 10 g，干姜 6 g 等。

二、温补肾命

病机：糖尿病肾病患者多年迈体弱，命门火衰，肾阳不足；且病程日久，阴损及阳。或由于消渴初期治疗上一味清热润燥、养阴生津，忽略固护阳气，致阳气受损，肾阳不足。阳气不足，命门火衰，则各脏腑功能减弱，水液代谢失调，不能分清泌浊，固摄失权，精微下泄。临床上常表现为形寒肢冷、腰膝冷痛、肢体水肿、大量蛋白尿等。

治疗：除健脾益气外，要温补肾阳。

方药:常用金匮肾气丸之意,山药、枸杞子、菟丝子各 20 g,茯苓 15 g,熟地、山萸肉、泽泻、五味子、巴戟天各 10 g,甘草 6 g 等。

临证化裁:如伴有水肿时,加附子、干姜、白术各 10 g。其中附子虽为大辛大热之品,但若存虚寒之病机,应用附子能收事半功倍之效。如腰酸痛时,加桑寄生、续断各 20 g,仙灵脾 10 g 等。如失眠者,加远志、柏子仁各 20 g,茯神 10 g 等。

三、通水道(健脾化湿和清热利湿)

病机:糖尿病肾病虽多以燥、热、津液不足论之,但湿邪内阻却始终存在。临床上常表现为脘腹痞满、恶心呕吐、肢体困重、倦怠欲寐、头昏脑涨、水肿、小便不利、阴部瘙痒、舌苔白腻或黄腻、脉象濡缓或濡数等症状。

治疗:在健脾益肾的基础上,需酌情加入健脾化湿和清热利湿的药物。

方药:酌加薏米 20 g,瞿麦 20 g,苍术、车前子(包煎)、萹蓄各 15 g,砂仁 15 g,佩兰 10 g,通草 10 g 等。使湿邪去、水道通,以提高治疗效果。

四、通脉道(活血化瘀)

病机:糖尿病肾病患者燥热津伤阴虚,阴血亏虚,脉道不充,血行不畅,瘀血内停。临床上常表现为胸闷心痛,口唇紫黯,肢体麻木疼痛,舌下静脉曲张,舌上有瘀斑瘀点等。

治疗:方用桃红四物汤加减。

方药:川芎 15 g,桃仁、红花、赤芍、三棱、莪术、水蛭各 10 g 等。

肾虚食疗方二

圆鱼骨髓汤

【配料】圆鱼 1 只,猪脊髓 120 g。葱、姜、胡椒面、味精各适量。

【制法】圆鱼去头、甲、内脏、爪,将猪脊髓同圆鱼放入锅内,加葱、姜、胡椒面,加适量清水,以旺火煮沸,再用小火煮至肉烂为止。吃时下味精即成。

【功效】滋阴补肾。用于肾病,肾阴虚,头昏目眩,腰膝疼痛,多梦遗精等。

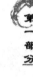

朱晓红

温阳益气治糖肾

朱晓红医师（洛阳市第二中医院，邮编：471003）以中药温阳益气为主配合西药治疗糖尿病肾病，疗效满意。

中医治疗糖尿病肾病，以温阳益气为主，佐以固涩精气，活血利水，再配合西药，临床疗效满意。温阳益气基本方组成：制附子10 g，肉桂9 g，黄芪30 g，生白术30 g，桑寄生15 g，桑螵蛸15 g，沙苑子15 g，龙骨20 g，牡蛎20 g，益母草30 g，川芎15 g，车前子（另包）15 g。每日1剂，水煎服。2个月为1个疗程。

方中附子、肉桂、白术、黄芪、桑寄生等温阳益气，桑螵蛸、沙苑子、龙骨、牡蛎固涩精气，益母草、川芎、车前子活血利水。现代药理研究表明，温阳益气药有兴奋中枢神经、调节内分泌、促进免疫机能的作用，并提高机体的抗应激能力。活血化瘀中药具有抗氧化作用，能纠正自由基代谢紊乱，抑制组织蛋白质糖基化作用，减少尿蛋白，减缓肾衰的进展。临床观察表明，以温阳益气中药为主配合西药治疗胰岛素依赖型糖尿病肾病，可明显减少蛋白尿，降低血肌酐、尿素氮，减缓肾衰进程，疗效明显优于单纯西药治疗。况且治疗中未见明显毒副作用发生，值得进一步研究。

选择60例住院及门诊病例，均系胰岛素依赖型糖尿病患者，依据WHO 1985年诊断标准及Mogensen糖尿病肾脏受累诊断分期标准，属临床糖尿病肾病（Ⅳ）期，且排除其他原因如原发性肾病综合征、急性或慢性肾小球肾炎、高血压病、心衰等导致的肾脏损害患者。随机分为治疗组和对照组，治疗组30例，其中男性20例，女性10例，年龄最小25岁，最大65岁，糖尿病（DM）病程10～25年，应用胰岛素时间5～10年。发现糖尿病肾病（DN）6个月至5年，平均2.2年。对照组30例，其中男性18例，女性12例，年龄最小27岁，最大63岁，糖尿病（DM）病程10～26年，应用胰岛素5～11年。发现糖尿病肾病(DN)7个月至5年,平均2.3年。所有病例均合并有视网膜病变及肾功能不全,血肌酐120~354 μmol/L,治疗组、对照组合并高血压分别为26例与25例,合并心脑血管病变分别为25例与24例。两组性别、年龄、病程、尿蛋白定量及肾功能损害程度等资料差异无显著性($P>0.05$),具有可比性。

两组均给予糖尿病饮食(低糖、低脂、低磷、低数量优质蛋白),保证机体热量,减轻体重,戒烟、戒酒。对照组给予注射诺和灵30R,使血糖控制在7.0 mmol/L以下,降压治疗给予洛汀新10 mg/d口服,依血压高低配合心痛定10~30 mg/d口服,使血压控制在120/70 mmHg左右。治疗组在上述处理的基础上加服温阳益气中药。

疗效标准:显效　临床症状及体征消失,24小时尿蛋白定量较治疗前下降2/3以上或小于0.5 g/d,血肌酐、尿素氮均较治疗前下降2/3以上。有效　临床症状及体征减轻,24小时尿蛋白定量、血肌酐、尿素氮均较治疗前下降1/3以上。无效　未达到有效标准及加重者。

两组临床疗效比较:治疗组　显效13例,有效14例,无效3例,显效率为43.33%,总有效率为90%。对照组　显效4例,有效19例,无效7例,显效率为13.33%,总有效率为76.67%。两组临床疗效比较有可比性($P<0.05$)。

肾虚食疗方三

鸡肠饼

【配料】公鸡全肠1具,面粉250 g。麻油、细盐、五香粉各少许。

【制法】鸡肠剖开,洗净,焙干,研成细粉状。与面粉、清水和成团状,亦可揉入细盐、麻油、五香粉等调料。依常法烙饼一样,烙成5张小薄饼。

【功效】敛精止遗。用于肾病,肾气不足,小儿遗尿,老人尿频。

第一部分　名中医辨治肾病经验

宋林萱等

久病入络论治疗糖尿病肾病

宋林萱（大连市中西医结合医院，邮编：116011）、孔庆爱、曲静、高继英、孟庆刚等医师，以活血化瘀通络为主，治疗糖尿病肾病。

随着糖尿病发病率的逐年升高，糖尿病肾病的治疗研究已是目前医学界广泛关注的重要命题之一，但时至今日尚无针对性治法。目前公认的是在控制血糖、血压的前提下，西药以 ACEI 类药物为代表，认为其有以下优点：①降低肾小球跨毛细血管压力，从而纠正高滤过状态，减少蛋白尿；②降低系膜细胞对大分子物质的吞噬作用，从而减少因蛋白尿导致的系膜细胞增生及小管间质纤维化；③促进基质蛋白酶降解，使已形成的细胞基质部分得以降解。但由于治疗缺乏针对性，仍不能有效地控制糖尿病肾病的进程。

《黄帝内经》曰："若内伤于忧怒则气上逆，六输不通……凝血蕴里而不散，津液涩渗，着而不去而积皆成矣。"《素问·缪刺论》谓："今邪客于皮毛，入舍于孙络，留而不去，闭塞不通，不得入于经，流溢大络而生奇病。"说明人体病变可通过络脉而达全身，继生百病。在对糖尿病肾病的阐述过程中又多有论及，如《内经》对消瘅有"血脉不行"说，唐容川《血证论》有"瘀血发温"说，《千金方》茯神散有当归、丹参说，《太平圣惠方》中肾沥汤有用当归、川芎者，《东垣试效方》中当归润燥汤、清凉饮子、甘草石膏汤、地黄饮子中均有用当归、桃仁、红花等。总之，"久病入络"理论是中医体系中的一个重要学术思想，它萌芽于春秋战国时期，后经各大医家不断发挥，使其至清代叶天士《临证指南医案》更趋完善，对后世治疗慢性病起到重要的指导作用。糖尿病肾病为慢性疾患，根据中医临床经验，提出"一切不治之症，总由不善祛瘀之故"、"血不利则为水"、"久病已入血络"、"经几年宿病，病必伤络"以及"终年累月，外邪留着，气血皆伤，其化为败瘀凝痰,混处经络"等思想,认为"久病入络"理论乃是慢性病治疗的指导思想,在糖尿病肾病的治疗中更是如此。故中药对糖尿病肾病治疗采用以活血化瘀通络为主的原则,经常取得很好的疗效。临床上如能灵活掌握,抓住"久"字,认清"瘀"证,正确使用活血化瘀通络法,分清各种化瘀药,如养血活血、活血化瘀、化瘀止痛、破血散结等药物的适应证,每可收久病沉疴立见疗效之功。

目前以活血化瘀通络类中药为主的药物,在糖尿病肾病的治疗中已得到普遍认可,且研究较为广泛,已有实验结果显示:活血化瘀通络药物可提高机体免疫力,促进免疫球蛋白生成,促进淋巴细胞转化,可改善血液循环,特别是微循环。在糖尿病肾病中可由此增加肾脏血氧供应,促进坏死组织吸收,加快损伤组织的修复和再生,抑制肾小球纤维化,软化或吸收增生性病变,加快肾功能恢复;另外,活血化瘀药物能使小血管收缩,降低毛细血管的通透性,因而毛细血管的渗出减少,使蛋白尿得以控制,为糖尿病肾病的治疗找到了新途径,而中药活血化瘀通络法究其理论基础,乃出自中医"久病入络"理论。

【病案举例】 患者,女性,64 岁,患糖尿病 20 余年,已明确诊断为糖尿病肾病。入院时患者血压较高 195/110 mmHg,见口干渴、乏力、面色晦暗不华、双下肢浮肿、舌质暗、舌苔白腻、脉象弦等症。考虑患者久病阴阳俱虚,治以阴阳同补,并辅以潜阳。处方:白术 10 g,甘草 10 g,黄芪 20 g,党参 20 g,茯苓 20 g,山药 20 g,枸杞子 20 g,龙眼肉 15 g,钩藤 15 g。3 剂,每日 1 剂,水煎服。

二诊:患者乏力感略有缓解,血压 150/90 mmHg,双下肢浮肿不见明显好转。上方茯苓加至 50 g,以助利水,少佐猪苓 10 g,利水防伤正。又服 6 剂,每日 1 剂,水煎服。

三诊:水肿仍不见明显缓解。细思本案,病程多年已成久病之躯,加之面色晦暗、舌质暗等症,故于原方中加入当归 15 g,丹参 15 g,木瓜 15 g,忍冬藤 15 g。3 剂,每日 1 剂,水煎服。

服药后,症状大减,水肿明显减轻。

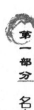

第一部分 名中医辨治肾病经验

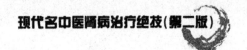

施兰英

活血化瘀法论治糖尿病肾病

施兰英医师(南京市江宁区中医院,邮编:211100)认为糖尿病肾病病程比较长,久病不愈则入络,因此瘀血内阻是本病的一个重要病机特点。 糖尿病肾病是在糖尿病阴虚燥热的基础上发展而来,气虚运血无力,阴虚血行艰涩,血行不畅则瘀阻肾络,故采用活血化瘀为主治疗。

活血化瘀基本方为:益母草30 g,丹参20 g,地龙15 g,生大黄10 g,水蛭10 g,红花10 g,当归10 g,川芎10 g,赤芍10 g。每日1剂,水煎2次分服。1个月为1个疗程,连用3～4个月。

方中大黄活血祛瘀,荡涤肠胃,推陈出新;水蛭破血逐瘀,加强大黄活血祛瘀之功,共为君药。丹参、当归、川芎、赤芍活血养血行气,加强君药活血祛瘀之力。益母草、地龙活血通络利水。以上药物配伍,共奏活血祛瘀、行气养血之功。本方祛瘀而不伤正,不仅能改善症状,而且能够明显延缓糖尿病肾病的进展。

临证加减:如腰酸者,加杜仲、牛膝等;如水肿者,加泽泻、车前子、大腹皮等;如尿频者,加益智仁、乌药、木瓜等;如气阴两虚者,加太子参、黄芪、生地、山萸肉等;如阴阳两虚者,加附子、肉桂、怀山药、山萸肉等。

同时给予患者优质低蛋白饮食。在降血糖方面,可配用糖适平30 mg,每日3次,或拜糖平30 mg,每日3次。血糖如不能控制,则注射胰岛素。在降血压方面,可配用卡托普利12.5 mg,每日3次。其他对症处理。

采用以上方法,治疗42例2型糖尿病患者,其中男性22例,女性20例,年龄50～

69 岁,平均(57.8±5.2)岁。结果观察到治疗后空腹血糖(FPG)、糖化血红蛋白(HbA1c)、24 小时尿蛋白定量、血肌酐(Scr)等均有改善。

壮肾强腰功(一)

带脉病多与肝肾有关,平时可常练壮肾强腰功。

预备式　正立,两腿分开,与肩同宽,两手自然下垂。或者交叉置于小腹前,或者背手置于背后;或者两手叉腰,以舒适为度。含胸挺背,沉肩坠肘,提项直颈,舌抵上腭,双目微闭,全身放松,安定心神。

第一式　督脉导引。自然站立,双手叉腰,意念集中在尾骨上,想像由尾骨垂直向下延长至地面,形成一条线和一个点。然后以这个点为中心。转动腰部画同心圆,并由小至大,顺时针、逆时针各做 81 次。

第二式　冲脉、带脉导引。接上式,想像由会阴穴垂直向下延长至地面,形成一条线和一个点。然后以这个点为中心,转动腰部在地面画同心圆。圆的直径为两脚内侧的距离。此式分别以腰椎、胸椎和颈椎为轴,逐一画圆,顺时针、逆时针各做 81 次。

第三式　任脉导引。接上式,想像由会阴穴垂直向下延长至地面,形成一条线和一个点。然后以这个点为中心,转动腰部在地面画同心圆。此式臀部要尽量收紧,两腿伸直,顺时针、逆时针各甩腰做 81 次。

第一部分　名中医辨治肾病经验

陈以平

IgA 肾炎分期论治

陈以平教授系上海中医药大学(邮编:200032)博士生导师,龙华医院肾科主任医师,全国中西医结合学会肾病专业委员会副主任委员,全国中医药学会肾病专业委员会委员。 从事肾脏病的医疗、教学及科研工作30余年,尤其是在论治 IgA 肾炎(中医无此病名,大都归于"血尿"等范畴)方面有独到的见解。

IgA 肾炎是以反复发作性肉眼血尿、持续性或间歇性镜下血尿为主要表现。IgA 肾炎的特征是在免疫荧光下肾小球系膜区存在着 IgA 或以 IgA 为主的免疫复合物沉积。IgA 肾炎的诱因主要是外感,这也是整个治疗过程中最严重的干扰因素。陈以平教授认为,IgA 肾炎的本证以气阴两虚为主,病理机制中的一个重要环节是湿热。只有将本证和标证有机地结合起来,才能对疾病病机有更完善的认识。在治疗过程中要随着病情的变化,分清主次,灵活辨证。陈以平教授将 IgA 肾炎分为急性发作和慢性进展两期论治。

一、急性发作期

是指首诊时以肉眼血尿为主要表现,或治疗过程中同时伴有上呼吸道感染等肺经证候者。

治疗:治以清热解毒利湿,达到消除病因、清除炎性介质的作用,祛邪方可安正。

方药:用陈以平教授自拟清利方:白花蛇舌草30 g,蒲公英30 g,板蓝根30 g,玉米须30 g,田字草30 g,铁扫帚30 g,鲜茅根30 g,生薏仁20 g,七叶一枝花15 g,蝉衣9 g。水煎服,每日1剂,分2次服下。

二、慢性进展期

病程日久,以腰酸痛、咽干、乏力、气阴两虚证候为主要表现。

治疗:治以养阴清热,活血宁络,调整机体免疫状态,促进免疫复合物的清除,减轻肾小球血管病变。

方药:龙葵 30 g,莲子肉 30 g,马鞭草 30 g,生薏仁 30 g,女贞子 15 g,旱莲草 15 g,黄精 15 g,生地 12 g,龟甲 12 g,穿山甲 10 g,生蒲黄 9 g。水煎服,每日 1 剂,分 2 次服下。

壮肾强腰功(二)

第四式　旋转大转子。接上式,以左腿股骨大转子为中心,转动腰部,顺时针转动 81 次;然后再以右腿大转子为中心,转动腰部画圆,逆时针转动 81 次。

第五式　盆腔行太极。接上式。以两腿股骨大转子的连线为直径,两腿大转子为运动点,在身体前后水平面上画 S 线,共做 81 次。

第六式　真气归海。接上式,以小腹隆起的最高点与其在腰后的对应点的连线为轴,在人体左右水平面上顺时针、逆时针各扭腰画圆 81 次。

第七式　倒海翻江。接上式,以小腹隆起的最高点与其在腰后对应点连线的中点为轴心,分别向前、后扭腰画圆各 81 次。

第八式　通调奇经八脉。接上式。以整个腰部为中心,自然地做到大回环转动,顺时针、逆时针各画圆 81 次。

第九式　脏腑归位。接上式,两腿直立,吸气,脚跟慢慢抬起,呼气,脚跟猛然落地,共做 81 次。做时全身放松。

第十式　收式。动作完毕,两手相叠、劳宫穴相对,置于小腹前,男子右手在上,女子左手在上。站立时间根据个人意愿,然后两手相搓,搓热后轻捂住双目片刻,最后睁开双眼。放下两臂。

第一部分　名中医辨治肾病经验

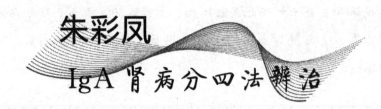

朱彩凤
IgA 肾病分四法辨治

朱彩凤医师（浙江中医学院附属二院，邮编：310006）辨证论治及辨病论治相结合，治疗 IgA 肾病。

IgA 肾病是最常见的原发性肾小球疾病，近年来一系列研究证实约 20%～40% 的患者病情呈慢性进行性发展，最终可导致终末期肾功能衰竭，需依赖肾脏替代治疗维持生命。中医中药治疗 IgA 肾病有很好的特色和优势，可归纳成诊治四法。中医辨治四法，倘若能够运用得当，确实能够提高疗效，但亦不是包罗一切。如 IgA 肾病的血尿，由内热上扰所致的，清上实下可以获得良好疗效，若为瘀血癥结所致，则有的有效，有的却未必有效，此时千万不可以把止血尿作为治疗的惟一目的，而是需要从整体辨治出发，通过采用包括益肾消癥、调整阴阳气血、保护肾功能、延缓肾纤维化的进展等多种相应措施，才能收到理想的效果，这就是中医辨证论治的灵活性。

一、疏风清热、清上治下法

本法适用于 IgA 肾病肉眼血尿及尿检异常患者的初发阶段，近期疗效十分明显。本型部分 IgA 肾病患者的病情反复发作与扁桃体感染有很密切的关系，其发病系内热上扰所致。此类患者病初多有内热上扰的证候，因此疏解内热，清解热毒，清其上则能治其下。惟其反复发作者，往往可使 IgA 肾病患者的病情加重，严重者可继发局灶、节段性肾小球硬化及肾间质纤维化，致肾功能减退。对此类患者，宜及早采用扁桃体择期摘除术，以清除其病灶，可延缓 IgA 肾病患者的疾病进展，保护肾功能。

症状及检查：见咽痛口干、发热咳嗽、舌质红或舌苔黄、脉象浮数或滑数等。同时可相继出现尿色深，甚至出现肉眼血尿。

处方：蝉衣 6 g，桔梗 6 g，连翘 15～30 g，生薏草 15～30 g，银花 10 g，黄芩 10 g，白

茅根 30 g,鲜芦根 30 g,生甘草 3 g。

加减:如扁桃体红肿者,加蒲公英 30 g,紫花地丁 30 g;如尿急滞而不畅者,加川草薢 10 g,大蓟 10 g,小蓟 10 g。

二、益气养阴、固肾宁络法

益气养阴兼顾,始能安宁肾络。

本法适用于 IgA 肾病无症状性尿检异常者。临床诊断为隐匿性肾炎的患者,多呈无症状性蛋白尿或(及)血尿表现,若进行肾穿刺病理检查,有很大一部分是 IgA 肾病患者。

病机:为肾气失于封藏,阴精外泄。

症状及检查:此类患者多无明显自觉不适,只在例行体检或婚检时始发现尿常规有蛋白或(及)多形性红细胞,进一步认真询问,其中部分患者可能有腰部酸困感觉,或尿中有泡沫,或尿色稍深,脉象多细弦或略带数。所谓"无症状"其实应包括一部分症状轻微而未被察觉的患者。

处方:生黄芪 30 g,白花蛇舌草 30 g,怀山药 15 g,桑椹子 15 g,女贞子 10 g,杜仲 10 g,金樱子 10 g,芡实 10 g,丹皮 10 g,旱莲草 15～30 g,干地黄 20 g。

方解:方中黄芪补气,二至丸(女贞子、旱莲草)滋阴,水陆二仙丹(金樱子、芡实)固肾,对呈气阴两虚、肾失封藏证型的 IgA 肾病患者有很好的针对性。加干地黄、杜仲、丹皮、白花蛇舌草辅佐之,所以药后症状及尿常规检查很快获得改善。

三、健脾益肾、淡渗水湿法

本法适用于 IgA 肾病伴有不同程度水肿者。水肿明显时宜强调低盐饮食,每天食盐摄入量减至 3 g 以下。

症状及检查:此类患者临床常有气短疲乏、腰膝酸软、纳呆便溏、尿多泡沫、舌苔薄白等症。严重时则表现为大量蛋白尿(≥3.5 g/24 h)、低蛋白血症(≤30 g/L)、高脂血症等具有比较明显特征的肾病综合征表现。

处方:生黄芪 30 g,猪苓 30 g,茯苓 30 g,苡仁 30 g,炒党参 10 g,炒苍术 10 g,炒白术 10 g,汉防己 10 g,仙灵脾 10 g,大腹皮 10 g,车前子(包煎)10 g,泽泻 10～15 g。

加减:如脾肾虚寒明显者,可加大生黄芪用量至 45 g,仙灵脾至 15 g;如水肿消退、尿检改善不著时,可与小剂量雷公藤多苷片配合应用。

四、益肾行瘀、消癥散结法

本法适用于 IgA 肾病瘀血证，或在肾病病理检查中发现肾脏的形态学改变符合微型癥积，如肾小球系膜区增宽、毛细血管袢闭塞、细胞纤维新月体形成、球囊粘连、小球节段或球性硬化、玻璃样变的间质纤维化等，均可应用本法治疗。以治肾、散癥积的中医理法方药治疗肾纤维化，要点在于把握一个"早"字，所谓"早期"，可分为 3 个层次，一是从肾功能角度，宜早期选择在肾功能不全刚跨入失代偿期时。二是从肾病理角度，宜早期选择在肾细胞外基质积聚、球囊粘连、肾瘢痕开始形成时。三是从分子生物学角度，宜早期选择在致硬化因子，如转化生长因子 β_1 和胶原Ⅳ开始高表达时。

症状及检查：此类患者一般病史较长，但亦有病情隐匿而不自觉者，或病程迁延，有的腰痛固着不移，伴有血尿。

治疗：

(1)益肾法包括前述益气养阴固肾法及健脾益肾法，并在此基础上选加当归、川芎、桃仁、三棱、莪术、海藻、昆布、积雪草等药消癥散结。

(2)临床上以脾肾气血不足基础上发生者多见，治肾内微癥积，有消补两途，多数情况下需消补兼施。可用下方：生黄芪 30 g，川芎 30 g，苡仁 30 g，积雪草 30 g，仙灵脾 10 g，当归 10 g，桃仁 10 g，杭白芍 10 g，干地黄 20 g，炒莪术 15 g，淡海藻 15 g。方中选黄芪、仙灵脾及四物汤，从脾肾气血入手。消癥法用莪术、海藻、桃仁以活血化瘀、软坚散结。积雪草传统用于清热利湿、消肿解毒，现代研究其所含积雪草苷、羟基积雪草苷可抑制成纤维细胞增殖，防止粘连发生，缓解粘连形成，用于治疗肾微型癥积，疗效尚佳。

时振声

时老辨治慢肾蛋白尿

已故中医肾病学专家时振声教授，出身于中医世家，学验俱丰，在 40 余年的医疗生涯中屡起沉疴，对于各种疑难杂病辨证精深，疗效卓著。时老对于慢性肾小球肾炎蛋白尿有精辟的论述，他说，中医的文献中没有蛋白尿这一提法，但是根据其临床症状表现，应当属于中医的"精气下泄"范畴。这种疾病的病机关键是脾不统摄，肾不藏精，正气虚损和病邪阻滞，致使肾的功能破坏而形成蛋白尿。在病邪中又以风邪、湿热、瘀血最为主要。在治疗方面，他又提出了从风、从肺、从肝、从湿热、从瘀等方面来辨证论治，更加完善了中医药治疗慢性肾小球肾炎的学术思想。

一、从风论治

临床上常见有的慢性肾小球肾炎患者，由于感冒不愈而蛋白尿不消；或蛋白尿虽已转阴，常因感冒而复发，这说明外感风邪确实对蛋白尿的形成有很大影响。况且大部分蛋白尿患者的尿液多呈泡沫状，中医以此辨证多属风邪所致。在这一辨治中，又可分为祛风宣肺和祛风胜湿两法。

1. 祛风宣肺法

用于感受外邪出现肺失宣降者，应迅速控制外感，使蛋白尿减轻或消除。

外感风寒者，用荆防败毒散（荆芥、防风、羌活、独活、前胡、柴胡、枳壳、桔梗、茯苓、川芎、薄荷、甘草）。若气虚或阳虚明显者，宜扶正（气或阳）解表，用人参败毒散（人参、羌活、独活、前胡、柴胡、枳壳、桔梗、茯苓、川芎、甘草）或参苏饮（人参、紫苏梗叶、葛根、前胡、半夏、茯苓、枳壳、桔梗、陈皮、甘草）。

外感风热者，用银翘散（银花、连翘、桔梗、薄荷、竹叶、生甘草、荆芥穗、淡豆豉、牛蒡子）。若阴虚明显者，宜扶正（阴）解表，用银翘汤（银花、连翘、淡竹叶、生地、麦冬、薄荷)或时老自拟银蒲玄麦甘桔汤(银花、蒲公英、玄参、麦冬、甘草、桔梗)。

2. 祛风胜湿法

若症见蛋白尿经久不消、腰脊疼痛、项强头重、四肢困乏、不思饮食、肠鸣腹痛、泄泻无度等,属风湿在表或脾虚湿盛者,方用羌活胜湿汤(羌活、独活、藁本、防风、川芎、甘草、蔓荆子)或升阳除湿汤(苍术、升麻、柴胡、羌活、防风、神曲、泽泻、茯苓、猪苓、陈皮、麦芽、甘草)加减,常用药物如羌活、独活、防风、豨莶草、苍术、升麻、柴胡、川芎、昆明山海棠、雷公藤等。

二、从肺论治

感冒风邪致腠理开泄而汗出,肺失宣降,脾气上输之清气不得归于肺而布散全身,又金不生水,影响肾的封藏,使精气不固,径走膀胱,形成蛋白尿。时老常用宣肺、清肺、益肺、润肺等方法进行辨治,收到满意的疗效。

1. 宣肺法

同上述祛风宣肺法。

2. 清肺化痰法

此法用于外感风热,或外感风寒化热,以致痰热壅肺,慢性肾小球性肾炎合并肺部感染,病情进一步发展,抗生素无效者,可迅速控制感染。时老用自拟加味杏仁滑石汤(杏仁、滑石、黄连、黄芩、郁金、厚朴、橘红、半夏、通草、贝母、瓜蒌皮)加减治疗。

3. 益肺法

如症见自汗恶风、易感冒者,是肺气虚弱、卫气不固所致,方用玉屏风散(黄芪、防风、白术)加减,此方对实验性肾炎的肾小球增殖性病变有修复作用,用于各型肾炎后,可见免疫指标改善或恢复。

4. 润肺法

用于阴虚肺燥的蛋白尿,患者经常反复咽干、咽红、咽痛等;或用于预防易外感风热者。时老自拟加减竹叶石膏汤(竹叶、生石膏、太子参、天冬、麦冬、法半夏、生甘草、桔梗、益母草、白茅根、薄荷)。

三、从肝论治

若肝不疏泄,木逆侮土,脾不升清,精微下陷;肾不闭藏,精气外泄,说明肝之疏泄失常也可以形成蛋白尿。正如《格致余论》所云:"主闭藏者肾也,主疏泄者肝也。"这种蛋白尿应用疏肝、养肝、平肝等法辨治。

1. 疏肝法

用于蛋白尿伴见情志抑郁、胸胁胀痛、善太息或月经不调、脉象弦等肝郁证者。治以柴胡疏肝散（柴胡、白芍、枳壳、甘草、川芎、香附）或逍遥散（当归、白芍、柴胡、茯苓、白术、甘草、生姜、薄荷）等加减化裁。

2. 养肝法

用于肝血或肝阴不足，症见胁痛、眼目干涩、视物模糊、烦躁潮热或女子月经量少等。方用四物汤（当归、地黄、芍药、川芎）加牛膝、枸杞等，或用杞菊地黄汤（枸杞子、菊花、地黄、山萸肉、山药、茯苓、丹皮、泽泻）加减化裁。

3. 平肝法

用于阴虚阳亢、血压高者，症见头晕、失眠、腰痛膝软、多梦、颜面潮红、舌质红、少苔、脉象细弱等。治以平肝潜阳，方用羚角钩藤汤（羚羊角片、钩藤、桑叶、川贝母、生地、菊花、白芍、甘草、竹茹、茯神）加减。

4. 治肝与其他治法

如慢性肾小球肾炎蛋白尿见有肝郁痰热者，可用四逆散（柴胡、白芍、枳实、甘草）合小陷胸汤（黄连、半夏、瓜蒌）加减治疗。

四、从湿热论治

慢性肾小球肾炎常因湿热而起，既成之后，又因肺、脾、肾等脏腑功能失调，水液代谢障碍，湿浊内留，郁而化热，湿热之邪既可困阻中焦，导致脾不升清而清浊俱下，又可扰乱下焦，致封藏失职，终致蛋白尿形成。症见胸脘痞闷、口苦口黏、口干不欲饮、纳呆、大便溏泄不爽、小便黄赤混浊或有尿频尿急而痛、舌质红、舌苔黄腻、脉象滑数等。

痰热在肺者，方用时老自拟加味杏仁滑石汤。

湿热阻于中焦者，方用苏叶黄连汤或半夏泻心汤（半夏、黄连、黄芩、干姜、人参、甘草、大枣）加减。

湿热阻于下焦者，方用八正散（车前子、木通、萹蓄、瞿麦、滑石、栀子、大黄、甘草）加减。

湿热弥漫三焦者，方用三仁汤（杏仁、苡仁、蔻仁、滑石、通草、竹叶、半夏、厚朴）加减。

第一部分　名中医辨治肾病经验

五、从瘀论治

慢性肾小球肾炎病程冗长,久病入络,久病必瘀,瘀阻肾络,精气不能畅流,壅而外溢,故精微下泄而成蛋白尿。慢性肾小球肾炎瘀血的实验指标已有较多的揭示,如血液流变性改变、血小板功能改变、血尿纤维蛋白降解产物增高、肾静脉血栓形成等。如瘀血为兼夹证,则在辨证论治的基础上,加丹参、泽兰、益母草、桃仁、红花等活血化瘀药物。如瘀血征象突出者,则以祛瘀为主。如兼气虚、阳虚者,方用补中益气汤(人参、甘草、黄芪、升麻、柴胡、当归、白术、陈皮)合桂枝茯苓丸(桂枝、茯苓、丹皮、桃仁、芍药)加减。如兼阴虚者,方用血府逐瘀汤(柴胡、前胡、枳壳、桔梗、当归、地黄、桃仁、红花、赤芍、甘草、川芎、牛膝)加减。如症见尿少身肿、腰痛固定、舌质紫黯或有瘀斑、瘀点等,是湿瘀互结,方用当归芍药散(当归、芍药、茯苓、川芎、白术、泽泻)加减治疗。

六、专病专药

在辨证的基础上,使用专病专药,如尿检蛋白明显者,可加入一些对蛋白尿有特殊治疗作用的药物,如偏气虚时加黄芪,偏湿热时加小叶石韦等,此外尚有昆明山海棠、雷公藤、黑大豆、白果、地龙、乌梅、山楂、冬虫夏草等。

消蛋白尿粥

【原料】芡实 30 g,糯米 30 g,白果 10 枚。

【制法】糯米洗净,白果去皮洗净后同芡实共入锅中以文火煮成粥,粥熟后即可食之。日服 1 次,10 日为 1 个疗程。

【功效】白果以苦涩以除湿止带缩小便,同芡实同煮有健脾除湿之效。

【禁忌】此粥不可久服,小儿宜少用。

董 平

中医五法辨治蛋白尿

已故名老中医董平主任医师，临证 50 余年，具有丰富的临床经验，尤其在治疗肾炎蛋白尿方面更有独特的见解和治疗方法，现分述如下。

一、清热疏风散毒法

此治法主要用于急性肾小球性肾炎早期，或慢性肾小球性肾炎急性发作，兼有外感症状，尿液检查又以蛋白为主者。症见发热恶风、鼻塞、咳嗽、咽痛、头面浮肿、小便不利、舌质红、舌苔薄白或薄黄、脉象浮数或细数等。尿检 PRO 较多，ERY、LEU 及颗粒管型少量。诊断为肾炎伴呼吸道感染，中医认为属湿毒夹表证。董老用自拟清疏败毒汤，处方：生麻黄、连翘、赤小豆、苦杏仁、桑白皮、蝉蜕、白茅根、重楼、半枝莲、益母草等。兼有尿血者，董老用自拟肾炎清疏败毒止血方，即上方白茅根、益母草加倍，再加藕节、旱莲草。

【病案举例】 张某，男性，16 岁，学生，1992 年 4 月 20 日就诊。6 岁时曾患过肾炎，经过治疗已愈。半个月前发热，头面浮肿，微有咳嗽，咽痛，小便不利，舌质红，舌苔薄黄，脉象浮数。尿检：PRO（＋＋＋），ERY 3～5，LEU 4～6。证属湿毒夹表，投清热疏风败毒法。处方：白茅根 30 g，益母草 30 g，赤小豆 15 g，大青叶 15 g，半枝莲 15 g，桑白皮 12 g，重楼 12 g，玄参 12 g，连翘 9 g，蝉蜕 9 g，苦杏仁 9 g，生麻黄 6 g。每日 1 剂，水煎服。

以此方加减服用 15 剂后，热退，肿消，咽痛止，小便利。尿检：PRO（＋），LEU 0～1。

再以原方服 9 剂后，复查 PRO 已转阴。随访 1 年，未见发作。

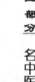

第一部分　名中医辨治肾病经验

二、清热化湿败毒法

此治法主要用于急性肾小球肾炎早期,或慢性肾小球肾炎急性发作期。症见发热、头痛、轻咳、咽喉肿痛、头面肿、小便不畅或涩痛、舌质红、舌苔薄黄或黄而厚腻、脉象浮数或濡数等。尿检:PRO、管型较多,伴少量 ERY、LEU。中医辨证为湿毒内侵证。可用清热化湿败毒法,处方:金银花、野菊花、蒲公英、紫花地丁、紫背天葵、白茅根、重楼、半枝莲、益母草等。兼有尿血者,董老用自拟肾炎清化败毒止血方,即上方白茅根、益母草加倍,另加藕节、凌霄花。

【病案举例】 梁某,男性,6岁,1992年6月27日来诊。1992年2月因肾炎在当地医院住院治疗,用环磷酰胺、强的松等西药治疗,住院3月余,病情得以控制。出院后家长自停西药。5天前受凉,发热 T 38.4 ℃,头痛,轻咳,咽喉肿痛,小便少,尿道灼热,舌苔黄稍厚腻,脉象濡数。尿检:PRO(++++),颗粒管型2～6,ERY 3～5。证属湿毒内侵,治以清热化湿败毒法。处方:金银花20 g,白茅根20 g,益母草20 g,野菊花9 g,蒲公英9 g,紫花地丁9 g,紫背天葵9 g,重楼9 g,半枝莲9 g,牡丹皮9 g,苦杏仁6 g。7剂,每日1剂,水煎服。

二诊:热退,咳减,仍咽喉肿痛,尿检蛋白(+++)。上方加玄参9 g,大青叶9 g,土牛膝9 g。7剂,每日1剂,水煎服。

三诊:咳嗽及咽喉肿痛止,小便利。尿检蛋白(+)。再予原方化裁14剂。

四诊:服药后,尿蛋白转阴。又予7剂调理。

随访1年,未见复发。

三、清热化湿坚阴法

此治法常用于慢性肾小球肾炎反复发作,日久而致肾阴虚而又有湿热证者。症见腰酸腰痛、口干苦不多饮、咽痛、身痒、烦热、便秘、小便频数短赤、下肢肿、舌质红、舌苔薄黄、脉象细数或滑数等。尿检:PRO(+～+++),有少量 ERY、LEU。治以清化坚阴方,处方:知母、黄柏、生地黄、熟地黄、山茱萸、山药、枸杞子、女贞子、地肤子、泽兰、火麻仁、半枝莲、益母草、鱼腥草等。

【病案举例】 马某,男性,25岁,1990年2月12日来诊。18岁时患慢性肾小球肾炎,尿检蛋白长期阳性。现见面足轻度浮肿、腰酸楚、乏力、咽干、便秘、手足心热、小便短赤日10余次、舌质红、舌苔黄稍厚腻、脉象细数等症。尿检:PRO(++),ERY 0～2。

辨证为慢性肾小球肾炎阴虚夹湿热证。治以清化坚阴法,处方:益母草30 g,鱼腥草30 g,泽兰15 g,火麻仁15 g,半枝莲15 g,知母12 g,黄柏12 g,生地黄12 g,熟地黄12 g,山茱萸12 g,山药12 g,枸杞子12 g,女贞子12 g,玄参12 g,车前子(包煎)12 g。21剂,每日1剂,水煎服。

二诊:PRO(++)。再服14剂。

药后PRO(+)。再服7剂后,PRO转阴。继用知柏地黄丸(知母、黄柏、熟地黄、山茱萸、山药、茯苓、丹皮、泽泻)善后。随访半年,尿检一直正常。

四、补中升陷法

此治法主要用于肾炎日久不愈、反复发作而出现脾虚证候者。症见双下肢浮肿、神疲乏力、头晕纳呆、脘腹胀满、舌质淡、舌苔薄白或白而厚腻、脉象沉弱或濡细等。尿检PRO(+~+++)。治用补中升陷汤,处方:菟丝子、桑螵蛸、黑大豆、半枝莲、黄芪、党参、山药、柴胡、桔梗、山茱萸、芡实、玉米须、益母草等。

【病案举例】 李某,男性,28岁,1985年6月20日初诊。患慢性肾小球肾炎已5年。现见下肢明显浮肿、面色萎黄、消瘦乏力、脘腹胀闷、纳呆、舌质淡、舌苔薄白、脉象濡等症。尿检PRO(+++),ERY少许,LEU 2~4,颗粒管型2~3。证属脾虚精气下陷。用补中升陷法,处方:桑螵蛸30 g,芡实30 g,黄芪30 g,菟丝子30 g,益母草30 g,黑大豆30 g,玉米须30 g,党参20 g,山药20 g,半枝莲15 g,山茱萸15 g,柴胡6 g,桔梗6 g。

以上方加减化裁调治2个月后,下肢消肿,脘腹胀减,纳谷增加,精神改善,尿检正常。再以补中益气丸与健脾丸同服1月余。半年随访,尿检一直正常。

五、固肾摄精法

此治法主要用于慢性肾小球肾炎,日久而见肾虚精关不固者。症见眼睑、下肢轻度浮肿,乏力,腰酸,面色㿠白,口咽干,便秘或初头硬后便溏,形寒怯冷,或见阳痿早泄,舌质淡,舌苔薄白,脉象沉细等。尿检蛋白长期阳性。治以固肾摄精法,药用益母草、半枝莲、黑大豆、芡实、金樱子、煅牡蛎、煅龙骨、桑螵蛸、菟丝子、茯苓、枸杞子、山茱萸、山药、熟地黄等药。兼见阳虚症状者,加肉苁蓉、巴戟天、淫羊藿、补骨脂等药。

【病案举例】 强某,男性,30岁,1988年2月22日初诊。患慢性肾小球肾炎已5

年。现见面足俱肿、腰膝酸软、口咽干、乏力、形寒怯冷、便溏、舌质淡、舌苔薄白、脉象沉细等症。尿检：PRO(＋＋＋)，ERY 4～6，LEU 2～3，颗粒管型 2～3。此为肾炎阴阳俱虚证，治以固肾摄精法。处方：熟地黄 30 g，菟丝子 30 g，桑螵蛸 30 g，煅龙骨(先煎) 30 g，煅牡蛎(先煎)30 g，黑大豆 30 g，山药 15 g，茯苓 15 g，山茱萸 12 g，金樱子 12 g，芡实 12 g，枸杞子 12 g，淫羊藿 12 g，巴戟天 12 g，补骨脂 12 g，砂仁(后下)6 g。

二诊：以上方加减化裁，服 21 剂后，浮肿退，诸症改善。PRO(＋)。

仍以上方加减化裁治疗半个月，PRO 转阴。再用六味地黄丸合附桂地黄丸服用 1 个月善后调理。半年内随诊，病情平稳。

肾炎高血压食疗方

(1)夏枯草茶：夏枯草、三七花。夏枯草切碎成小段，与三七花混匀，每次取适量煎水，或泡水。

功效：清热平肝。用于肾炎高血压，属于肝阳上亢。

(2)冬瓜赤豆苡米粥：带青皮籽冬瓜 100 g，赤小豆 200 g，苡米 200 g。先将赤小豆、苡米熬烂，待快熟时，加入切成块的冬瓜，焖熟后食用。

功效：清热利水。用于肾炎高血压，水肿较重，属湿热。

(3)清蒸活甲鱼：活甲鱼 500 g。将甲鱼收拾好，切成小块，放入锅中清蒸。

功效：滋阴潜阳。用于慢性肾炎高血压，属于阴虚阳亢。

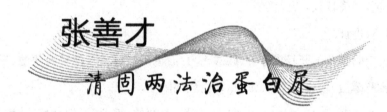

张善才
清固两法治蛋白尿

已故中医张善才老先生，生前是河南省开封市名老中医，从医数十载，学验颇丰，善于辨证施治。现将张先生治疗肾炎蛋白尿的两种方法介绍如下。

一、清热化湿解毒法

适应证：急性肾小球肾炎早期或慢性肾小球肾炎急性发作期。

证候：湿毒内侵证。

症状：头面浮肿、发热、头痛、咳嗽、咽喉肿痛、小便不畅涩痛、舌质红、舌苔薄黄或黄而厚腻、脉象浮数或濡数等。尿检：蛋白、管型较多，伴少量"ERY"、"LEU"。

处方：金银花、野菊花、蒲公英、紫花地丁、白茅根、半枝莲、紫背天葵、瞿麦、琥珀等。

加减：兼有尿血者，再加藕节、生地炭。

【病案举例】 王某，男性，6岁，1984年7月27日初诊。患儿3月曾以"肾炎"在某医院住院治疗3个月。此期间用西药环磷酰胺、强的松等控制病情。出院后自动停用西药。4天前因受凉而见头痛、发热（T 38.4 ℃）、轻微咳嗽、咽喉肿痛、尿少、尿道灼热、舌苔黄厚腻、脉象濡数等。尿检验：蛋白（＋＋＋＋），颗粒管型2～6，ERY 3～5。辨证为湿毒内侵证。治用清化湿热解毒法。处方：白茅根20 g，金银花15 g，蒲公英10 g，半枝莲9 g，野菊花9 g，紫花地丁9 g，紫背天葵9 g，琥珀5 g，苦杏仁5 g。8剂，每日1剂，水煎服。

二诊：患儿热退，咳嗽减轻，仍咽痛，尿蛋白（＋＋＋）。前方加防己6 g。

三诊：服12剂后尿蛋白转阴。又给7剂巩固疗效。

随访1年，未见异常。

二、固肾敛精法

适应证:肾炎日久,肾失固摄证。

证候:肾虚证。

症状:双眼睑及下肢轻度浮肿、腰酸乏力、面色㿠白、口干、便秘或便溏、形寒怯冷、舌质淡、舌苔薄白、脉象沉细等。尿检蛋白长期阳性。

处方:熟地黄、山药、山萸肉、枸杞子、茯苓、桑螵蛸、煅龙骨、煅牡蛎、金樱子、芡实、半枝莲、益母草、补骨脂等。

加减:阳虚甚者,加淫羊藿、肉苁蓉等。

【病案举例】 刘某,男性,31岁。患慢性肾小球肾炎已6年。1983年3月22日初诊,症见腰膝酸软、口咽干、乏力、形寒怯冷、面足浮肿、大便稀溏、舌质淡、舌苔薄白、脉象沉细等。尿检验:蛋白(+++),颗粒管型2~3,LEU 2~3,ERY 4~6。诊断为慢性肾小球肾炎。辨证为阴阳俱虚证。治宜固肾敛精。处方:煅龙骨20 g,煅牡蛎20 g,熟地黄15 g,桑螵蛸15 g,山药15 g,山萸肉12 g,金樱子12 g,芡实12 g,枸杞子12 g,补骨脂12 g,茯苓12 g,淫羊藿10 g,草豆蔻9 g,白术9 g。

二诊:以此方化裁服3周后,浮肿消退,诸症改善,尿蛋白转为(+)。

再服2周,尿蛋白转阴。后用金匮肾气丸(熟地黄、山药、山萸肉、茯苓、丹皮、泽泻、附子、桂枝)服用1个月,半年内未见异常。

小便不通,浮肿气喘食疗方一则

萹蓄草、红高粱根各30 g,灯心草6 g,水煎服。

蒙木荣
六型辨治肾病蛋白尿

蒙木荣教授（广西中医学院，邮编：530011）为广西名中医，从事临床与教学工作近30载，精于医道，重在实践，对多种肾脏疾病的治疗积累了丰富的经验。

蛋白尿是多种肾脏疾病的主要临床表现之一，是由于肾病患者受累的肾小球基底膜通透性增强，或损伤的肾小管不能充分重吸收，而使大量蛋白质从尿中排出，形成蛋白尿。中医认为导致蛋白尿的原因较多，风邪袭表、疮毒内犯、外感水湿、饮食不节、久病劳倦等均可致肾损。阴精的封藏、固摄与生化均为肾所主。肾虚不能固摄精微，精微随尿流出体外则为蛋白尿。其病位主要在肾。然阴精流失过多，须后天之精的补充，与脾胃后天之功能强弱也密切相关。本病以气阴两虚为本，病机为本虚标实、虚实交错。此病日久必有瘀血内阻，久病入络，血行滞涩，肾精不能循行正道而外溢，则蛋白尿经久不愈，或反复出现。若同时肺虚通调水道失职，肾之主水功能失用，则常与水肿并见。所以风、湿、瘀、毒为肾脏疾病蛋白尿标邪之4大特点。

中医认为蛋白尿的流失，是由于肾虚封藏失司，肾不藏精所致，因此根据"虚则补之，实则泻之"的原则制定扶正固本、益肾健脾、固精生精等为大法。再针对复杂病症，分别辅以祛风、利水、解毒、行瘀等治法。临证治疗中，蒙木荣教授以宋代钱乙《小儿药证直诀》中的六味地黄丸加黄芪、猫须草为基本方。六味地黄丸主治肾精不足，真阴亏损。方中熟地黄为君，滋阴补肾，填精益髓，壮水之主；山茱萸酸温以补肝肾，涩精秘气；山药补脾固肾，益肾涩精，补癸水之上源；以牡丹皮辛寒，清少阳之火；茯苓淡渗，以导壬水之上源，交通心肾；泽泻利湿泄浊，并防滋腻太过而恋邪；加入大剂量黄芪，有补气、摄精、托毒、利水等功效，以益气摄精；猫须草性凉味苦，有清热固肾之功，以清热渗湿，强阴益肾。且现代药理研究证明，黄芪、猫须草两味药对实验性肾病能降低蛋白尿的排泄。临床实践也证明，在辨证用药的基础上，加用此两味药能明显提高疗效。全方数药合用，补中有泻，寓泻于补，以泻助补，促进填补阴精之力。且治疗上要注意守法守方，切忌中途易辙，操之过急，而使培补不终。

肾病蛋白尿持续时间长，易反复发作，病情复杂多变，有时多个证型并见，故临证时当仔细辨别，分清主次，虚实兼顾调治。辨证论治如下。

一、风邪外侵

临床症状：颜面、肢体反复浮肿，周身不适，头晕头痛，发热恶寒，鼻塞流涕，咳嗽，口干咽燥、咽喉肿痛，舌质淡、舌苔薄黄，脉象浮细等。尿检：尿蛋白(＋～＋＋)。

治则：宜急则治其标，疏风解表，益肾固精。

方药：以基本方加荆芥、防风、羌活、金银花、七叶一枝花、连翘等治疗。

二、湿热蕴结

临床症状：肢体浮肿，咽喉肿痛，口黏或口干、不欲饮水，五心烦热，皮肤或见疮疖或见化脓发热，小便频数涩痛、大便溏秽或秘结，舌质红、舌苔黄腻，脉象滑数等。尿常规：蛋白(＋～＋＋＋)、红细胞(＋～＋＋)、白细胞(＋～＋＋)。

治则：宜清热解毒，益肾固精。

方药：以基本方加金银花、蒲公英、白茅根、车前草、白花蛇舌草等治疗。

三、水邪内阻

临床症状：肢体浮肿，甚则胸水、腹水，腰以下肿甚，按之凹陷不起，面色灰滞，脘闷腹胀，腰膝困累，纳差，尿少便溏，舌质淡、舌体胖、舌苔白腻，脉象沉滑等。尿常规：蛋白(＋＋～＋＋＋＋)。

治则：宜淡渗利湿，温阳化气，益肾固精。

方药：以基本方合五苓散(茯苓、猪苓、泽泻、白术、桂枝)加大腹皮、徐长卿等治疗。

四、肾精亏损

临床症状：眼睑、下肢微肿或不肿，肿时按之凹陷难复，反复发作，神疲乏力，头晕耳鸣，腰膝酸软，五心烦热，舌质红、舌苔少，脉象弱、两尺无力等。尿常规：蛋白(＋～＋＋＋)。

治则：宜固肾摄精。

方药：以基本方加女贞子、金樱子、五味子、菟丝子、桑螵蛸等治疗。

五、脾肾气虚

临床症状:下肢微肿或不肿、肿时按之凹陷难复,神疲乏力、少气懒言,面色萎黄无华,腰膝酸软、肢困身重,纳差,便溏,舌质淡、舌边有齿痕、舌苔薄白,脉象细缓等。尿常规:蛋白(＋～＋＋＋)。

治则:宜补肾固精,健脾益气敛精。

方药:以基本方加党参、白术、芡实、炒扁豆、薏苡仁等治疗。

六、瘀血阻滞

临床症状:下肢微肿或不肿,皮色晦暗,皮下有瘀点、瘀斑,口唇爪甲青紫,头晕乏力,夜寐差,四肢麻木,腰腿酸痛、夜间为甚,口渴而不欲饮或少饮,尿少色黄,舌质暗或有瘀斑、瘀点、舌苔薄白,脉象涩等。尿常规:蛋白(＋～＋＋＋)。血液显高黏状态或高凝状态。

治则:宜益肾固精,活血化瘀。

方药:以基本方加益母草、丹参、三七、川芎、赤芍、桃仁等治疗。

【病案举例】

病例 1 患者,女性,66 岁,于 2003 年 1 月就诊。1 周来腰部胀痛,头晕乏力,手足心热,咽痛,夜寐差,小便频数,色浑浊,舌质淡红、舌苔微黄腻,脉象细略数。尿常规:蛋白(＋＋＋),白细胞(＋＋)。自述患慢性肾小球肾炎已 4 年,反复尿检:尿蛋白一直是(＋～＋＋)。中医辨诊证为肾精亏损,湿热内阻。治宜滋阴固精,清热解毒利湿。拟以基本方化裁:黄芪 30 g,熟地黄 15 g,金银花 15 g,车前草 15 g,白花蛇舌草 15 g,蒲公英 15 g,茯苓 15 g,山药 15 g,猫须草 15 g,山茱萸 10 g,泽泻 10 g,黄柏 10 g,牡丹皮 10 g,甘草 6 g。7 剂,每日 1 剂,水煎服。

二诊:患者咽痛、小便频数等症状明显减轻,尿色转清,尿检:尿蛋白(＋＋),白细胞转阴。再用基本方加五味子 15 g,枸杞子 10 g,菟丝子 10 g,桑螵蛸 10 g。10 剂,每日 1 剂,水煎服。

服药后,尿检蛋白微量。以此方化裁治疗 3 个月后,尿检蛋白转阴。

【按语】 此例肾病患者原为肾精亏损,固摄失司,当以肾虚为本;后因湿热内阻,内扰肾关,湿热为标,而为虚实交错之症。故治疗以基本方固本,加入清热解毒的黄柏、金银花、蒲公英、白花蛇舌草及清利湿热的车前草等药。标症除后则补肾固精为主,故二诊时加入枸杞子、菟丝子、桑螵蛸等药滋补肾精。前后治疗 3 个月,肾关得固,蛋白尿自止。

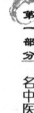

病例 2 患者,男性,28 岁,2003 年 2 月 23 日就诊。症见下肢微肿,按之凹陷难复,腰痛,夜尿多,身倦乏力、头晕耳鸣,纳差、夜寐差,舌质淡、舌苔薄白,脉象沉细等。尿常规:蛋白(+++)。反复发作已 10 余年。中医诊断为"水肿",辨证属脾肾气虚。治宜益肾健脾,益气固精。拟用基本方合水陆二仙丹(金樱子、芡实)化裁:黄芪 30 g,熟地黄 15 g,茯苓 15 g,山药 15 g,猫须草 15 g,党参 15 g,白术 15 g,薏苡仁 15 g,女贞子 10 g,山茱萸 10 g,泽泻 10 g,牡丹皮 10 g,金樱子 10 g,芡实 10 g,菟丝子 10 g,甘草 6 g。7 剂,每日 1 剂,水煎服。

二诊:中药连服 7 剂后,尿常规:蛋白(+)。继服 14 剂,每日 1 剂,水煎服。

服药后,尿常规:蛋白(-)。再用上方化裁治疗 3 个月,以巩固疗效。

【按语】 此例肾病患者以基本方益肾利湿,合水陆二仙丹甘能益肾,涩能止脱;加健脾益气的党参、白术、薏苡仁等药,使脾气足则能助肾摄精,达到消除蛋白尿之效;加补肾填精的菟丝子、女贞子等品,以增强疗效。

打通生死窍治疗肾亏音哑

早晨锻炼后感到声音像堵在嗓子眼似的,一讲话两耳嗡嗡响,说话的声音好像也嗡嗡响,休息一会儿就好,是中气不足。每天锻炼不能过量,平时可用打通生死窍的方法来解决这个问题。

先让自己静一静,坐好,注意力倾注于腹部肚脐与腰部命门之间,前后成一直线,左右两侧视线与前后视线交叉呈"十"字。注意力围绕这个"十"字开始先右转圈,即从肚脐朝前 1 寸处开始,往右后转到右侧腰眼。稍停一会儿,再从右侧腰眼,向前转到肚脐为一圈。左右侧各转 18 圈。

开始做的时候,注意力从肚脐前伸 8~10 厘米。想一想就可以,不要超过8~10 厘米,伸得太多会觉得气抽得慌,感到气不够用,就会不舒服。注意力朝前伸,可将中气引导出来,如果觉得拉得远了,就往后收一收,像抻皮筋一样,一收就转,稍停后再转,共转 36 圈。

这个方法主要治中气不足,中气不足多由肾虚引起。古人认为,脐内丹田为人体生死之窍,练之可补肾亏。早、晚各做一次,时间不限,不做收式,做后感到舒服、气足了就行。

施丽君等

从湿论治小儿肾病蛋白尿

施丽君、李颖、刘颖等医师(沈阳市儿童医院，邮编：110032)从湿邪的致病特点
及小儿的生理病理特点角度探讨小儿肾病蛋白尿发生、发展与湿邪的关系，指出湿邪
贯穿于小儿肾病的始终。 中医治疗肾病蛋白尿是从整体出发，治病求本，调整脏腑的
功能，改善临床症状，控制尿中蛋白的丢失。 益气健脾化湿法既可健脾利水消肿治表，
又能补益正气，调整脏腑功能治疗蛋白尿，所以为标本兼顾之法。 鉴于湿邪在发病中
的特殊地位，在治疗过程中无论哪一个阶段，都时刻要注意湿邪，以祛湿为要，但也勿
忘健脾为治湿之源。

肾病蛋白尿的发生和湿邪关系密不可分。《内经》记载有"诸湿肿满，皆属于脾"，
湿邪在肾病发病过程中起着重要作用。湿是发病之因，又是发病过程中的病理产物。
湿有外湿和内湿之分，居处湿地或冒雨涉水，水湿之气内侵，损伤脾气，影响脾胃水湿
运化功能，水不利则为肿，表现为小便短小、小便不利等；脾伤则不运，失于升清降浊，
清浊不分，精微物质下泄，超过肾的封藏能力，从尿中丢失。内湿的产生责之于劳倦、
饥饱伤脾，脾伤则精微物质无以敷布，内聚成湿浊之邪；加之本病久服激素等升火之药
物，使机体处于阴虚阳亢、水火失济的病理状态，气化不全，水湿无以宣行，横溢肌肤而
出现浮肿，水湿停滞，气化失司而尿少，水谷精微无以敷布，脾失布精，肾失封藏，精微
物质外漏而尿中出现蛋白。治疗上祛湿邪彻底与否，直接影响本病的预后，如祛湿不
彻底则缠绵难愈。

湿邪贯穿肾病发病的始终。湿邪的特点是湿性重浊，湿易伤下，缠绵难愈。在《医
方考》中谓"下焦之病，责于湿热之论"，《宣明医论》谓"湿气先伤人之阳气，阳气伤不能
通调水道，如水道下沉瘀塞，上流泛溢必为水灾"。本病初期，多为湿邪伤表，表现为不

第一部分　名中医辨治肾病经验

同程度的浮肿、尿少、尿黄、咽赤、身重乏力、舌质红、舌苔黄腻、脉象濡数等。湿邪入侵或风邪夹湿,一旦风去,湿邪化热,即留湿为患,水液代谢受阻,水谷不化聚而为湿,湿邪内侵易于伤脾,影响脾主运化水谷和水湿,造成两者的恶性循环。发作日久,湿热下蕴,伤及阴络,湿热稽留日久,脉络阻滞,形成瘀血。病久缠绵,久病入络。本病反复发作、缠绵难愈的特性也符合湿邪致病的特点。

小儿的生理病理特点为小儿脏腑娇嫩,形气未充,各脏腑的结构和功能发育不完善,机体对外界各种抵抗力差,加之寒湿不能自调,乳食不节,易于损伤脾胃,而小儿"脾常不足",脾胃功能发育不完善,运化功能不健全,易为饮食所伤,脾虚则饮食不能正常消化,水谷精微不能正常输布,出现聚湿成饮,清浊不分,精微下流的病理变化。另外,小儿为纯阳之体,表现为感受外邪易于热化,外邪侵袭,酿湿不足,肌肤薄弱,对外邪的易感性较强,发病容易,传变迅速。小儿肾病不同阶段涉及肺、脾、肾三脏,最终导致湿困脾土,脾胃机枢不利。

一、发病初期

症状:表现为不同程度的水肿,伴有尿黄、发热、咽赤、身重倦怠、乏力、舌苔黄腻、脉象濡数等症。

治法:以祛风除湿为主,"治湿不利小便,非其治也",通过通利小便给湿邪以出路。

方药:用四苓散和银翘散加减。

二、病情迁延或反复发作期

症状:患儿多出现脾虚的证候,表现为神疲乏力、腹泻、舌质淡、脉象虚等脾虚症状,蛋白尿症状逐渐加重,随着尿中蛋白丢失增多,脾虚的症状越来越严重。

治法:以益气健脾化湿为主。

方药:用参苓白术散加减,并配以利湿的药物。在临床上观察对于大量蛋白尿的患儿,重用黄芪、山药,药量在 30 g 以上,能有效地减少尿蛋白,长期服用可升高血中的蛋白含量。

部分患儿有湿热内蕴兼脾虚的症状,或服激素类药物表现库欣征属于湿热证时,可配合清热利湿药物而提高疗效。

三、发病较久的患儿

症状:尿中蛋白持续不消退,临床上表现面色晦暗,舌质暗、有瘀点、脉象涩等血瘀证候,客观检查可见血黏度增高等血流变学改变。

治法:活血,利湿。

方药:应选用一些既有活血作用,又有利湿作用的药物,如益母草、泽兰之类,以增强消除蛋白尿的功效。

滋阴补肾治疗脚后跟酸痛

有人经常脚后跟疼,尤其冬天疼得更厉害,干家务活站久了也疼,这是什么病呢?此病多因久站伤筋而引起,不过冬天受寒也可以引起脚后跟疼。其病根还是因为肾亏、肾水不足。用脑太多也容易肾亏。青年人脚后跟疼往往因为性欲过度,过多伤肾。因为"不通则痛,通则不痛",脚后跟疼也属肾经不通。要使肾脏的功能增强,足少阴肾经畅通,可以用滋阴补肾的方法来解决。人有"内肾""外肾",男女不同。男子外肾是两睾丸,女子是两乳头。因此,男女操作方法也不一样。

男子两睾丸通阴跷、阳跷脉,阴跷脉要穴在内踝骨下面的照海穴。男子将注意力贯注到此穴上,想像两内踝骨处的照海穴,守住这个穴道,这时内肾里的气自然会往上走,肾气就上来了。外肾在阳跷脉的要穴,叫申脉,是外踝骨下面凹陷下去的穴位。这样一想像,自觉睾丸有往下降之感,气就往上升了,可通内肾。接着就是用手揉捏昆仑、太溪这两个穴位(昆仑穴在外踝后方与足大筋前方的中间凹陷处,太溪穴在内踝后方与足大筋的中间凹陷处),用左手揉右边,右手揉左边,用手指点完就往里一捏,然后揉这两个穴位。两个穴位通了,整个脚后跟就不疼了。

女子的外肾是两个乳头,做这个保健法时先守膻中(膻中穴位于两乳间中点处)。同时拿两手心对着两乳头划圈,觉得乳头与手心热了,脚心也热了,气就从腿往下走,一直通到脚。半小时以后,再揉捏昆仑和太溪穴。

先关注"内肾",后关注"外肾",就能增强肾脏功能。

第一部分 名中医辨治肾病经验

肖相如等
治肾病用汗法

肖相如副研究员（北京中医药大学，邮编：100029）、崔玉琴医师等，研究汗法在肾病中的运用，其主要目的有三，即发汗解表、利水消肿、发汗排毒。

一、发汗解表

肾病与表证关系密切，许多肾病因表证而起，如 IgA 肾病多因表证而引发血尿等临床症状；许多肾病因表证而复发或加重，如慢性肾小球肾炎、肾病综合征等经治缓解，常因外感而复发，慢性肾功能衰竭常因外感而导致病情加重恶化，甚至危及患者的生命。所以，在治疗肾病的过程中能否正确地运用汗法，及时地解除表证，与肾病的预后转归直接相关。急性肾病的表证与一般的表证并无两样，而慢性肾病的表证则有其特殊性。由于慢性肾病的基本病机为本虚标实，所以其表证都是在本虚基础上的外感，其治疗也必须是扶正与解表同用，具体治法也要根据外邪的性质而定。

如外感风寒者，宜益气解表，方用人参败毒散、参苏饮等，甚至用温阳解表，方如麻黄细辛附子汤。

如外感风热者，治宜滋阴解表，方用银翘汤（金银花、连翘、竹叶、生地、麦冬、甘草）加味。咽痛者，可用银蒲玄麦甘桔汤。

二、发汗利水

发汗利水用于外感所致的肾炎水肿，如急性肾小球肾炎的水肿、慢性肾小球肾炎急性发作期的水肿等。其病机为外邪袭表，肺失宣畅，津液既不能宣发于肌表而为汗，又不能下输于膀胱而为尿，风遏水阻，风水相搏，溢于肌肤。

外感所致的水肿一般以头面肿为主，或以头面肿为先。头面肿为主是容易理解的，为什么要强调头面肿为先呢？就是因为在临床上很多外感水肿的病人就诊时全身的浮肿都很严重,头面肿并不比其他部位突出,仅仅从肿的程度已经无法做出判断,这时追溯病史就显得格外重要,如果病人的水肿是从头面部开始的,那么,就可以认定是属于外感水肿。外感水肿伴有表证,如发热恶寒、头身疼痛、脉象浮、舌苔薄或有咳嗽等。外感水肿的治疗应该辨别外邪的性质。

关于外感水肿的治疗虽然《内经》中有"开鬼门"的原则,《金匮要略》中有"腰以上肿当发汗乃愈"的原则,但是从临床实践来看,发汗利水法的准确运用并非易事。有鉴于此,时振声教授根据多年的临床经验制定了3条运用标准:一是水肿兼有表证,这是容易辨认的;二是水肿兼有咳嗽、气喘、胸闷等肺经证候;三是水肿病程短,在1个月以内者,也就是说,即使病人没有表证和肺经的证候,只要病程没有超过1个月,仍然是发汗利水法的适应证。

(1)风寒水肿:可见恶寒重、舌质淡、舌苔薄白、脉象浮紧或沉细等。可用麻黄汤合五皮饮加怀牛膝、车前子等。

(2)风热水肿:可见发热重、咽红咽干咽痛、舌质红、舌苔薄黄、脉象数等。可用麻杏石甘汤合五皮饮加怀牛膝、车前子等。

(3)湿热在表:有皮肤疮毒者为湿热在表,可用麻黄连翘赤小豆汤加车前草、益母草、白花蛇舌草、白茅根等。

治疗外感水肿麻黄是主药,麻黄发汗解表、宣肺平喘、利水消肿的功效与外感水肿的病机是最符合的,同时只要辨证确有外感,用麻黄也是安全的,一般可用10 g。用麻黄后病人会出现心律加快,但血压不升高,随着利尿作用的产生,原有血压高者会下降。如果病人本来有快速心律失常,则用麻黄应谨慎,此时可以用浮萍代替麻黄,其用量为30 g。现在临床上很多医生认为,麻黄的发汗作用太峻猛而不用,多选用一些比较平和的解表药物,导致疗效大打折扣。其实,只要辨证确有风寒表证或者水肿确属外感所致者,用麻黄是正确的,效果也是肯定的。

【病案举例】

例1 乔某,男,17岁。因全身浮肿20天伴腹水入院,诊断为慢性肾小球肾炎肾病型。初用胃苓汤合五皮饮,每日尿量仅600~700 ml,后改用越婢汤合胃苓汤加减,尿量明显增加,每日尿量均在1 000 ml以上,最多可达1 900 ml,水肿很快消退。

例2 林某,男,31岁。因浮肿20天入院。入院时有腹水,腹围85 cm,开始即用健脾利水,腹围增至88 cm;后改用温脾利水、行气利水,腹围继续增至91 cm;以后又用温肾利水,尿量仍不增多,腹围增至102 cm,直到入院后8个月,因合并胸水而呼吸不利,同时出现鼻衄、咳嗽、舌苔薄黄、脉象弦滑等肺经症状时,方用越婢汤合五苓散加车前子、鲜白茅根。1周后尿量由每日800 ml增至1 100～1 900 ml。因周身痒而将麻黄改为浮萍。服药2个月,水肿全消,腹围减至76 cm。此病人病程短,但因没有及时运用发汗利水而使病程延长。

三、发汗排毒

主要用于慢性肾功能不全、尿毒症患者。发汗排毒法可促进有毒的代谢废物从汗液排泄。患尿毒症时,肾脏的结构破坏,排泄功能障碍,有毒的代谢废物潴留体内,使人体产生自身中毒症状,此时机体可通过自身调节增加汗腺的排泄功能。研究发现,患尿毒症者的汗液中代谢废物的含量比正常人显著增高,所以,有人将皮肤称为人体的第二肾脏,是人体酸碱、水电平衡的重要调节器官。中医认为,皮肤和汗腺的功能属肺所主,所以,患尿毒症时,宣肺发汗可促进毒素的排泄,缓解尿毒症症状。

一般可在辨证论治方中加用麻黄、杏仁等宣肺发汗之品;也可以用麻黄汤加羌活、川芎、红花等做露头蒸汽浴,对尿毒症具有良好的辅助治疗作用。

肾虚药膳方一则

鸡肉烧鱼肚

【配料】鱼肚90 g,熟鸡肉、青菜各60 g。盐1.5 g,鸡油9 g,素油500 g,料酒少许。

【制法】将鱼肚浸入清水中,再煮去腥味,然后洗白。锅内放素油,把鱼肚入锅,用小火慢慢烧至六成熟,把鱼肚捞出,切成长2 cm,宽1.5 cm的小块。锅内油烧至七成热,把切好的鱼肚下锅炸5分钟,然后改用大火,边炸边搅动,使其炸透,炸好后捞出晾凉,再放入清水中浸出油质,最后切成片。鸡肉切成片,锅内放高汤,用大火烧开,放入鸡肉、鱼肚、青菜、盐、鸡油、料酒等,煮几分钟后起锅。入盘时,青菜垫底,鱼肚放在上面。

【功效】补肾益精,滋养筋脉。适于肾气虚者。

何 婕
肾病从肝论治

何婕医师（浙江省德清县人民医院，邮编：313216）从肝论治肾病，开阔了中医治疗肾脏病的思路。

肾病，从中医角度分析多与肺、脾、肾三脏关联，从《内经》的"诸湿肿满，皆属于脾"及"开鬼门"、"洁净府"、"去菀陈莝"三条基本原则来看，皆说明应从肺、脾、肾三脏论治。在临床实践中体会到，某些肾脏疾病与肝的病理状态密切相关。临证时应明确肾脏病的病因病机，根据中医"同病异治"的原则，何婕医师总结出4种治疗方法，索症求因，从肝论治肾病，临床中结合病情，灵活应用，辨证施治，取得较好的疗效。

肝脏和肾脏在经络、病理、生理上是有密切联系的。肝和肾在经络上同属三阴经，从经络传病分析，足厥阴肝经可传至足少阴肾经。从生理上讲，肾主水，又主纳气藏精，开窍于耳及二阴，肝主疏泄，主藏血，开窍于目，肝若能遂其条达之性，气机通畅，实有助于水液的排泄。肝血有赖于肾精的滋养，肾精也不断得到肝血所化之精的填充，精与血是互相资生的，所以有"乙癸同源"、"精血同源"、"肝肾同源"之说。在病理上，肾精与肝血的病变亦常相互联系，相互制约。肾精亏损，可导致肝血不足；反之，肝血不足，也可引起肾精亏损，阴液不足，可导致阳的偏亢；阳偏盛，则要消灼阴液，导致阴的不足。故临床上往往肾阴不足，可引起肝肾不足，致肝阳上亢；反之，肝火太盛，可下劫肾阴，形成肾阴不足。再则肝虚疏泄无能，肝气肝阳不足，阳气困乏，子盗母气，肾阴亦虚，水无所制，泛溢妄行为水肿。正如朱丹溪《格致余论》云："主闭藏者肾也，司疏泄者肝也。"肾病多为脾肾虚衰、水失健运、湿毒潴留所致。

肾病从肝论治四法如下。

第一部分 名中医辨治肾病经验

一、温补肝肾、疏肝理气法

适用于肝郁肾虚、阳气困乏、水气阻滞者。

【病案举例】 张某,女,48岁,2001年3月24日就诊。患慢性肾小球肾炎,反复水肿5年,近3个月加重。现症见:郁闷不乐、胸胁时痛、健忘脱发、舌质淡、舌苔白、脉象细而无力等。处方:当归15 g,黄芪30 g,白芍15 g,桂枝10 g,党参15 g,仙灵脾15 g,菟丝子15 g,香附10 g,枳壳10 g,茯苓15 g,炙甘草6 g。前后共服药30剂,诸症好转。

【按语】 该证属肝虚疏泄无力,肝气肝阳不足,阳气困乏,子盗母气,肾阳亦虚,水无所制,泛溢妄行,而为水肿。治予温补肝肾,疏肝理气,化气行水,使小便畅通,肿满消退,精神振奋。

二、疏肝理气、健脾利湿法

适用于肝失疏泄、气机不利、气滞湿阻、水湿停聚者。

【病案举例】 王某,女,38岁,2001年6月7日就诊。患肾病综合征,反复颜面、下肢浮肿半年。现症见:腰酸背疼,胸闷纳呆,头晕而胀,舌苔薄白微腻、脉象弦等。处方:柴胡10 g,香附10 g,陈皮10 g,白术10 g,茯苓20 g,当归15 g,木香10 g,菟丝子10 g,益母草15 g,泽泻15 g,甘草6 g。服药15剂,诸症减轻。

【按语】 脾主运化水湿以制水,肝主疏泄以助脾运化,若肝失疏泄,气机不利,克伐脾胃,中气溃败,水湿停聚,聚于上焦则头晕而涨,聚于中焦则胸闷纳呆,聚于下焦则便溏。故治予疏肝理气,健脾化湿,湿去气畅,诸症缓解。

三、补肾益肝、育阴潜阳法

适用于肾阴久亏、水不涵木、肝肾阴虚、肝阳上亢者。

【病案举例】 李某,男,42岁,2002年7月9日就诊。患慢性肾小球肾炎、肾性高血压,反复头晕头痛、腰疼膝软已10年。现症见:心悸失眠,遗精乏力,尿频尿浊,面色潮红,舌质红、舌苔薄,脉象弦细等。处方:熟地20 g,怀山药15 g,枸杞子10 g,山萸肉10 g,茯苓15 g,丹皮10 g,泽泻10 g,牡蛎30 g,川牛膝10 g,龙骨30 g,珍珠母30 g,钩藤15 g,炙甘草6 g。服药30剂,诸症好转。

【按语】 肾主水藏阴精,肾阴久亏,则水不涵木,肝阳上亢,宣肃失司而致血压上升,心悸失眠,面色潮红。治拟补肾益肝,育阴潜阳,使木得水涵,肝肾条达,气机疏畅,诸症缓解。

四、补益肝肾、活血化瘀法

适用于肝肾阴虚、久病入络、气滞血瘀、运行不畅者。

【病案举例】 王某,女,59岁,2000年9月12日就诊。患慢性肾小球肾炎、氮质血症,反复头晕腰疼乏力20余年。现症见:耳鸣头昏,胸闷纳呆,夜尿频多,颜面无华、色晦暗,舌质黯红、舌苔薄,脉象弦涩细等。处方:熟地20 g,黄芪30 g,党参20 g,山萸肉10 g,鸡血藤10 g,干地龙10 g,白茅根30 g,炙甘草6 g。服药30剂,诸症减轻。

【按语】 久病入络,气机不畅,瘀血滞留,而致面色无华,色晦暗,耳鸣头昏等症。治予补益肝肾,活血化瘀,祛瘀生新,气血运畅,诸症减轻。

肾亏药膳方三则

(1)刀豆适量。猪腰子1个,洗净剖开,将刀豆子放入,用白菜叶或荷叶包裹,外用黄土泥包,置炭火中烧熟。除去包裹物嚼食。可用于肾虚腰痛。

(2)墨旱莲100 g。乌鸡1只,洗净,入开水中焯一下,捞出,冲洗干净。墨旱莲洗净,放入鸡腹中,一起放入清水中文火炖30分钟。起锅时,放少许盐,喝汤吃肉。本方功能凉血止血,补益肝肾,清热解毒。用于肝肾亏虚,牙齿松动,须发早白。

(3)吴茱萸50 g,放入500 g黄酒中浸泡10天以上。猪腰200 g除去筋膜,用小苏打和食盐泡洗后切成腰花。炒勺烧热后放入素油,待有八成热时放入葱、姜炝锅,再放入腰花翻炒,此时加蒜末及泡过吴茱萸的黄酒若干,再放食盐等少许调味,熟后勾芡,淋少许明油,出勺装盘即可。此菜可以补肾益精,预防老年人重听。

第一部分 名中医辨治肾病经验

第二部分　名中医治疗肾病的
验方效方

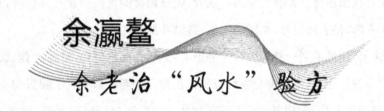

余瀛鳌

余老治"风水"验方

余瀛鳌教授（中国中医科学院，邮编：100700）门出高墙，其先父余无言先生是我国近代仲景学说的研究大家。余瀛鳌教授既有家传，又是中医名家秦伯未先生的得意门生，得诸名家亲点，又系西医之科班，可谓贯通中西、集名家之大成，余先生在理论建树、临床经验等方面，均非同凡响。

余老说急性肾小球肾炎的临床表现接近于中医说的"风水症"。风邪善行而数变，风水的水肿往往先从头面部开始，逐渐发展到全身。其病理机制是：外感风邪，内有水气，水为风激而上行。故运用发表、祛风、制水法比较符合风水的病机，根据这样的原则，余老拟定了风水第一方：茯苓12g，车前子（包煎）12g，苏叶（后下）10g，防风10g，防己10g，陈皮10g，炙桑白皮10g，大腹皮10g，丹皮10g，猪苓10g，麻黄（先煎）6g，泽泻6g，木通4g。主治：急性肾小球肾炎，见遍体水肿、头痛、血尿等症。

有一部分急性肾小球肾炎的患者在发病时，兼有较严重的上呼吸道感染症状，如咳嗽、鼻塞等，则需在风水第一方的基础上予以增损，又拟定了风水第二方：杏仁12g，车前子（包煎）12g，苏叶（后下）10g，防风10g，陈皮10g，炙桑白皮10g，茯苓10g，丹皮10g，猪苓10g，麻黄（先煎）6g，法半夏6g。本方不仅发表、祛风、利水，且兼有宁嗽的作用。

临床上在治疗急性肾小球肾炎的患者时，俟水肿消退后，即应照顾到脾肾，因脾为水之制，肾为水之本，肿消后应当扶脾温肾，巩固病情，以免复发。以八味肾气丸加减为风水第三方：炙黄芪12g，党参10g，熟地黄10g，茯苓10g，山萸肉10g，山药10g，泽泻6g，丹皮6g，附片（先煎半小时）4g。临床实践证明，本方有助于肾功能的恢复。

余老认为，关于慢性肾小球性肾炎的治疗，其总则不外健脾、温阳、行气、利水诸法,再根据临床症状的不同,而变化治则。例如腹水显著时,宜行气利水为主。如体虚明显者,则宜扶阳温肾。若兼有胃肠症状者,则宜调脾健胃。如兼有外感时,则宜先治其标,祛风宜肺,待表证解除、水肿消退后,再以补益肾气为主。

在临床上,还可见到一种轻度浮肿的患者,见症为面色㿠白、食欲欠佳、腹微气胀、四肢无力、容易疲乏等,但各种化验检查基本正常。余老认为应属于脾胃功能失调,治疗以调中健脾为大法,常用补中益气汤(黄芪、白术、陈皮、升麻、柴胡、党参、甘草、当归、生姜、大枣)、香砂六君子汤(木香、砂仁、党参、茯苓、白术、甘草、陈皮、半夏)、防己黄芪汤(防己、黄芪、白术、甘草)等加减化裁,健脾胃,运中焦,消浮肿。

泌尿生殖系统的内外养生法

生殖系统由肾、膀胱、精囊、睾丸、卵巢、子宫等器官组成,担负人类繁衍后代的重任。而"肾为肝之母",人活动的精气神由肾而来,可见,泌尿生殖系统在人体中作用很大,不可忽视其保健。换一个视角,泌尿生殖系统多舛,例如肾炎、肾结石、尿毒症、膀胱炎、结石、精囊、卵巢之疾,子宫瘤以及性病等。泌尿生殖系统还是艾滋病进入人体的通道。

操作方法:生活中要注意泌尿生殖系统的卫生,还要保持健康的心态并洁身自好。此系统的锻炼在小腹内,以揉摩小腹为佳。

想像暗示:活跃生殖系统大小血管细胞,清洗、稀释生殖系统大小血管血液,加速微循环流量,清除生殖系统大小血管内垃圾、脂肪。

站立发声:咦——唏——微——哈!

张志坚
张氏自拟宣肺靖水饮治肾炎

张志坚主任医师，是江苏省常州市中医院名老中医，对于治疗慢性肾小球肾炎有着丰富的临床经验，疗效显著。

张志坚主任医师认为，慢性肾小球肾炎的病因有 3 个方面，即素因、主因和诱因。肺、脾、肾三脏的虚损是素因，外感风邪侵袭是本病的主因或诱因。他认为，风为百病之长，本病的发生多与外邪尤其是与风邪的侵袭有关，所以说慢性肾小球肾炎的发病及病程中的变化始终离不开风邪，又由于风邪蕴伏不解，常致病情反复无常，病程迁延不愈。对于风邪与水肿的关系，《素问·水热论》云："勇而劳甚则肾汗出，肾汗出，逢于风，内不得入于脏腑，外不得越于皮肤，客于玄府，行于皮里，传为胕肿，本之于肾，名曰风水。"《素问·气厥论》说："肺移寒于肾为涌水。"《灵枢·邪气脏腑病形》曰："若醉入房，汗出当风，则伤脾……若入房过度，汗出浴水则伤肾。"以上这些经文均说明了外受风寒与汗出水湿相合，可以伤及肺、脾、肾。急性肾小球肾炎大多与风邪外袭有关，慢性肾小球肾炎急性发作也与风邪密切相关。

张主任认为，慢性肾小球肾炎常出现的高血压症状，往往是由于风邪蕴伏上焦、气机升降失常、血菀于上所致，所以一般使用滋肾平肝，或扶正潜阳的药物常不见效，即使屡进平肝潜阳之品亦收效甚微。如同时伴有形寒、咳嗽、鼻塞、咽痛、咽痒、喷嚏、皮肤痒疹等风邪犯肺之表现，要以宣肺祛风为主，药用桑叶、菊花、薄荷、钩藤、葛根、僵蚕、蝉衣等，常可收效。

若感冒反复发作，又应属肺气虚弱（西医称之为免疫功能低下）、不能御外所致，可用玉屏风散（黄芪、防风、白术）加甘草，这个处方就是着意补气固卫、扶正祛风。现代药理研究证明，玉屏风散有调节人体免疫功能的作用。

张主任认为蛋白是人体的精微物质,来源于人体消化吸收之精微,由中焦受气取汁,经脾气升清,上归于肺,通调水道,入肾封藏。对于慢性肾小球肾炎的蛋白尿问题,张主任认为有3种不同的原因,临床当予细察:①若由于风邪外袭或蕴伏于肺系,风激水浊,肺失宣肃,脏气失调而精微下漏,故小便混浊,尿检出现蛋白。②若脾气下陷,肾气不固,精微物质下泄,尿中也可出现蛋白,且往往与劳累、活动过度等有关,这是脾肾两虚所致的蛋白尿。③如果临床上见到血络受损或肌肤甲错、疼痛、舌有瘀斑、瘀点等表现,这是气滞、血瘀所致。

水肿是慢性肾小球肾炎的常见症状,张主任认为,肾炎水肿的病机错综复杂,与肺、脾、肾及三焦对水液代谢功能失调有关,如《景岳全书》说:"凡水肿等症,乃肺、脾、肾相干之病。盖水为至阴,故其本在肾;水化于气,故其标在肺;水唯畏土,故其制在脾。"三焦气化失常,肝郁、气滞、血瘀等为患亦可水肿。但张主任又指出,慢性肾小球肾炎由于风邪蕴伏肺系,肺气膹郁,上焦壅遏,水道通调失司,而出现面肢浮肿,这又加重原本脾肾已虚之程度,此时更不可不辨治风邪。

张老说,肾炎虽称为"炎",但并非是炎热之症,其本在肺、脾、肾虚,故要慎用苦寒之品,否则徒伤中阳之气,不但无益,反滋其害。

《素问·阴阳应象大论》说:"邪风之至,疾如风雨,故善治者治皮毛,其次治肌肤,其次治筋脉,其次治六腑,其次治五脏。治五脏者,半死半生也。"张老据此古训,自拟"宣肺靖水饮"一方治疗急、慢性肾小球肾炎,效果显著,现介绍如下。

方药组成:石韦30 g,生黄芪15 g,连翘15 g,荆芥10 g,防风10 g,生白术10 g,僵蚕10 g,蝉衣10 g,生地10 g,炙鸡内金5 g,生甘草3 g。

功用:宣肺祛风,扶正洁源。

主治:急慢性肾小球肾炎、肾病综合征等,症见咽痛、面肢浮肿、尿蛋白长期不消失、反复感冒、舌苔薄、脉象细或浮细等。

加减运用:如症见恶寒、发热、无汗、鼻塞、头痛、咽痒、咳嗽、脉象浮紧等以风寒为主者,宜加麻黄、桂枝等;如症见发热、有汗、咽红肿痛、脉象浮数等以风热为主者,宜加桑叶、菊花、银花等;如症见高热、面颊肿胀等以湿热蕴毒为主者,宜加五味消毒饮(金银花、野菊花、蒲公英、紫花地丁、紫背天葵子)等;若神疲乏力较甚、活动后尿蛋白增加、休息后病情好转者,黄芪加至30 g,或与补中益气汤(黄芪、人参、当归、橘皮、升麻、柴胡、白术、炙甘草)加减服用,或同时服用补中益气丸,也可加用冬虫夏草、水陆二仙丹(芡实、金樱子)等；若经常咳嗽、咳吐白痰、腰脊凉痛、畏寒肢冷、阴天尤甚者，与阳和汤(熟地、肉桂、麻黄、鹿角胶、白芥子、姜炭、生甘草)加减化裁；若脾肾阳虚患者，病情转机后，可用血肉有情之品，以扶正填督，如龟甲、鹿角片、紫河车等；若患者便秘，舌见瘀斑、瘀点等血瘀指征，则可加虎杖 30 g，龙葵 30 g，与倒换散(大黄、荆芥)、升降散(大黄、姜黄、僵蚕、蝉衣)等加减化裁服用；对于久服激素者，当病情稳定、撤减激素后，可加仙灵脾 30 g、仙茅 15 g 等益肾固本之品，以助少火。

小腹的内外养生法

小腹在人体肚脐以下部位，内藏结肠、空肠、回肠、直肠(俗称大肠、小肠)及男女泌尿生殖系统。小腹各个器官正常运转，是身躯总体健康的保证。在小腹部位的养生运行时(仰卧式)，要伴随着左右手俯掌在肚脐圆周轻摩。站立式以左掌掌心轻贴小腹，右掌轻扶左掌掌背，自左向右轻轻摩转。

操作方法：在左右掌操作循肚脐圆周轻摩时，可取左右掌互换法，左掌左升右降，右掌右升左降。

想象暗示：活跃小腹大小血管细胞，清洗、稀释小腹大小血管血液，加速微循环流量，清除血内病毒、毒素，清除小腹大小血管内垃圾、脂肪。

站立发声：咦——唏——微——哈！

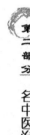

第二部分 名中医治疗肾病的验方效方

陈恩树

陈氏蟾蝼芪黄汤治慢肾

陈恩树医师(安徽省无为县医院,邮编:238300)临床辨证以正虚邪实为纲,并结合自拟的蟾蝼芪黄汤治疗慢性肾小球肾炎,获得满意的疗效。

慢性肾小球肾炎由于病程长,导致正虚邪实,是一种虚实夹杂之证。邪实有风热、风寒、湿热阻滞、热毒内蕴、湿浊内停、瘀血等,其中又以湿热阻滞、热毒内蕴贯穿于本病始终。正虚多为肺、脾、肾三脏虚损,其中尤以脾肾气虚最为关键。临床施治必须处方全面,补气健脾,滋养肾阴,化瘀利水泄浊,扶正祛邪,补泻兼施。

蟾蝼芪黄汤组成:活蟾蜍1只(约200 g),干蝼蛄4只(约20 g),生黄芪30 g,益母草20 g,生地20 g,山药20 g,白术15 g,白茅根15 g,银花15 g,生大黄10 g,丹皮10 g,山茱萸10 g,丹参10 g,陈皮10 g。先把活蟾蜍洗净去内脏,锅内加适量水煮沸20分钟后,再将1枚煮熟鸡蛋去壳,入蟾蜍汤内继续煮30分钟。方中其他药物另煎取服汁,并取蟾蜍汤所煮熟的鸡蛋服半个,服中药第二次煎汁时,再服剩下半个。1个月为1个疗程,连治3~6个疗程。蟾蜍与干蝼蛄是民间的验方,具有破癥结、清热解毒、利水消肿、疗疮肿等功效;生大黄有除下焦湿热、逐瘀通腑、泄浊解毒等功效,现代医学研究证明生大黄可降低血清尿素氮、肌酐、胆固醇;黄芪、山药、白术补气益脾肾,固表摄精利水;生地、山药、山茱萸滋养肾阴;益母草、丹皮、丹参活血祛瘀,利水消肿;银花清热解毒;白茅根清热止血利尿;陈皮理气健脾燥湿。临证时在上方的基础上辨证加减。

1. 湿热阻滞

症状:口渴不欲饮,口苦口黏,呕恶厌食,舌苔黄腻,脉象濡数等。

方药:基础方加苡仁25 g,山栀10 g,黄芩10 g,厚朴10 g,藿香10 g。

2. 热毒内蕴

症状:身热,咽痛,皮肤疖肿或疮疡,舌苔黄,脉象数等。

方药:基础方加蒲公英 15 g,蚤休 15 g。

3. 湿毒留滞

症状:恶心呕吐,面色灰滞,头晕,纳呆,舌质淡、舌苔腻,脉象濡,肌酐与尿素氮增高等。

方药:基础方中生大黄用至 20 g(后下),并加茯苓 15 g,藿香 10 g,半夏 10 g,白豆蔻 10 g。

4. 肺脾气虚

症状:面浮肢肿,气短乏力,纳差腹胀,舌质淡、舌体胖嫩,脉象细弱,易感冒等。

方药:基础方中黄芪加至 40 g,白术加至 25 g,并加生晒参 10 g。

5. 肝肾阴虚

症状:腰膝酸软,五心烦热,耳鸣,口燥咽干,舌质红,脉象细等。

方药:(1)基础方加北沙参 15 g,枸杞子 15 g,麦冬 10 g。

(2)若同时见血压高者,基础方加生牡蛎 40 g,生石决明 30 g,杜仲 15 g。

6. 脾肾阳虚

症状:畏寒肢冷,面浮肢肿,纳呆便溏,腰膝酸软,舌体胖、舌质暗,舌苔润,脉象沉细等。

方药:基础方加桂枝 10 g,制附片 10 g。

7. 血脉瘀阻

症状:眼眶发黑,舌暗有瘀斑,脉象细等。

方药:基础方中益母草用至 30 g,并加三七粉 10 g(分 2 次冲服)。

第二部分 名中医治疗肾病的验方效方

赵玉敏

虫类药治慢肾

赵玉敏医师（云南省玉溪市人民医院，邮编：653100）运用虫类药治疗慢性肾小球肾炎取得较好的疗效。

赵玉敏医师认为，慢性肾小球肾炎(CGN)是由多种病因引起的一组原发性肾小球疾病，主要临床表现有水肿、高血压、蛋白尿、血尿、管型尿等，其中水肿及蛋白尿是慢性肾小球肾炎的两大难题。慢性肾小球肾炎病情迁延难愈，病变日久，不论气虚、阳虚、水停，均可有不同程度的气滞血瘀存在，故其治疗常法是活血化瘀。根据"风能胜湿"、"活血通络"理论，中药里虫类药的主要特点是善行攻窜，疏逐搜剔，通达经络，其窜透之性胜于草木，行气活血之力较强，能疏通经络，又有抗变态反应，从而降低肾小球毛细血管的通透性，改善肾脏灌注，增强肾的藏精功能，不使精浊混合而排出体外。

一、蝉蜕

性味甘咸寒。甘能养，咸入肾，寒能清。慢性肾小球肾炎患者常因感冒或感冒不愈而使疾病加重、复发，重新出现蛋白尿或蛋白尿增多，蛋白尿患者的尿中多泡沫，中医辨证为风邪所致。蝉蜕既能驱逐风邪，又能宣开肺气，发汗消肿以利水之上源。蝉蜕配合益母草、紫苏治疗慢性肾小球肾炎，对于消除蛋白尿效果较好。现代药理研究证实，蝉蜕对机体免疫功能和变态反应有明显的抑制作用。根据肾病的免疫发病机制，清除抗原和免疫复合物，中和血管活性物质是阻断病理环节的根本治疗措施，故运用祛风脱敏的蝉蜕治疗慢性肾小球肾炎，可以达到调节机体免疫功能的作用。

二、僵蚕

性味辛咸。辛能发散，咸能软坚，能入血分搜浊，消痰通络，清凉祛风，常用于湿阻血瘀的慢性肾小球肾炎。僵蚕研末内服治疗慢性肾小球肾炎蛋白尿效果满意。僵蚕与蝉蜕配伍治疗慢性肾小球肾炎兼有急、慢性咽炎,扁桃体炎,既能有效地消炎,缓解症状,又有降蛋白尿的功效。现代药理研究证实,僵蚕有抗过敏及提高蛋白作用。

三、地龙

性味咸寒,体滑。能降泄,善走窜,有清热解毒、通络利尿、消肿之功。地龙性善下行而利水湿,可通络降压。黄芪充养正气,调整肺、脾、肾三脏之功能,促进全身血液循环,提高机体免疫能力,兼有利尿作用,以上二药相配伍,具有益气开瘀、利尿消肿、降压等功效,使浮肿消退,血压下降,尿蛋白转阴。现代药理研究证实,地龙有抗凝、抗血栓作用,能降低血液的黏度,抑制血栓形成,具有促纤溶作用,能使已形成的血栓溶解。

四、水蛭

性味辛咸平。有破血逐瘀、通经利水之功。《本草经百种录》说:“水蛭最喜食人之血,而性又迟缓善入,迟缓则新血不伤,善入则坚积易破,借其力而攻积久之滞,自有利而无害也。”张锡纯曰:“破瘀血不伤新血……于气分丝毫无损,而瘀血默消于无形,真良药也。”用水蛭治疗慢性肾小球肾炎,既能泻腑通便,又无伤正之弊,迅速消退水肿,对伴有瘀血症状的蛋白尿有较好的疗效。现代药理研究证实,水蛭能抗凝血,改善高血黏状态,扩张毛细血管,改善微循环,增加肾组织血流量,保护肾脏功能。

五、全蝎

性味甘辛,有毒。有祛风通络、逐瘀之功。《玉楸药解》云:“穿筋透骨,逐湿除风。”是活血化瘀之峻品,内而脏腑,外而经络,无瘀处不达。临床运用时,全蝎配伍补气药,可增强活血化瘀作用;全蝎配伍养阴药,可以防止久服辛燥伤阴之弊。慢性肾小球肾炎迁延日久,虽有不同程度的气血阴阳受损,但必有瘀血内停,阻滞脏腑经络。水能病血,血能病水,血行瘀缓,血液中的水液渗出血管外,泛溢于肌肤为水肿,水肿是瘀血的继发性病变。现代药理研究证实,全蝎无论对肾组织循环障碍,还是外周循环障碍均可化瘀通络,经气畅达,使受损害的肾组织修复,达到消除蛋白尿及水肿之功效。

王新陆

王氏治肾病验方

王新陆教授(山东中医药大学, 邮编: 250014)研习中医学术数十载, 临证经验丰富, 对多种内科疾病独具卓识。 现将王新陆教授辨治肾病经验及常用方介绍于下。

慢性肾小球肾炎、肾盂肾炎、肾病综合征等疾病, 大致属于中医学"水肿"、"虚劳"等范畴。病因大部分为风邪袭表、疮毒内燔、水湿浸渍、饮食不节、久病劳倦、禀赋不足等。具有水肿、蛋白尿、低蛋白血症等共同症状, 失治、误治可以导致慢性肾功能衰竭。其病机是脾失升降、肾失开合而致。病本在脾肾, 肾失封藏是蛋白从尿中长期流失的根本病理机制, 正如《内经》所云: "肾者主蛰, 封藏之本, 精之处也。"同时, 脾气虚弱, 清阳不升, 精微下注外溢也可以导致蛋白丢失, 且蛋白丢失日久, 势必伤气耗阴, 导致本虚标实之证, 迁延难愈。治疗时应采取补脾肾、祛毒浊的方法。根据"善补阳者必于阴中求阳, 善补阴者必于阳中求阴"的原则, 使阴阳相济, 并根据尿蛋白长期流失的临床特点, 补涩并用。

王新陆教授治疗肾病的基本方是: 黄芪、防己、巴戟天、黄柏、黑大豆、土茯苓、爵床、泽兰、泽泻。全方标本合治, 补泻兼顾, 有补气健脾益肾、利水泄浊解毒之功。方中药物可分为以下4个药对, 分述如下。

(1)黄芪与防己配伍。黄芪甘温补中, 乃补气之圣药, 大剂黄芪功盖人参, 具有补气、固表、摄精、祛毒、和营、利尿之功, 且无留滞之弊, 仲景所谓"大气一转, 其气乃散"; 防己苦寒降泄, 行经脉, 通腠理, 利小便, 消水肿。黄芪以升为主, 防己以降为要, 二药参和, 一升一降, 升降调和, 发挥利水消肿之效。

(2)巴戟天与黄柏配伍, 一阴一阳, 皆为补肾要药。巴戟天温而不热, 益元阳, 补肾气; 黄柏苦寒坚阴, 李东垣言其具有"泻热补水润燥"之功。巴戟天、黄柏相合, 补气健脾益肾,为治本之图。

(3)泽兰和泽泻相配。泽泻甘寒,归肾、膀胱经,利水消肿,渗湿泄热;泽兰苦温,归肝、脾经,利水消肿,活血祛瘀。二者一甘一苦,一寒一温,相得益彰,共行利水消肿之力。

(4)黑大豆与爵床相伴。黑大豆甘平,入脾、肾二经,活血利水,祛风解毒,《本草纲目》载:"黑大豆入肾功多,故能制水、消胀、下气,制风热而活血解毒,所谓同气相求也。"爵床咸寒,入肝、胆经,清热解毒,活血利湿。产于岭南一带,《神农本草经》谓其"主腰脊痛不可着床,俯仰艰难,除热"。二者均对消除尿蛋白及纠正低蛋白血症有一定功效。

(5)土茯苓甘淡平,祛湿热,治五淋,解瘀毒,张山雷言其"利湿祛热,搜剔湿热之蕴毒……以渗利下导为务"。土茯苓不仅对病毒有抑制作用,而且对滥用、久用化学药物者,可解毒辟秽。本病患者多长期服用激素等药物,服用土茯苓,可减少不良反应。

临证加减:兼咽喉肿痛者,加酒蛾药、牛蒡子等;肿势较甚者,加白茅根、玉米须等;若血压偏高时,加钩藤、急性子等;兼血尿者,加生地榆、苎麻根等;兼细菌尿时,应重用土茯苓,并加白花蛇舌草等;如兼肾功能损害时,加酒大黄、蒲公英等。

【病案举例】 李某,男性,26岁。病人因眼睑和四肢水肿入院被诊断为肾病综合征。经肾穿刺诊断为系膜毛细血管性肾小球肾炎。采用糖皮质激素、环磷酰胺等药物治疗无效,病情无缓解,持续尿蛋白(＋＋＋)。请王新陆教授诊治。症见:病人头面四肢浮肿、肢倦乏力、小便短少、舌质淡、舌体胖、舌苔薄腻、脉象沉细等。处方:黑大豆30 g,黄芪15 g,巴戟天15 g,土茯苓15 g,爵床15 g,泽兰10 g,泽泻10 g,防己6 g,黄柏6 g。每日1剂,水煎服。

二诊:服药半月后,浮肿减轻,舌体已不胖大,脉仍细但却有力。查尿蛋白(＋～＋＋)。病情已有转机,效不更方。

三诊:更进半月后,浮肿消退,尿蛋白阴性。

以上方加减,连服2个月,诸症全消,各项检查均在正常范围。随访数年,诉仅在重度感冒或过度疲劳时,尿蛋白(±～＋),一般自服上方1周后尿蛋白消失。

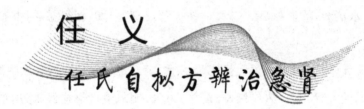

任 义
任氏自拟方辨治急肾

任义教授（承德医学院附属医院，邮编：067000）对急性肾小球肾炎患者分期、分型辨证论治，取得满意的疗效。急性肾小球肾炎较为多见，临床多属中医学的"肾风"、"水肿"、"腰痛"、"尿血"等范畴。

一、风水泛滥

急性肾小球肾炎初期，风邪外袭，表证未解，或复感外邪，相当于太阳病正邪相争于卫表，肺失宣肃，通调水道失职，风水相搏，泛滥肌肤引起。

主要症状：眼睑颜面浮肿、恶风、发热、周身不适、咽红肿痛、腰痛等。检查有蛋白尿。

治疗：疏风，解表，利水。

处方：自拟解表利水汤（麻黄、桑叶、荆芥穗、桔梗、杏仁、茯苓、白茅根）。

方解：方中麻黄、荆芥穗宣肺解表，通利水道；桑叶、桔梗、杏仁宣降肺气；茯苓、白茅根利水消肿。

临证加减：偏风寒者加防风、生姜等；偏风热者加银花、连翘、薄荷、大青叶等。

二、半表半里

急性肾小球肾炎失治、误治，表邪未除，则可导致邪入少阳胆经（少阳胆经是病邪由表入里进行传变的重要途径），此时邪在半表半里，三焦气化失常，水液代谢受阻，停积于体内引起。

主要症状：水肿逐渐加重，腰部疼痛，尿量进一步减少，及往来寒热、胸胁苦满、口苦咽干、头晕目眩、默默不欲饮食甚则恶心呕吐、脉象弦细等。

治疗：和解表里，利气消肿。

处方:自拟和解利水汤(柴胡、葛根、茯苓、猪苓、半夏、黄芩、砂仁)。

方解:方中柴胡疏散外邪,解除郁热,并能疏通胸胁郁结气机,解除痞闷;葛根解肌透表,配黄芩则可清解半表半里之热;半夏和胃下气,降逆止呕;茯苓、猪苓渗湿,利水消肿;砂仁健脾化湿,以助后天之本。全方具有和解表里、通利水道、健脾和中之功效。

临证加减:热甚者加连翘、银花、紫草、地骨皮、青蒿等。

三、热毒蕴结

急性肾小球肾炎失治、误治,外邪不解,入里化热,或身发疮毒,内归肺脾,毒热内盛,深入营血,热毒弥漫三焦,三焦气化不利,通调水道失职,此时热毒深重是发病的关键,热毒愈深,水肿愈甚。

主要症状:水肿渐甚、头身疼痛、身热、心烦、面赤、咽痛、咽干、腰痛、便秘、尿赤而少,或身发慢性脓肿、舌质红绛、脉象数等。

治疗:清热解毒,利水消肿。

处方:自拟解毒利水汤(银花、连翘、丹皮、栀子、黄芩、大青叶、竹叶、泽泻、商陆、二丑、大黄)。

方解:方中银花、连翘清热解毒;丹皮、黄芩、大青叶清热解毒,凉血活血;栀子泻三焦火热;竹叶、泽泻利水消肿;商陆、大黄、二丑通便泻热利水。

临证加减:抽搐者,加羚羊角、钩藤、僵蚕等;高热、躁扰不宁者,配服安宫牛黄丸。

四、热伤血络

急性肾小球肾炎感受热邪,邪热内结,蕴结下焦,热伤血络,迫血妄行,则可导致下焦出血,形成肉眼血尿或镜下血尿。离经之血又可致瘀,唐容川指出:"离经之血,虽清血鲜血,亦是瘀血。"

主要症状:除尿中带血外,常伴身热、口渴、心烦、小便灼热、舌质红绛等。

治疗:清热,凉血,和血。用药不可过用收涩止血之品。

处方:自拟凉血和血汤(银花、生地、连翘、地榆、栀子、竹叶、车前子、三七、甘草、丹皮)。

方解:方中银花、连翘、栀子、竹叶清热解毒,疏散外邪;生地、丹皮、地榆、车前子、三七凉血、活血、止血并用;甘草和解诸药。本方对下焦蕴热、热伤血络而出血者,疗效甚佳。

五、脾肾亏虚

急性肾小球肾炎后期,即恢复期,虽经正确的治疗,但因其发病主要是热邪蕴结,而热邪最易耗气伤阴,所以此时表邪已除,热势已退,水肿也消,但正气已伤,特别是肾阴亏虚与脾气亏虚,如若此时未正确治疗或未积极治疗,脾肾功能不能恢复,抗邪无力,则易因正虚邪恋而转为慢性肾小球性肾炎,所以恢复脾肾功能也成为治疗本病的关键。

(一)以肾阴亏虚为主

症状:手足心热,口咽干燥,头晕乏力,腰膝疲软,小便短赤,舌质红、少苔、脉象细数等。检查镜下有血尿。

治疗:滋阴固肾。

处方:自拟固本汤(熟地、山萸肉、山药、茯苓、泽泻、枸杞子、白术、砂仁)。

方解:方中熟地、山萸肉、枸杞子滋阴补肾,收摄精气;山药、白术、砂仁健脾和胃,补充后天以顾肾精;茯苓、泽泻通利水道,清除余邪以健脾,使本方滋而不腻。

(二)以脾气亏虚为主

症状:面色苍白,短气乏力,脘腹胀满,不思饮食,大便溏薄,舌质淡、舌苔薄白等。检查镜下有血尿、蛋白尿。

治疗:健脾和胃,益气固摄。

处方:人参、茯苓、白术、甘草、陈皮、砂仁、黄芪、巴戟天、杜仲。

方解:方中人参培补元气;白术健脾运湿;茯苓淡渗利湿;甘草、陈皮、砂仁和胃消食健脾;黄芪扶正固表;巴戟天、杜仲固摄补肾益精。

肾的太极内外养生法

精神从何而来,如果不"抬杠",精神从肾脏而来。俗话说:"肾壮精神旺。"中医学告诉我们:"心为肝之子,肾为肝之母。"养肾爱肾,肾保健是经常不断、时时自然之活动。每日晨起,双手背在后面,用手背上下左右轻柔转圈,是一种很好的肾部自我保健的方法。在睡前、起床后,衣服较少时揉肾比较合适。室外揉肾以在绿色丛中为宜,腰带要宽松。

韩子江

韩氏坤草茅根汤辨治急性肾炎

韩子江主任医师（山东省泰安市中医二院，邮编：271000）从医30余年，临床经验丰富，尤其对急性肾小球肾炎的治疗更有独特的见解和显著的疗效。韩教授用自拟坤草茅根汤辨治急性肾小球肾炎，收效显著。

急性肾小球肾炎属中医"水肿"、"风水"等范畴。《诸病源候论》云："水肿之生，皆由风邪寒热毒气客于经络，使血涩不通，壅结成肿也。"指出急性肾小球肾炎是由于风寒湿热等外邪侵袭肺卫，肺失宣降，通调失职，风遏水阻，风水相搏，溢于肌肤，其中湿热之邪始终存在于疾病的整个过程中，湿热是急性肾小球肾炎形成与发展的基本病因与病理，所以病之初期以实证为主。继而外邪由表及里，影响脾肾，导致水湿停滞，精微不固，虚是肾炎发病与疾病缠绵发展的内在病理基础，所以随着疾病的发展，则现虚实夹杂之证。久病不愈，病邪入络，水瘀互结，正气亏虚，致使疾病缠绵难愈，瘀是疾病转为慢性的重要条件。由此可见，本病的病机可概括为四个字：湿、热、虚、瘀。

韩子江主任医师提出治疗急性肾小球肾炎的基本治则是清热利湿，防止急性转为慢性的重要环节是活血化瘀。据此拟定了活血清热利湿的坤草茅根汤（益母草、白茅根、银花、竹叶），作为治疗急性肾小球性肾炎的基本方，方中益母草、白茅根活血凉血利水，银花清热，竹叶导湿热从小便而出。

病之初期，风寒湿热等外邪侵袭肺卫，肺失宣降，故此时治疗应以疏风宣肺、清热利水为大法，用坤草茅根汤加白花蛇舌草、蒲公英、土茯苓、桑叶、赤小豆、蝉蜕、连翘等。若血尿甚者，宜清热凉血止血，上方再加小蓟、生地、三七粉等。若咽红肿痛者，宜清利咽喉，上方再加元参、薄荷等。

病之第二阶段，外邪由表及里，影响脾肾，湿热蕴结，脾肾已亏。此时治疗应以清热利湿、健脾补肾为大法,用坤草茅根汤加黄芪、丹参、泽泻、萆薢、土茯苓、山萸肉、杜仲、牛膝等。若蛋白尿多时,上方再加仙灵脾、山药、白术等。若血尿明显者,上方再加三七、生地、地榆等。若伴血压增高者,上方再加槐米、羚羊粉、天麻等。

病之第三阶段为恢复期,此时患者病程较长,检查尿中的蛋白及红细胞持续不减,患者极易感冒,使疾病反反复复。证属正气不足,湿热余邪留恋。此时治疗应以益气扶正、清利湿热余邪为大法,用坤草茅根汤加玉屏风散(黄芪、防风、白术)、土茯苓、仙灵脾、三七、丹参、杜仲、山萸肉等。

肾炎迁延难愈,转为慢性时,证属久病入络,湿热稽留,脾肾亏虚,血脉瘀阻。此时治疗应以清热利湿、健脾补肾为大法,兼以活血通脉。用坤草茅根汤加三七、山萸肉、桃仁、丹参、土茯苓、大黄、黄芪、杜仲、牛膝等。

【病案举例】 刘某,女性,26岁,1996年1月20日来诊。患者自述半个月前发热,周身酸痛不适,咽痛,咳嗽,经治疗,服用大青叶片、利君沙、感冒通等药物后,症状消失。但近1周来,晨起眼睑浮肿,微恶风寒,咽干,偶有咳嗽,小便量少,尿色发红,但无尿频、尿急、尿痛等症,腰痛,乏力,纳食不香,舌质红,舌苔薄黄,脉象滑稍数。检查:血常规无异常,尿PRO(＋＋＋),BLD(＋＋＋＋),透明管型(0～1),血压18/10 kPa。诊断为急性肾小球肾炎。静脉点滴青霉素,每日1次。中医辨证为风湿热侵,肺失宣降证。治以疏风宣肺,清热利湿法。处方:益母草30 g,白茅根30 g,蒲公英30 g,赤小豆30 g,土茯苓30 g,白花蛇舌草30 g,银花20 g,生地15 g,蝉蜕12 g,泽泻10 g,桑叶10 g,竹叶10 g。5剂,每日1剂,水煎服。

二诊:水肿消失,仍感腰痛无力,舌质红、舌苔薄微黄等。检查:尿PRO(＋＋),BLD(＋＋)。此时表证已解,虚实夹杂之证渐显。上方去蒲公英、赤小豆、蝉蜕、白花蛇舌草、桑叶,加仙灵脾20 g,黄芪15 g,牛膝15 g,杜仲12 g,萆薢12 g,三七粉3 g。10剂,每日1剂,水煎服。

三诊:患者已无浮肿,体力较前大增,纳食增多,自觉症状明显减轻。检查惟有尿PRO(±)。治以扶正益气,兼清余邪法。处方:黄芪30 g,益母草30 g,白茅根30 g,丹参15 g,仙灵脾15 g,银花15 g,山萸肉12 g,杜仲10 g,茯苓10 g,防风10 g,白术10 g,竹叶10 g。每日1剂,水煎服。

上方服10剂后,查尿正常,病已痊愈。随访1年,无异常。

陈龙卿

陈氏自拟风水方
治小儿急性肾炎

陈龙卿医师（安徽省五河县龙湖职高医务室，邮编：233300）在临床上运用自拟"陈氏风水方"治疗小儿急性肾小球肾炎，取得满意的疗效。

小儿急性肾小球肾炎，属于中医"风水"范畴，最早见于《金匮要略》，认为本病是由于风邪束表，肺失宣降，不能通调水道，水湿溢于肌肤所致。《医宗金鉴·幼科杂病心法要诀·水肿门》指出了风水证治，书云："水肿俱属脾肺经，肺喘脾胀要分明，上肿属风宜汗散，下肿属湿利水灵……"。小儿急性肾小球肾炎临床主要表现为眼睑浮肿，逐渐发展为头面、上肢、下肢乃至全身尽肿等症状。尿常规检查蛋白阳性，或有管型。

陈龙卿医师的"陈氏风水方"组成：黄芪10 g，麻黄6 g，金银花6 g，茯苓皮5 g，桑白皮5 g，甘草3 g。以上为8岁儿童量，临证时根据患者的年龄、体质等情况斟酌剂量。每日1剂，水煎分3次服。

陈氏风水方中主药为麻黄，发汗解表，平喘利水，主治伤寒表实，风水浮肿；黄芪益气固表，利水消肿为伍；二者配伍，一解一固，相反相成。金银花为佐，以治原发病灶。茯苓皮、桑白皮去除肌肤之湿，甘草和中，协调诸药。

临证加减：如表邪重者，加桂枝5 g，防风5 g。如热甚时，金银花的剂量加倍，另加连翘10 g。尿少者，麻黄剂量加倍，再加白茅根10 g。血尿者，加生地10 g，茜草10 g。上呼吸道感染者，加用青霉素等。

朱良春

国医大师朱良春
药对治肾盂肾炎

　　国医大师朱良春先生（江苏省南通市良春中医药临床研究所）对于急、慢性肾盂肾炎有独到的见解及丰富的临床经验。急、慢性肾盂肾炎属中医"热淋"、"湿热淋"、"血淋"、"劳淋"等范畴。朱老常谓："欲求选方用药得心应手，必须全面了解药物之性能，所谓圆机活法，全在广博。"朱老指出急性肾盂肾炎的突出表现是以膀胱湿热为主，属实热证，治疗要以祛邪为主，通过祛邪以扶正，重在清泄化瘀通淋。若由于急性期失治、误治等各种原因迁延不愈者，此时往往是虚实寒热夹杂，朱老强调"和解枢机"引领伏邪外出，才能收到满意的疗效。若慢性久病，老弱患者，多年反复感染，正虚之象明显者，朱老强调治疗重在扶持正气，调理阴阳。

一、急性肾盂肾炎或慢性肾盂肾炎急性发作

　　此时主要是由于湿热下注，或瘀热蓄于膀胱，阻滞气化，下窍不利所致。症见小便频数、淋沥、茎中急痛、尿血等。朱老立清化下焦湿热之治疗大法，或伍以泄化瘀热之品。用自拟清泄化瘀通淋方，意在清热解毒，利水通淋。朱老指出，此时治疗，过用苦寒，易伤脾胃；过用淡渗，杯水车薪，又易伤脾，以下4对8味药恰如其分。药用：生地榆、生槐角、白槿花、白花蛇舌草、瞿麦、白茅根、土茯苓、甘草梢。

　　（1）生地榆与生槐角。取生地榆凉血止血、行血化瘀、清热解毒，专除下焦湿热，且清不过泄，涩不呆滞，治疗便血尿血极佳；生槐角清泄血分之热毒，益肾清火，专滋肾家津枯，并有疏泄肝经风热之功，两药共同清泄血分之热毒。

　　（2）白槿花与白花蛇舌草。取白槿花轻清解毒，利湿凉血，甘补淡渗，气血两清；白

花蛇舌草甘寒微苦,清热利湿,解毒通淋,现代药学研究证明,此药在体内能刺激网状细胞、白细胞的吞噬能力,从而达到抗菌消炎目的。

以上两组对药通淋化瘀,清泄下焦气分和血分之热毒,现代药学研究证明有类似广谱抗生素之作用。

(3)瞿麦与白茅根。瞿麦通淋化瘀,清热利尿;白茅根凉血止血,清热利水。

(4)土茯苓与甘草梢。土茯苓祛湿热,治五淋,解瘀毒;甘草梢缓急止痛,解毒,调和诸药。

临证时再加减灵活化裁。如血尿较甚或茎中刺痛,加苎麻根 60 g,琥珀末 2 g(分吞)。如见寒战、高热等症,必加微苦微寒的柴胡,其气芳香,清少阳微火,正是火郁发之之义;并加清泄胆热之黄芩,柴胡、黄芩对药清泻肝胆郁热,和解少阳,故有佳效。

二、慢性肾盂肾炎

此时主要是由于反复感染或失治、误治,疾病迁延日久,转成慢性。患者症状不典型,或有低热,或日晡潮热。检查:尿中白细胞持续存在,或夹轻度血尿。证属湿热留恋,气机郁滞,膀胱气化不利;且由于枢机不和,伏邪不透所致。朱老选蒿芩清胆汤(青蒿、黄芩、枳实、竹茹、陈皮、半夏、茯苓、甘草、滑石)加芦根、白茅根,芳香淡渗,和解枢机,使湿热伏邪从枢机而解。

(1)黄芩、青蒿为对,黄芩清泄胆热,青蒿清芬透络,从少阳胆经领邪外出,辟秽宣络,专清肝胆伏热,领伏邪外出。

(2)滑石、茯苓为对,滑石甘寒滑利而解淋涩,利六腑之涩结,利尿且解毒;茯苓甘淡渗泄而利水道。

(3)滑石、甘草为对,即六一散,对肾盂肾炎之尿检转阴有效。

(4)茯苓、甘草为对,益脾渗湿,使脾和湿去。

(5)陈皮、半夏为对,和胃除痰安中。

(6)枳实、竹茹为对,化痰浊,止呕逆,除心烦,消痞满。

(7)芦根、白茅根为对,芦根甘能益胃和中,寒能除热降火;白茅根凉血止血,利水透热,二药均甘寒清透邪热,不但助青蒿引伏邪外出,而且对轻度血尿有特殊效果。

三、慢性肾盂肾炎久病不愈

此时主要是由于气阴不足,湿热未尽,正气受损,全身阴阳失调。属中医"劳淋"范畴。患者多为老弱久病正虚明显,而激惹症状、湿热征象多不明显,曾用多种抗生素治疗无效。症见小便微涩、尿意不尽、小腹微胀、腰酸,伴有较明显的倦怠乏力、少气懒言、脉象虚细等症。本着朱丹溪治淋需"调平心火"之说,治以益气养阴滋肾、清心利水为大法。用《局方》清心莲子饮(石莲肉、黄芩、麦冬、地骨皮、车前子、甘草、茯苓、黄芪、人参)为基本方加减化裁,处方:生黄芪、太子参、石莲子、麦门冬、地骨皮、土茯苓、萆草、车前草、柴胡、黄芩、女贞子、生地。其中生黄芪与太子参,石莲子与麦门冬,地骨皮与土茯苓,萆草与车前草,柴胡与黄芩,女贞子与生地分别为 6 组对药。服用此方后,尿检多在 2～4 周内转阴。朱老告诫说,肾盂肾炎久病者,在症状消失和尿检转阴之后,必须守上方善后以巩固疗效。更要遵医嘱,注意饮食宜忌,节房事,需坚持较长一段时间才能根治。

马步刷牙健身法

马步刷牙的方法就是早晚刷牙时,采用马步姿势。

两脚左右开立,两脚尖向前,两脚平行,不宜形成内外八字,重心落于两腿间,两腿距离与自己肩宽相等,膝弯屈至大腿与地面近似平行(或膝弯度稍大),膝盖微向里扣,膝向前不得超过脚尖。松肩,坐腰,头顶与会阴部呈一垂直线,眼平视,平心静气,呼吸自然,宽胸实腹,圆裆(即:两膝微内扣,两脚小脚趾及脚跟外侧稍着力,在松胯的同时,裆的两侧注意分开,好像包裹着一个物体,谓之圆裆),然后开始刷牙。

长期用马步姿势刷牙,能健腰固肾,使人精力充沛、头脑精巧灵敏。还可以防治腰膝冷痛、眩晕健忘,精神委靡不振等。

尤松鑫

尤氏益肾渗利方治慢性肾盂肾炎

尤松鑫主任医师、教授、博士生导师（南京中医药大学，邮编：210029），在治疗慢性肾盂肾炎方面疗效卓著。

慢性肾盂肾炎形成的基本条件是邪气入侵，发生的根本原因是正气虚。本病每因外感、劳累、个人卫生不洁等诱因，导致人体的正气受损，邪气乘虚而入。病情反复发作，则形成正虚与邪实同时存在的病理机制，导致脾肾双亏。因而治疗本病要两者兼顾，但重点还在祛邪，邪去则正易复。由于本病湿邪滞留，缠绵难愈，故宜早期治疗、长期治疗，以扶正祛邪，防止复发。

尤松鑫主任医师治疗慢性肾盂肾炎，用自拟益肾渗利方，使湿热之邪得清，正气逐渐恢复。本方组成：小蓟15 g，山药10 g，苡仁10 g，萹蓄10 g，瞿麦10 g，川牛膝10 g，竹叶10 g，丝瓜络10 g，石韦10 g，通草3 g。临证时以此方为基础，随证加减化裁，如以水肿为主者，可加陈葫芦15 g，玉米须10 g，地枯萝10 g，车前子（包煎）10 g，车前草10 g，泽泻10 g，木通3 g。若腹胀较著者，以上方加莱菔子10 g，宣木瓜3 g。如夜寐差者，宜加夜交藤15 g，焦山栀10 g。

【病案举例】 王某，女性，58岁，1997年10月11日初诊。症见：双眼睑轻度浮肿，小便频数，日行约8～9次，腰部发胀，精神较差，面色㿠白，纳食尚可，睡眠多梦，舌质红、舌苔薄白腻，脉象细滑等。检查：双下肢浮肿（＋＋＋），腹水征阴性，心肺无异常，血压18.5/12 kPa，尿蛋白（＋＋），尿红细胞（＋），颗粒管型偶见。既往史：8年前发现高血压，3个月前加重。1年多前，突然无明显诱因尿频、尿急，每日达10余次，经用抗

第二部分 名中医治疗肾病的验方效方

生素治疗后,症状缓解。但此后多次反复出现尿频、尿急,经常感到腰酸,始终没有系统治疗。1个月前住院治疗,被诊断为原发性高血压及慢性肾盂肾炎。给予保肾康、心痛定、潘生丁、清栓酶、多种抗生素和利尿剂等治疗,无明显好转而出院。中医辨证为:脾肾不足,湿热滞留。治疗立法为:益肾健脾,利水渗湿。予益肾渗利方加减,处方:小蓟15 g,山药10 g,苡仁10 g,萹蓄10 g,瞿麦10 g,川牛膝10 g,竹叶10 g,生地10 g,柏子仁10 g,车前子(包煎)10 g,通草3 g,灯心草3 g。7剂,每日1剂,水煎服。

二诊:服上方7剂后,自觉症状好转,尿量增加,双眼睑浮肿消退,夜寐转安,舌苔薄白,脉象弦细略滑。检查:双下肢浮肿(+),尿蛋白(+),尿红细胞(+),未见颗粒管型。上方去灯心草,加丝瓜络10 g。每日1剂,水煎服。

以益肾渗利方加减化裁治疗3个月后,患者已无明显自觉症状,浮肿消退,面色红润,尿常规正常。再用益肾渗利方加减化裁治疗3个月后,多次复查尿常规均在正常范围,病情稳定。

每日拍打轻揉养肾操

这种养肾操,以晨起、睡前着装为宜。到公园散步,衣服整齐,腰带合适,再拍打轻揉有益通畅。有人会问如何习练养肾操呢?

请找一棵松树,其他树均可,背向松树2 m距离,双脚一肩宽站好。左手自然下垂,右手上举过头,手心向外,右手无名指引领,向左后转动身体,颈部放松,头随身体左转遥望身后松树。松虚双脚,右手轻轻落下自然松垂。左手上举过头,手心向外,以无名指引领,向右后转动身体,颈部放松,头随身向右转动,自然为好,遥望身后松树,共做36次。有时间多练,每日上、下午工间操时间可做养肾操,以保肾养肾。

心理暗示:活跃左肾右肾大小血管细胞,清洗、稀释左肾右肾大小血管血液,加速微循环流量,清除血内病毒、毒素,清除左肾右肾大小血管内垃圾、脂肪,排除结石!

站立发声:咦——唏——微——哈!

王德祖

王氏紫草乌蕨汤治肾盂肾炎

王德祖主任中医师（江西省萍乡市中医医院，邮编：337000）潜心于肾盂肾炎的治疗，有较好的经验。

尿频、尿急、尿痛、尿意不尽、脓尿、腰痛等是肾盂肾炎的主要临床表现，属中医学"淋证"、"腰痛"等范畴。湿热是淋证产生的主要病因，只不过在肾盂肾炎的急性期或慢性期，表现轻重不同而已。因此，清利湿热是治疗肾盂肾炎的基本法则。肾盂肾炎急性期，疾病初期，以邪实为主，湿热蕴结，正邪相搏，可反复清利，即使是有虚，不补其虚，虚亦可自复。慢性肾盂肾炎，湿热久稽，正气损伤，正虚邪恋，此时，即使是要补虚，也应在补虚的同时继续清利湿热，才可免虚虚实实之虞。

中医说：久病必瘀，慢性肾盂肾炎反复发作，肾络瘀滞。现代医学认为，慢性肾盂肾炎反复发作，最终会演变为肾小球硬化，肾皮质变薄，肾脏萎缩。中西医的理论殊途同归，因此，在治疗时，无论是否出现了瘀血的表现，都要活血化瘀，以防止出现肾脏纤维化。

王医师自拟紫草乌蕨汤：乌蕨30～50 g，白花蛇舌草30～50 g，白茅根30～50 g，紫珠草15～30 g，车前草15～30 g，莪术10 g。全方共奏清热利湿解毒、活血化瘀之功效。方中乌蕨，又名小叶野鸡尾，为万能解毒药，性味苦寒无毒，清利湿热，但不伤人正气；白花蛇舌草，性味苦甘寒，清热，解毒，利湿，虽然其体外实验抗菌作用不很显著，但在体内能通过刺激网状内皮系统增生，促进抗体形成，使网状细胞及白细胞的吞噬能力增强，达到抗菌消炎的目的；白茅根，性味甘寒，清热利尿，凉血止血；紫珠草，《本草拾遗》说其有"解诸毒物、痈肿、喉痹、飞尸蛊毒、毒肿下瘘"等作用，现代医学研究证明其对金黄色葡萄球菌、溶血性链球菌具有较强的抵制作用，对福氏痢疾杆菌、伤寒杆菌、绿脓杆菌等多种细菌有抑制作用;车前草,甘寒,清热利水;莪术,性味辛苦温,为血中气药,行气止痛,破血祛瘀。王德祖主任中医师认为,治疗肾盂肾炎必须"除恶必尽",以防复发,一般第一个月,隔日服 1 剂药;第二个月,隔 3～4 天服 1 剂药;至第三个月,隔 7～10 天服 1 剂药。至此才停止服药。

王医师以此方为基础,临证加减化裁。

如见恶寒发热、舌苔薄黄、脉浮数者,为下焦湿热较盛,于上方加蒲公英 30 g,紫花地丁 30 g,柴胡 18～30 g。

如尿频、尿急、腰痛等症不甚显著,无恶寒发热,但兼见头晕乏力、少气困倦、舌淡或正常、脉象细软等症,则上方加太子参、黄芪或党参等药。

慢性肾盂肾炎患者,若尿频、尿急不显著,但有手足心热、心烦不寐、口不渴或微渴、舌嫩红或正常、舌苔薄白或薄黄、脉象细数等,则加泽泻、龟甲、女贞子、丹皮、生地等。

若尿频、尿急不甚,小便淡黄或清,面部或下肢浮肿,按之凹陷有指痕,腰痛绵绵、精神困倦、食纳不振、舌质淡、脉象沉细等,上方减为 1/3～1/2 的剂量,再加桑寄生、山药、白术、枸杞子、仙灵脾、菟丝子等。

合并结石者,宜加琥珀、海金沙、金钱草、乌药、威灵仙、鸡内金等。

吞津生精法助你捉住衰老、留住青春

人生于世需要体内精气神的内在活力维系。精气神一旦离散,生命就再也经受不起岁月的摧残。吞津生精法可以帮助您留住精气神。

方法:用舌顶住上腭舌根处的两窍处,此时要比平常产生出的津液增多而且迅速。等到津液满口已容纳不下,欲从口腔中喷出时,及时伸长脖颈将其一口吞下,并以内视和心意导引,将津液送至下丹田,津液必然进入任脉,下达丹田逐渐化为阴精和阳精。精足则气足,气足而神旺,身体便会因此而强健起来。

李洁生

李氏肾盂清解方

李洁生老中医（安徽省阜阳市人民医院，邮编：236004）对于诊治肾盂肾炎有丰富的临床经验。李老提倡中医辨证与西医辨病相结合，强调中西药物联用，非常重视用实验室指标来指导用药。肾盂肾炎临床主要表现为发热恶寒、尿频短涩、滴沥刺痛、欲出未尽、腰痛等症。究其原因主要是外阴不洁，湿毒内侵，或醇酒厚味，蓄成湿热，流入膀胱，循经上犯达肾，气化不利，水道失畅所致。治疗极重视寒凉清热，淡渗通利，尤其对急性期、体壮邪实者，更是必用之法。若由于各种原因转为慢性时，形成余邪未尽、正气已衰的本虚标实证，治疗则当补中寓通，标本兼顾。现分述如下。

一、基本方

李老治疗肾盂肾炎的基本方剂是肾盂清解方：生大黄、车前草、通草、黄芩、土茯苓、灯心草、白茅根、石韦、甘草梢。李老常以此方灵活化裁。

如热邪盛，则以清泻为主，上方重用黄芩，加栀子、连翘、龙葵等。

如湿毒偏盛，注重配以渗利之药，加泽泻、滑石、苡仁等。

如腹胀便秘，倍用大黄，加枳实等。

如热结水腑，火邪内盛，尿道痛如刀割，小腹胀急，则应清火导热，散结利水，加夏枯草、黄连等。

如舌质干裂，苔燥而不润，应清热养阴，加生地、知母等。

二、慢性期应当标本兼顾，更须注意脾肾

此时湿热之邪十去七八，余邪留恋，蕴伏不化，脾肾不足，正虚难以鼓邪外达。症见尿意频频、腰痛隐作、劳累后加重、肢体倦怠、纳食不馨，或有低热乏力、舌苔薄白或

薄腻略黄等。尿检轻度异常。此时要根据湿热余邪孰轻孰重,酌入清利之品。

如脾虚为主者,选用程氏萆薢分清饮,药用赤茯苓、党参、萆薢、车前子、石菖蒲、莲子、黄柏、白术等。

如脾肾俱虚者,用无比山药丸(山药、熟地、山萸、苁蓉、鹿角胶、巴戟天、补骨脂、菟丝子、杜仲、续断、牛膝、木瓜、萆薢、肉桂、茯苓、泽泻、青盐)加滑石、苡仁等。

如脾肾阳虚者,须补阳,用保元汤(黄芪、人参、肉桂、甘草)合大补元煎(知母、黄柏、熟地、龟甲)加减。

如面色虚浮,肢体凹肿者,用济生肾气丸(地黄、山萸、山药、茯苓、丹皮、泽泻、桂枝、附子、牛膝、车前子)化裁。

如肾阴不足,又夹湿热者,补阴剂中必加清利之品,用左归饮(熟地、山萸、山药、茯苓、枸杞、甘草)加白扁豆花、荠菜花、木槿花等。李老推崇花药,认为花性多散,质轻气浮,善理气机,与补阴剂相佐为用,柔刚相宜,补通相融,既加速湿热之邪的祛除,又无伤阴之虞,对阴虚兼有湿热者,最为合拍。

三、病证结合,衷中参西

如急性期,正盛邪实,湿热内炽,毒邪嚣张,症见高热寒战、尿路刺激症状重,尿检有白细胞、脓球,尿培养有致病菌生长,菌落计数>10万/ml时,则应制菌消炎,在肾盂清解方中,加大剂量的紫花地丁、蒲公英、败酱草等清热解毒之品。

如急性期镜检血尿,为热伤血络,宜凉血止血之中寓以清利,上方加丹皮、生藕节、鲜小蓟根等。鲜小蓟根的用量可多至60~120 g,也可捣汁服用。

如反复持续镜检血尿、下肢浮肿、头晕肢倦、懒言气短、面色萎黄、纳少便溏、舌质淡、脉象弱等,为病程日久,脾虚不摄,治以培补中州,益气摄血,用参苓白术散(人参、茯苓、白术、扁豆、陈皮、山药、甘草、莲子、砂仁、苡仁、桔梗、大枣)加阿胶、黄芪、熟地炭、仙鹤草等。

如见头晕耳鸣、虚烦不眠、低热盗汗、舌质红、舌苔少、脉象细数等,属阴不涵阳,虚火内动,用大补阴丸(知母、黄柏、熟地、龟甲、猪脊髓)加旱莲草、茜草根、血余炭等。

如镜检血尿久治不消,为久病入络,血不归经所致,此时注意药味不宜多,用量不宜重,常用川牛膝、刘寄奴、益母草、泽兰、血余炭等。

如病情反复发作,出现顽固性蛋白尿,为肾气亏虚,精微不固,除治以培补外,常加金樱子、芡实、五味子、桑螵蛸等固摄止遗。

【病案举例】 陈某,女性,31 岁,1989 年 4 月 9 日初诊。2 个月前患急性肾盂肾炎,经西药治疗,症状已消失。近 10 天腰痛又作,尿频,尿道有热感,午后低热,用西药治疗 1 周无效,前来求诊。症见精神委靡,纳食减少,头晕肢倦、口苦而黏,舌质淡红、舌苔薄腻略黄,脉象细滑等。查体温 T 37.5 ℃。尿检白细胞(＋),脓球(＋)。辨证为中州虚馁,湿热蕴留。处以培补中州,清利湿热法。方药:苡仁 30 g,赤茯苓 20 g,莲子 15 g,蒲公英 15 g,车前子(包)12 g,党参 10 g,白术 10 g,木槿花 10 g,黄柏 6 g,甘草 4 g。5 剂,每日 1 剂,水煎服。服药后精神转佳,发热退,溲便如常。守方增减药量,再服 12 剂,完全恢复正常。随访 1 年未复发。

外劳宫健肾法

中医理论认为,肾为先天之本,肾的机能正常与否,可以影响到机体的其他脏腑。肾虚则生命力减弱,各种疾病就会接踵而来。下面,介绍一种十分有效的自我补肾法,就是外劳宫补肾法。

具体方法是:每晚临睡前将两手背紧靠腰部,仰卧于床上,5～10 分钟后,其热感会逐渐传遍全身。刚开始时,双掌被腰压住会出现麻胀现象,三五天后即可消除,双腿也会感到轻松灵活,脑门还会渗出汗珠,有的人腰部会出汗,有的人双腿会出汗。这是因为人的两手外劳宫紧贴二肾之后,两掌热量直接温煦了二肾,将肾内虚寒之气逼出。通过运行,变成汗水排出体外。尤其是晚上 10 点半至 11 点,是亥时尾、子时头,此刻地气最旺,地气通过内劳宫吸入,穿过外劳宫直接注入二肾,伴随二掌的热量和五行之气,温煦了二肾。不论是晚上还是白天,只要你躺在床上,如能坚持两手背紧靠两肾半小时,便可收到奇效。

周　珊

治慢性肾盂肾炎
巧用妇科千金片

　　周珊医师（湖南省邵阳市第一人民医院，邮编：422001）运用妇科千金片治疗慢性肾盂肾炎，在改善症状、体征方面有较好的作用，无不良反应，无心、肝、肾功能损害。

　　中医认为慢性肾盂肾炎的主要病因是湿热毒邪，由余邪不尽，潜伏于内，或湿郁化热，或热毒与湿邪搏结，蕴郁不解，注于下焦所致，由于中医说湿性黏滞，所以病程日久，迁延难愈。

　　妇科千金片具有清热祛湿、扶正祛邪的作用。其方中的穿心莲有清热、凉血、解毒之功；千金拔擅长于利湿、消瘀、解毒；党参、当归等益气、养血、扶正。全方标本兼顾，药中病机，发挥了该药治疗慢性肾盂肾炎的独特优势，因而在临床上收到了满意的治疗效果。一般的服用方法是每日3次，每次6片。30天为1个疗程。

　　【病案举例】　郭某，女性，46岁，1993年5月20日初诊。3年前曾患急性肾盂肾炎，当时口服抗炎西药，静滴氨苄青霉素钠等治疗而愈，但3年中间断性发作。近日因不慎受寒后出现尿频、尿痛、尿热、腰痛、恶心欲吐等症，尿检：白细胞（＋＋＋），红细胞（＋），脓细胞（＋）。血象：白细胞$10.5×10^9$/L，嗜中性0.89，淋巴0.11。B超及腹部平片结果均无异常。即给予口服妇科千金片，每日3次，每次6片。

　　二诊：5月24日，服药后，患者自觉症状及体征均消失，血、尿等检查均正常。为巩固疗效，让其坚持服药1个月，但减少用量，改为每日2次，每次6片。

　　随访3年，从未复发，多次尿检及尿培养均为阴性。

戴舜珍

食疗与药疗治慢性肾盂肾炎

戴舜珍主任医师（福建省漳州市中医院，邮编：363000）治疗慢性肾盂肾炎有较好的疗效，现将其经验介绍于下。

慢性肾盂肾炎的内因多为素体虚弱，外因是感受湿热邪毒，邪蕴下焦，如果治疗不彻底或过服寒凉清利之剂，正气亏虚，湿热未尽，耗伤气阴，损伤脾肾，脏腑阴阳气血亏虚，脏虚腑实，邪气亢盛伤正，致湿热湿毒缠绵久羁，病情迁延而成"劳淋"。湿热内蕴，正虚血虚无力，久之又致气滞血瘀，使病情更为复杂。治疗慢性肾盂肾炎应标本兼顾，驱邪与扶正并重，临证权衡标本缓急。除治疗外，更须注重调护，讲究卫生，起居有节，生活规律，心情愉悦，节制房事。

一、急性发作期

此时邪实标急，故以驱邪为先。邪实正未衰者，予清热利湿解毒；邪实正衰者佐以扶正。

1. 膀胱湿热，热毒炽盛型

症见尿频尿急、尿黄或赤，小腹拘急、腰酸或痛，畏冷发热，口苦而干，舌质红、舌苔黄腻，脉象滑或洪数等。立清热解毒、利水通淋之治疗大法。戴舜珍主任医师用自拟通淋解毒汤，处方：瞿麦、木通、黄柏、蒲公英、车前子、土茯苓、白花蛇舌草、连翘、白茅根、萹蓄、甘草等。

2. 热迫下焦，伤及血络型

症见尿色鲜红、尿频涩痛，腰酸、小腹胀坠，发热，口苦，舌质红、舌苔黄，脉象弦细或细数等。立清热通淋、凉血止血之治疗大法。选用钱乙导赤散(生地、木通、竹叶、生甘草)加减化裁，处方：生地、竹叶、甘草、茜草、丹皮、小蓟、黄柏、银花、连翘、白茅根等。

除上述分型论治外,尚可依据症状之孰轻孰重,而加减用药。

如发热畏冷者,加柴胡、黄芩等。

如便秘较著者,加大黄等。

若有脾虚见症者,加苡米、茯苓等。

若肾虚,加女贞子、旱莲草、益智仁、枸杞子等。

若气阴不足者,加黄芪、太子参等。

如阴虚明显者,加元参、生地等。

若有瘀血见症者,应加丹参、牛膝、赤芍等。

在急性发作期,宜多饮水,可用鲜茅根、鲜车前草、鲜金丝草等以开水冲泡或煎后代茶饮。

二、非急性发作期

非急性发作期,以扶正为主,益气养阴,健脾补肾,兼顾驱邪,清热利湿解毒贯穿于治疗的始终。

1. 气阴不足,余邪未尽型

症见尿赤、口干、午后低热、夜寐多梦、腰酸乏力、舌质红、舌苔白、脉象弦细等,而尿频、尿急、尿痛等三尿症状不明显。治疗宜用益气养阴法,兼清湿热。选用清心莲子饮(石莲肉、黄芩、麦冬、地骨皮、车前子、茯苓、黄芪、人参、甘草)进退,处方:石莲肉、麦冬、地骨皮、车前子、茯苓、黄芪、太子参、连翘、白茅根、柴胡等。

2. 脾肾两虚,湿热留恋型

症见小便余沥或涩滞、夜尿频数、腰膝酸软、腹胀纳差、颜面下肢微肿、头晕乏力、面色㿠白,或有畏寒肢冷、舌质淡、舌苔白、脉象沉细无力等。治疗宜用健脾补肾法,兼以清热化湿。选用右归饮(熟地黄、山萸肉、山药、枸杞子、肉桂、制附子、杜仲、炙甘草)进退,处方:山萸肉、山药、枸杞子、杜仲、巴戟天、仙灵脾、黄芪、白术、茯苓、菟丝子、连翘、泽泻等。

3. 肝肾阴虚,湿热留恋型

症见尿频、尿意不尽,头晕耳鸣,五心烦热,腰酸腿软,舌质红、舌苔少或薄黄,脉象细数等。治疗宜用滋养肝肾、清热利湿法。选用知柏地黄汤(知母、黄柏、地黄、山萸肉、山药、茯苓、泽泻、丹皮)化裁,处方:知母、黄柏、生地黄、山萸肉、女贞子、旱莲草、白茅根、连翘、车前子等。

在此时期,除分型辨证论治外,还要随患者的一些具体表现而加减化裁。

如血尿明显者,加三七粉、旱莲草等。

如小便混浊者,加石菖蒲、萆薢等。

若腰酸者,加牛膝、续断等。

若浮肿者,加苡仁、防己等。

若疲乏无力者,加黄芪、党参等。

如恶心欲呕者,加半夏、陈皮等。

如肾阳虚显著者,加鹿角霜、肉桂等,并可配服金匮肾气丸(桂枝、附子、地黄、山茱萸、山药、茯苓、丹皮、泽泻)。

如肾阴虚的征象显著者,上方加熟地黄、黄精等,并配服六味地黄丸或知柏地黄丸。

如有肝阳上亢征象者,则宜加钩藤、石决明等。

如久病入络瘀血显著时,加益母草、蒲黄、丹参等。

三、食疗药膳

平时饮食要慎于口味,忌食辛辣刺激性的食物,多喝水,通利尿道,从而防止再感染。可根据病情选用一些药食两用食品,作为食疗药膳,以资气血,补脏腑,助排邪,增强病人的体质与抗病能力,促使慢性肾盂肾炎的患者少反复,早日康复。

如容易反复感冒者,要益气固表,防止外感,可用黄芪、白术、防风等炖瘦肉。

如肾精不足,经常腰酸者,宜补肾填精,用杜仲、枸杞子、熟地等炖猪腰。

如持续尿蛋白,表现脾气虚者,要益气健脾,固涩精微,用党参、鸡内金、茯苓、莲子、山药、芡实等炖鸭胗或瘦猪肉等。

如气阴两亏者,宜益气养阴,用枸杞子、熟地、太子参等炖母鸭或甲鱼。

如见面色晦暗、舌质暗者,是病久气滞血瘀,宜益气活血,用三七、西洋参等炖乳鸽。

黄春林

药食并用治肾病综合征

黄春林教授(广东省中医院，邮编：510120)是广东省名中医，博士生导师，卫生部、人事部、国家中医药管理局第二批全国名老中医学术继承指导老师。

黄春林教授在治疗肾病综合征方面经验尤其独到。黄教授认为，肾病综合征以脾肾功能失调为重心，阴阳气血不足，尤其阳气不足乃病变之本；以水湿、湿热、瘀血阻滞为病变之标，表现为虚中夹实之证；而且易感外邪，也常因外感而加重病情，如病情迁延，正气愈虚，邪气愈盛，日久则可发生癃闭、肾衰等病。

黄春林教授辨证治疗方面主张标本兼顾，各种证型可以单独出现，但更多的是混合出现，因此主张应综合、灵活地运用下述的分型治疗。

一、分型治疗

1. 风水相搏证

症状：起始眼睑浮肿，继则四肢浮肿，全身浮肿，皮肤光泽，按之凹陷，易复发，伴有发热、咽痛、咳嗽、舌苔薄白、脉象浮或数等症。

治则：疏风清热，宣肺行水。

方药：越婢加术汤加减。生石膏(先煎)30 g，白术 12 g，生姜皮 10 g，麻黄 9 g，大枣 5 枚，浮萍 15 g，茯苓 15 g，石韦 18 g，泽泻 18 g。

2. 水湿浸渍证

症状：多由下肢先肿，逐渐四肢浮肿，下肢为甚，按之没指，不易恢复，伴有胸闷腹胀、身重困倦、纳少泛恶、小便短少、舌苔白腻、脉象濡缓等症。

治则：健脾化湿，通阳利水。

方药：五皮饮合胃苓汤加减。茯苓皮 30 g，泽泻 30 g，陈皮 10 g，姜皮 10 g，桑白皮

15 g,白术 15 g,猪苓 18 g,石韦 18 g,桂枝 6 g,益母草 20 g,大枣 5 枚。

加减:若肿甚而喘者,可加麻黄 9 g,葶苈子 15 g。

3. 湿热内蕴证

症状:浮肿明显、肌肤绷急,腹大胀满,胸闷烦热,口苦、口干,大便干结或便溏灼肛,小便短黄,舌质红、舌苔黄腻,脉象滑数等。

治则:清热利湿,利水消肿。

方药:疏凿饮子加减。泽泻 30 g,茯苓皮 30 g,车前草 30 g,白花蛇舌草 30 g,石韦 25 g,大腹皮 12 g,秦艽 12 g,蒲公英 20 g,苦参 10 g,甘草 6 g。

加减:若伴有血尿者,可加白茅根 25 g,茜草 15 g,大小蓟各 15 g。

4. 湿瘀阻滞证

症状:颜面或四肢浮肿、面色黧黑晦暗、腰痛固定或刺痛、肌肤甲错或肢体麻木,或尿纤维蛋白降解产物升高,或全血黏度及血浆黏度升高,舌色紫黯或有瘀点、瘀斑、舌苔腻,脉象细涩等。

治则:活血祛瘀,利水消肿。

方药:桃红四物汤加减。桃仁 12 g,当归 12 g,红花 8 g,川芎 10 g,赤芍 15 g,王不留行 15 g,泽兰 15 g,丹参 20 g,益母草 20 g。

5. 脾虚湿困证

症状:面浮足肿,反复消长,劳累后午后加重,腹胀纳少,面色萎黄、神疲乏力,尿少色清、大便或溏,舌苔白滑、脉象细弱等。

治则:温运脾阳,利水消肿。

方药:实脾饮加减。黄芪 30 g,云茯苓 30 g,泽泻 30 g,白术 15 g,桂枝 6 g,大腹皮 12 g,广木香(后下)12 g,川朴 12 g,益母草 20 g,猪苓 18 g,大枣 5 枚。

6. 阳虚水泛证

症状:全身高度浮肿、腹大胸满、卧则更甚,畏寒神倦,面色㿠白,纳少,尿短少,舌质淡、舌体胖、舌边有齿印、舌苔白,脉象沉细或结代等。

治则:温肾助阳,化气行水。

方药:阳和汤加味。麻黄 6 g,干姜 6 g,白芥子 6 g,甘草 6 g,熟地 20 g,肉桂(另炖)3 g,鹿角胶(烊化)12 g,防己 15 g,黄芪 30 g,益母草 30 g。

加减:若心悸、唇绀、脉结代者,则甘草改为炙甘草 30 g,加丹参 20 g;若面浮、喘促、汗出、脉虚者,宜重用人参(另炖)15 g,加五味子 6 g,煅牡蛎 20 g。

二、专病专症专药

黄春林教授在辨病治疗方面,强调西为中用,针对肾病综合征大量蛋白尿、低蛋白血症,伴高度水肿、高脂血症、高黏血症,常合并感染的特点,在传统的辨证用药基础上,选加以下一些治疗肾病综合征的专用中药,确有一定疗效。

1. 减少尿蛋白的排出

现代医学认为,肾上腺皮质激素、免疫抑制剂、血管紧张素转换酶抑制剂以及非甾体类消炎药对减少肾病综合征尿蛋白有一定疗效。

(1)具有肾上腺皮质激素样作用的中药有:附子、肉桂、冬虫夏草、地黄、何首乌、杜仲、补骨脂、菟丝子、淫羊藿、肉苁蓉、枸杞子、仙茅、鹿茸、巴戟天、紫河车、秦艽等。

(2)具有免疫抑制作用的中药有:熟地、天冬、天花粉、北沙参、五味子、泽泻、黄芩、柴胡、夏枯草、山豆根、牡丹皮、红花、穿心莲、蝉蜕等。

(3)具有血管紧张素转换酶抑制作用的中药有:柴胡、赤芍、牛膝、土鳖、水蛭等。

(4)具有非甾体类消炎作用的中药有:秦艽、防己、豨莶草、细辛、羌活、桂枝、防风、柴胡、丹参、牡丹皮、芍药、益母草、毛冬青、三七、桃仁、红花、牛膝、秦皮、夏枯草、香附、黄芪、党参、当归、麦冬、女贞子等。

2. 提高血浆白蛋白

尿中丢失白蛋白是引起低蛋白血症的主要原因,但与肾小管分解白蛋白能力增加以及胃肠吸收能力下降也有一定的关系。黄春林教授不但注重减少尿蛋白的排出,而且也非常重视增加蛋白的来源,以此来纠正低蛋白血症。

(1)增加蛋白的摄入。对于肾功能正常的肾病综合征病人,应给予优质高蛋白饮食,如鸡蛋、瘦猪肉、鱼肉、牛奶等,每天蛋白质摄入量可达 $1\sim1.5$ g/(kg·d);必要时临时静脉补充血浆白蛋白。

(2)能够促进肝脏对蛋白质合成的中药有:三七、丹参、当归、牛膝、人参、党参、黄芪、灵芝、附子、鹿茸、补骨脂、淫羊藿、肉苁蓉、五味子、枸杞子、白术、龟甲、五加皮等。方剂有:补中益气汤、四君子汤、生脉散、当归补血汤等。

(3)促进胃肠道对蛋白质的吸收。肾病综合征病人常有胃肠吸收功能障碍,纳食不佳,黄春林教授主要从下列 3 方面着手:

①使用木香、砂仁、台乌药等,以促进胃肠排空。

②使用鸡内金、石斛、丁香等以促进胃泌素、胃酸、胃蛋白酶分泌。

③使用麦芽、谷芽、神曲、山楂等以直接促进食物消化,从而促进对蛋白质等的摄入。

3. 利尿消肿

低蛋白血症、继发性水钠潴留是引起水肿的重要因素。因此,除按上述方法积极提高血浆白蛋白外,还必须加强利尿,促进水钠的排出,如选用茯苓皮、猪苓、泽泻、车前草(子)、玉米须、石韦、麻黄、浮萍、地肤子、白茅根、金钱草、葶苈子、海金沙、瞿麦、萹蓄、桑白皮、黄芪、白术等。

使用麻黄、桂枝、生姜等做成药浴浸泡,利用药物发汗作用以及水的液体静压,使组织间隙回流至血循环的液体量增加,从而增加肾小球滤过率而引起利尿。

4. 降低血脂

由于低蛋白血症,肝脏合成低密度及极低密度脂蛋白增加等原因,肾病综合征常合并高脂血症。

降脂中药有:首乌、泽泻、山楂、丹参、大蒜、女贞子、玉竹、决明子、虎杖、杜仲、夜交藤、桃仁、枸杞子、黄精、淫羊藿、葛根、槐花、银杏叶等。

降脂中成药有:月见草油丸,6 丸/次,每天 3 次。丹田降脂丸,2 g/次,每天 3 次。脂必妥胶囊,2 粒/次,每天 3 次。

5. 抑制高脂血症及血栓形成

患肾病综合征时由于肝内合成纤维蛋白原及第 V、第 Ⅶ、第 Ⅷ、第 Ⅹ 因子增加,加之低蛋白、高脂血症也致血液浓缩、血液黏稠度增加,故本病凝血及血栓形成倾向较为严重。抗凝血、抗血栓形成作用的中药有:川芎、当归、赤芍、红花、益母草、丹参、毛冬青、水蛭、地龙、蝮蛇、血竭、莪术、牡丹皮、桃仁、木香、丁香、乌药、桂枝等。

6. 防治感染

由于肾病综合征的血 IgG 及补体成分明显下降,低蛋白血症以及激素免疫抑制剂的使用,均易招致感染的发生,临床上及时发现并有效控制感染很有必要。肾病综合征合并感染的好发部位通常为泌尿道和呼吸道。

泌尿道感染以大肠杆菌最为常见。对大肠杆菌有抑制作用的有苦寒清热药,如:大黄、黄连、黄芩、金银花、夏枯草等;还有非寒凉的厚朴、丁香等;以及有补益作用的当归、山萸肉、金樱子等,临床均可酌情选用。

对于呼吸道感染,则可选用黄芩、鱼腥草、射干、百部、秦皮以及厚朴、丁香、黄芪、天冬等。

黄春林教授强调,在使用抗感染药时,还要注意避免使用一些对肾脏有损害的中药或西药。对肾脏有损害的抗菌西药有庆大霉素、链霉素、卡那霉素、头孢霉素(第一、第二代)、利福平、新霉素、两性霉素等。对肾脏有损害的中药有木通、苍耳子、全蝎、山慈姑、雷公藤、昆明山海棠、腊梅根、安宫牛黄丸等。

除以上药物治疗外,还应注重饮食调养。

(1)钠盐的摄入:水肿时应进低盐饮食,每日摄取食盐 2～3 g,忌食腌制品,少用味精。

(2)蛋白质的摄入:肾功能正常的情况下,应给予优质高蛋白饮食(1～1.5 g/(kg·d)),含高蛋白的食物有鸡蛋、鸡肉、牛奶、猪瘦肉、鱼类等。

(3)脂肪的摄入:低脂饮食是必要的,食物中还要富含可溶性纤维,如燕麦、米糠等,并配以蔬菜、豆类。

对肾病综合征有辅助治疗作用而又可作食疗使用的中药有:灵芝、人参、党参、黄芪、茯苓、怀山药、冬虫夏草、莲子、扁豆、鹿茸、鹿角胶、龟甲胶、三七、丹参、肉苁蓉、枸杞子、黄精、何首乌等。

【病案举例】 刘某,男性,32 岁,待业青年。因反复颜面、双下肢浮肿 2 年,加重 2 周,于 1997 年 6 月 16 日入院。患者 1995 年 3 月因“四肢浮肿,尿蛋白(＋＋＋＋)”在某医院诊断为“原发性肾病综合征”,予强的松 1 mg/(kg·d),减量维持过程中复发 1 次。此后于 1996 年曾复发 3 次。本次入院前已自行停用激素 4 个月。入院症见:颜面、双下肢浮肿,精神疲乏,胃纳呆滞,睡眠不佳,尿量不少、大便正常,舌质淡暗、舌苔白润,脉象沉细等。实验室检查:尿蛋白(＋＋＋＋),24 小时尿蛋白定量 3.85 g,血清白蛋白 13 g/L,血胆固醇 16.6 mmol/L,甘油三酯 3.58 mmol/L,血肌酐 151 μmol/L,血尿素氮 6.7 mmol/L。

中医诊断:水肿。

辨证:脾肾阳虚,水湿内停挟瘀。

治则:予温补脾肾,利水消肿,佐以活血祛瘀。

处方:麻黄 6 g,干姜 6 g,肉桂(另焗)3 g,白芥子 6 g,甘草 8 g,防己 15 g,熟地20 g,益母草 20 g,大飞扬 20 g,黄芪 60 g,茯苓皮 60 g,泽泻 60 g。每天 1 剂,水煎服。

配合通脉口服液(含田七、黄芪)1 支,每天 3 次。百令胶囊(人工冬虫夏草制剂)4

粒,每天 3 次。

连服 3 周后,患者浮肿基本消退,尿量 1 700 ml/d 以上。遂于原方中去大飞扬,改茯苓皮为茯苓 30 g。

服药 1 周后,复查尿蛋白(±),24 小时尿蛋白定量 0.17 g,血清白蛋白 20 g/L,血胆固醇 7.59 mmol/L,甘油三酯 1.93 mmol/L,血肌酐 104 μmol/L。

唾液的作用胜过服药

科学家的分析化验证实,唾液中含有胜过抗生素的麦格宁(癞蛤蟆身上的特有物质)和血浆中的各种成分,尤其是唾液腺激素、球蛋白、淀粉酶、溶菌酶生长激素等几十种生物活性物质,以及丰富的钙、钾等离子,是比中西药物更为优越的宝中之宝。其治疗作用如下:

(1)止痛:腹部疼痛,吞咽唾液,短时间便会缓解。

(2)止炎症:吞咽唾液可以治疗胃炎,涂抹唾液可以预防受伤皮肤发炎以及消除炎症。

(3)止气滞:脾胃气滞,出现胃部灼烧、不舒,吞咽唾液可以缓解症状,助消化甚至消除气滞。

(4)止瘙痒:皮肤瘙痒,或蚊虫叮咬后,涂唾液,瘙痒很快缓解。

(5)止疲劳:如觉疲劳乏力,鼓漱吞咽唾液数遍,精神即刻为之一振,疲乏很快自消。

(6)止饥饿:在无食物可吃、饥饿难忍时,吞咽唾液,即可缓解饥饿感。

(7)止渴:望梅止渴,是人人皆知的道理;而吞咽唾液,比望梅止渴效果更佳。

(8)止迷眼:若有风沙或小飞虫入眼睛,速用唾液涂眼,便可很快驱除沙粒和小虫。

(9)止口腔病:人的舌头咬破后,为什么不会发炎? 大多数人的口腔很少有炎症,关键就在于唾液的作用。经常口含唾液,可以预防口腔疾病。

(10)美容:以唾液摩面,润肤去皱。《三元延寿书》云:"口中唾液,能终日不唾,含而咽之,令人精气常留,面目有光。"

赵富生等

仲景真武汤治肾病综合征

赵富生、郭钦鹏等医师（河南省偃师市卫校附院，邮编：471900）应用中西药物综合治疗肾病综合征，减轻肾上腺皮质激素的毒副作用，取得了较好疗效。

赵富生等医师用真武汤(炮附子、白术、茯苓、芍药、生姜)合活血化瘀(丹参、川芎、当归等)、补气温阳(黄芪、党参、菟丝子、仙灵脾等)类中药,治疗肾病综合征。

(1)肾病综合征病因较多,临床症状复杂,病程持续时间长,复发率较高,常用大剂量激素治疗,副作用多,如诱发溃疡或感染,停药后易"反跳"复发,长期服用还有肾阴虚症状,如见五心烦热、头昏耳鸣、失眠盗汗、面红口干、腰腿酸软等症,此时用真武汤加用滋阴降火养肾类中药,如生地、旱莲草、女贞子、知母、龟甲、枸杞子等,可减轻或消除以上症状,有利于病人长期服药。

(2)减用激素时,加用温阳补气类中药,如黄芪、党参、菟丝子、仙灵脾等,可保护肾上腺免受外源性激素的抑制作用,避免肾上腺萎缩、分泌功能下降,巩固药物疗效,并调节免疫功能,减轻免疫复合物对肾小球滤过膜的损害,从而减少尿蛋白的丢失。

(3)在肾病综合征病人中,还存在有血液高凝状态,特别是肾小球内高凝状态,影响肾小球血液供应及病人水肿的恢复,加用活血化瘀类中药,如丹参、川芎、当归等,可降低血液黏度,改善微循环,减少微血栓形成,降低血液中自由基对肾小球的损害,改善肾小管的重吸收作用,促进肾功能恢复。

(4)在肾病复发因素中,上呼吸道感染为最常见诱因,故加用温阳补气、清热解毒类中药,可扶正祛邪、增加病人抵抗力,对病情恢复、预防复发有重要意义。

(5)其他对症治疗,如抑制胃酸、保护胃黏膜、平肝潜阳、降低血压、舒肝和胃、增强食欲、利尿消肿等药物,对缓解相应症状,树立病人战胜疾病信心,减少其他药物的毒副作用,均有一定意义。

临床治疗各种类型肾病综合征 44 例,这些病例临床表现均符合原发性肾病综合征诊断标准,按随机抽样原则分为两组:中西医治疗组 23 例(男 13 例;女 10 例),年龄 11～38 岁,平均 19.2 岁,病程 1 个月至 14 年,平均 11 年。其中初治病人 19 例,复治病人 4 例。按肾功能分型:Ⅰ型病人 16 例,Ⅱ型病人 7 例。对照组 21 例,男 10 例,女 11 例,年龄 8～37 岁,平均 18 岁,病程 1 个月至 14 年,平均 12 年。其中初治病人 16 例,复治 5 例;Ⅰ型病人 18 例,Ⅱ型病人 3 例。二组病例经统计学处理无显著性差异,多数病人未做肾脏活检病理分型。

对照组:使用强的松(或地塞米松),开始剂量为 12～20 mg/(kg·d),连用 4～8 周有效后减量,每 1～2 周减 5～10 mg/d,减至 10～15 mg 时连用 6 个月以上,以早晨顿服为主(个别病人曾用环磷酰胺冲击疗法)。常规加用消炎痛(25～75 mg/ d)、潘生丁(75～150 mg/d)。根据症状再选用一些其他药物,如双氢克尿噻、硝苯吡啶、西咪替丁、藻酸双脂钠等。为彻底清除感染灶,多数病人使用青霉素 1～2 周。

治疗组:在对照组用药基础上,加用中药。每疗程 15 天,大多用药 1～3 疗程。

观察方法:临床症状每 1～3 天记录一次;检验:尿常规 1～2 天化验一次,尿蛋白、血尿控制后 1～2 周化验一次,血尿素氮 1～2 天化验一次直至正常,血脂、白蛋白 1～2 周检查一次并记录。出院病人定期走访或信访、电话询问。

疗效判定:显效 水肿、恶心、纳差等症状消失,并持续 2 个月以上,血压、尿素氮、白蛋白、血脂等各项检查指标恢复正常。有效 水肿等症状消失,并稳定 2 月以上,尿蛋白减少达(＋＋)以上,血尿素氮、血脂、白蛋白基本正常。无效 临床症状及各项辅助检查基本上无改善或停止治疗。

治疗组随访观察 1 年以上 22 例,复发 2 例,复发率 9.1％;对照组随访 1 年以上 16 例,复发 6 例,复发率 37.5％,并有 9 例病人有痤疮或消化道症状,复发病人的诱因中上呼吸道感染者 4 例,劳累者 2 例。

治疗组 23 例,疗效较好(显效率 73.9％,总有效率 95.6％,复发率 9.1％),与对照组 21 例(单用肾上腺皮质激素,显效率 42.9％,总有效率 76.2％,复发率 37.5％)相比,中西药联用可提高疗效,疗效优于后者(显效率 $X^2 = 4.38$,$P < 0.05$,复发率 $X^2 = 4.26$,$P < 0.05$)。通过本组病人治疗效果可见,中西药物综合治疗,可有效提高肾病

综合征病人症状缓解率,减少复发率及其药物不良反应,是一种值得提倡的治疗方法。

手指刷疾病——刷指疗法

人们早已知道,人体中有 12 条经络与五脏六腑的生理机能息息相关。其中 6 条(肺经、大肠经、心包经、三焦经、心经与小肠经)是以手指尖为出发点的,因此,中医认为"手为诸阳之会"。经常对手指进行刺激,就可以使经络畅通,气血调和,从而达到自我保健的目的。目前,"刷指保健法"正在国内外广泛流行,为人们的健康提供了一个简便、省钱而且有效的方法。

1. 基本方法

(1)用牙刷(新旧均可)轻轻地刷擦双手手背与掌心的穴位或治疗点,刷指时应该保持全身放松的状态。

(2)左右手的穴位都要刷擦,每个穴位刷擦 2~5 分钟。每天至少刷 1 次,多刷几次也行。

(3)需要治疗几种疾病时,可以分别在有关穴位上刷擦。

(4)身体发热或疼痛(例如感冒、头痛等)时,需要"泻",应该由内向外刷擦(下文用↑表示)。

(5)身体虚弱(例如贫血、怕冷、眩晕等)时需要"补",应该由外向内刷擦(下文用↓表示)。

2. 常见病刷指方法

(1)白发(秃发、贫血、更年期综合征)——肾穴(↓)。

(2)更年期综合征(牙痛、贫血、全身疲劳)——肾穴(↓)。

魏小萌

魏氏自拟健脾益肾豁痰化瘀方治肾综

魏小萌医师（河南省漯河市卫生学校，邮编：462002）自拟健脾益肾豁痰化瘀方治疗难治性肾病综合征（RNS），疗效满意。

魏小萌医师自拟健脾益肾豁痰化瘀方，其组成如下：生黄芪60 g，白术15 g，女贞子30 g，沙苑子30 g，菟丝子30 g，丹参30 g，党参20 g，菖蒲10 g，茯苓15 g，川芎15 g，地龙15 g，僵蚕15 g。每日1剂，水煎分2次口服。

方中黄芪、党参、白术、沙苑子、菟丝子补脾益肾以固其本。气虚湿乃成饮，聚而成痰，气虚无力推动血运则为瘀，故用茯苓、菖蒲利湿豁痰。丹参、川芎、地龙、僵蚕活血化瘀通络搜邪，治其标。标本兼治，相辅相成，恰切病机，方案合理。上述药物经现代药理研究证实，黄芪有提高机体免疫功能及抗氧自由基的作用，从而阻断肾病综合征的进展，既对肾上腺皮质功能有保护调节作用，又减轻糖皮质激素及肾病本身引起的免疫功能紊乱，减少肾病的复发；丹参、川芎、菖蒲、白术、地龙均有抗凝降低甘油三酯、胆固醇的作用，故以上药物合用，疗效满意。

临床随证加减：如水肿者，加泽泻、猪苓等；如血尿者，加白茅根、小蓟等；如糖尿者，加生地、玄参、花粉等；如蛋白尿者，加石韦、荷叶等，重用黄芪；如肺部感染者，加鱼腥草、黄芩等；如易感冒者，加白芍、防风等；如四肢不温者，加：附子、干姜等。

临床选择80例难治性肾病综合征患者，其中男49例，女31例；年龄19～46岁，平均（28.32±4.58）岁；病程6个月至3年；全部符合1985年南京肾脏病学术会议修订的《原发性肾病综合征（NS）诊断标准》，并经强的松1 mg/（kg·d）8周标准治疗无效或治疗过程半年内复发超过 2 次,且空腹血清总胆固醇 TC≥6.0 mmol/L 或(和)甘油三酯 TG≥1.69 mmol/L,尿蛋白(＋＋～＋＋＋＋);24 小时尿蛋白 1.5～6.9 g,凝血酶原时间 PT<11 秒。80 例患者被随机分成 2 组,中医治疗组 48 例,对照组 32 例。组间病人的病程、年龄、性别、临床表现等组成没有显著性差异($P>0.05$),具有可比性。

中医治疗组,采用以上所述方药。西药对照组用华法林钠 2.5 mg 口服,每日 1 次,每周测 PT 1 次,以 PT 延长至正常值 1.5～2.0 倍为宜,维持 4 周。有出血倾向时,则停药或加用维生素 K。

观察指标:抗凝治疗前后 PT 作为抗凝疗效指标,尿蛋白转阴或定量减少至 50％以上的比率作为 RNS 的疗效指标,TG(甘油三酯)、TC(胆固醇)、HDL(高密度脂蛋白)作为血脂指标。组间计数资料比较用 χ^2 检验、t 检验,进行统计学处理。

疗效标准:辨证参阅国家中医药管理局 1994 年 6 月 28 日发布的《中医病症诊断疗效标准》。诊断疗效判定参考中华肾脏病学会于 1985 年第二届全国肾脏病学术会议上讨论制定,并于 1992 年 6 月安徽太平会议修订的方案。

治疗结果:治疗组总有效率 73.58％,对照组总有效率 42.85％,有显著性差异($P<0.05$)。血脂变化:治疗组,TC 治疗前后有极显著性差异,$P<0.01$;TG、HDL 治疗前后有显著性差异,$P<0.05$;对照组,TC 治疗前后有显著性差异,$P<0.05$;TG、HDL 无变化。华法林钠抗凝的作用优于中药,也可降低尿蛋白,但中药组抗凝以缓而收功,除了有抗凝、降尿蛋白作用外,其降血脂、升 HDL 之力优于华法林钠,且无出血倾向,因此在 RNS 治疗上中药组的优势较明显。

【病案举例】 张某,女性,33 岁,1998 年 4 月 4 日以全身重度浮肿 8 年、加剧 3 个月为主诉入院。被某医院诊断为肾病综合征 Ⅱ 型、慢性肾衰。入院时见患者颜面、四肢躯干皆重度浮肿,按之没指,眼睑肿甚,腹胀如鼓,舌质淡、舌边有齿痕、舌苔薄白,脉象沉弦等症。检查:BP 25/14 kPa,尿蛋白(＋＋＋＋),尿红细胞(＋＋),管型(＋＋),血红蛋白 74 g/L,尿蛋白定量 4.2 g/24 h,血尿素氮 27.8 mmol/L,肌酐 566 μmol/L,总蛋白 56 g/L,白蛋白 27 g/L,球蛋白 29 g/L。B 超示有中等量腹水。经肾活检确诊为膜性肾小球肾炎。口服强的松半年后稍好转。停药后 1 个月蛋白尿、浮肿又出现,转求中医治疗。辨证:阳衰水泛型。用健脾益肾豁痰化瘀方加附片 10 g,肉桂 10 g,干姜 10 g。每日 1 剂,水煎服。

二诊:服药 1 周后,尿量逐渐增加,达 1 500 ml/d,腹水亦减,纳增,呕恶消失,诸症悉减。效不更方。

三诊:继服 45 天后,浮肿退尽,腹水消失,下床活动自如,3 次尿检复查正常,血浆总蛋白 74 g/L,白蛋白 46 g/L,球蛋白 28 g/L,尿素氮 6.4 mmol/L,肌酐 102 μmol/L。

8 周后缓解出院。随访 3 年,无复发。

手指健肾,从耳鸣开始

耳鸣是一种很痛苦的疾病,其原因可能是耳垢积存、中耳炎或是连接耳朵与鼻子的管道狭窄、内耳炎、美尼尔病、老年性重听、高血压或低血压、糖尿病、自主神经失调、神经症、忧郁症、歇斯底里、更年期障碍等。耳鸣时所听到的声音大多是"嘛"或是"咯"的声音,还有"叽"或"挫"的高音,有时甚至还会听到血管跳动的声音。有人整天都在耳鸣,有人是偶尔发生,或是安静时才听得到。

中医学认为,耳与肾有非常密切的关系,肾若衰弱则会引起耳鸣,所以治疗耳鸣,补肾壮元是非常重要的。肾的元气恢复,就能祛除疲劳,稳定心情,耳朵也就能发挥正常的功能。

被称为耳反应点的是足底第四趾及第五趾的根部,一旦按压,生命之泉就会涌出;与耳鸣相关的还有肾经的涌泉穴,位于足底(去趾)前 1/3 处,足趾向内弯曲时呈凹陷处。

首先用手指抓住第四趾,然后慢慢地转动脚趾。要注意,绝对不可突然用力地转。接着按压第五趾。刺激这个耳朵的反应点后,再刺激涌泉穴。用力按压涌泉时,会觉得非常舒服。此外,也可用温灸法使其温热。把市售的温灸器置于涌泉上点火,觉得热之后稍微移开。耳反应点和涌泉的刺激,一定要每天进行。如此一来,耳鸣现象就会逐渐消失。

杨尚凌

无比山药丸治肾综

杨尚凌医师（中国人民解放军 184 医院，邮编：335000）多年来在临床上治疗难治性肾病综合征，疗效较为满意。

《景岳全书·肿胀篇》说："水肿证以精血皆化为水，多属虚败，治宜温脾补肾，此正法也。"故在临床上治疗难治性肾病综合征时，可选用无比山药丸加减化裁。无比山药丸（山药、熟地、泽泻、茯苓、山茱萸、肉苁蓉、巴戟天、补骨脂、杜仲、菟丝子、鹿角胶、牛膝、川断、骨碎补、肉桂、木瓜、萆薢、青盐）出自《太平惠民和剂局方》，临床常用方药为：菟丝子 20 g，肉苁蓉 20 g，山药 15 g，熟地 15 g，牛膝 12 g，杜仲 12 g，泽泻 12 g，茯苓 12 g，山茱萸 12 g，巴戟天 12 g，赤石脂 12 g，五味子 12 g。方中菟丝子、肉苁蓉、巴戟天、杜仲、补骨脂、鹿角胶、川断、骨碎补、肉桂温补肾阳，"壮水之主以消阴翳"；牛膝、泽泻、茯苓、木瓜、萆薢利水渗湿；熟地、山茱萸、山药滋补肾阴，"阴中求阳"；赤石脂、五味子收敛固摄。每日 1 剂，水煎服。8 周为 1 个疗程。

临证加减：伴发热、咽痛、咳嗽者，加银花、连翘、蒲公英、玄参、桔梗等；水肿明显者，加桑白皮、大腹皮、赤小豆、白茅根等；阴虚者，加女贞子、旱莲草、枸杞子等；气虚者，重用党参、黄芪等；血瘀者，加三七、桃仁、赤芍、当归等。

临床治疗、统计 36 例，所有病例均符合中国人民解放军总后勤部卫生部编写的《临床疾病诊断依据治愈好转标准》。所有病例均经强的松或合用环磷酰胺治疗无效。其中男性 21 例，女性 15 例；年龄最大者 65 岁，最小者 12 岁；病程最长者 11 年，最短者 3 个月。所有病例均行肾活检，其中轻微病变型 1 例，系膜增长型 11 例，膜性肾病 13 例，系膜毛细血管型 6 例，局灶节段硬化型 5 例。

治疗结果：痊愈 13 例（临床症状消失，水肿完全消退，尿常规正常，血浆蛋白及胆固醇正常,肾功能检查尿素氮正常);显效 10 例(临床症状及水肿基本消失,尿常规中尿蛋白定性微量,血浆蛋白及胆固醇接近正常,或 1 项正常,另 1 项接近正常,肾功能明显好转);好转 6 例(临床症状及水肿减轻,蛋白尿减少,血液化验及肾功能均有好转);无效 7 例(临床症状、体征,血、尿常规,肾功能均无改善或恶化)。总有效率为 80.5%。

【病案举例】 涂某,女性,32 岁,已婚。2001 年 6 月因全身水肿、腰酸乏力等症状而住院。曾在外院诊断为原发性肾病综合征。病理类型为膜性肾病。用强的松、环磷酰胺等治疗无效,并出现脱发、经闭等症状。现症见:面色无华,腰酸乏力,双下肢水肿,舌质淡、舌苔白腻、舌体胖大、舌边有齿痕,脉象沉细等。尿常规检查:尿蛋白(+++)、RBC 0～2/HP,WBC 0～1/HP,管型(+);24 小时尿蛋白定量 5.8 g;血 ALB 22 g/L,CHOL 9.6 mol/L;肾功能正常。血压 100 /72 mmHg。证属脾肾阳虚,水液滞留,固摄乏力,精微流失。治疗以健脾温肾利水、固摄精气为主。采用上方加桑白皮、大腹皮、赤小豆、当归。

二诊:用药 38 天后,病人临床症状明显好转,脱发停止,月经复至。

出院时尿常规检查基本正常,24 小时尿蛋白定量为 0.20 g。

随访 1 年,尿常规复查基本正常。

天天饮玉泉　助君度百年

玉泉者,人之唾液也。有的人认为唾液无所谓,然历代养生家却给了它许多美称:"玉泉"、"玉津"、"甘露"、"神水"、"长生酒"、"金津玉液"等。养生家们对它为什么如此厚爱呢? 缘于唾液对人的健康长寿有着任何药物都不能替代的价值。

嚼口水,咽口水,叩齿、鼓漱多次,唾液随之满口,分三口缓缓地咽下丹田。第一遍动作做完后,做第二遍。

上面所说的办法,就是古人所倡导的唾液养生法。唐朝大医学家孙思邈活了 101 岁。他在《千金方》一书中,用了很大篇幅,从实例到理论,畅述服食玉泉对养生的极端重要性,视唾液为"吾身之宝"。他本人就是常年坚持"终日不唾,常含而咽之"。

陈培智等

桃红四物加味治难治性肾综

难治性肾病综合征(RNS)在临床上较常见，其发生多与病理类型、感染因素、激素用药不规范、高脂血症及高凝状态等有关。血液高凝状态是肾小球疾病的客观病理变化，能加重肾小球滤过膜结构异常和电荷的改变，其程度与肾小球病变的严重程度和活动性成正比。难治性肾病综合征常伴有高凝和血栓形成。高凝状态若不予以纠正，可能导致肾组织局部缺血、缺氧，甚至引起微血管血栓形成，加重肾脏病理损害。及时纠正这种高凝高黏滞血症，降低血脂和纤维蛋白含量，防治肾病综合征的高黏综合征，对于减少并发症，加快症状的改善有一定的临床意义。抗凝是治疗难治性肾病综合征的一个重要手段，但是对抗凝方法的选择至今尚未定论。肝素用于肾病综合征的治疗已证实是有效的，但由于肝素易致出血等并发症，使临床难以推广应用。难治性肾病综合征的治疗棘手，疗效差，复发率高。

陈培智副主任医师等在常规应用强的松和环磷酰胺(CTX)的同时，将活血化瘀之法贯穿于治疗全过程，用桃红四物汤加味方(MTSD)为基本方进行中医辨证加减治疗，比单纯西医治疗的对照组，总缓解率明显提高($P < 0.05$)，复发率显著降低($P < 0.01$)，药物不良反应发生率显著降低($P < 0.01$)。说明在西医治疗的同时配合以桃红四物汤为基本方的中医辨证加减，是治疗难治性肾病综合征的一种有效方法。

选择住院及门诊86例难治性肾病综合征患者，随机分为2组。选择诊断标准除符合1985年9月第二届全国肾脏病会议修订的原发性肾病综合征诊断标准，排除狼疮性肾炎、糖尿病肾病等继发性肾病综合征外，参照《内科疾病诊断标准》中难治性肾病综合征诊断标准，有以下任何一种情况者：①肾上腺皮质激素初治8周无效或仅部分有效；②初治8周有效，但复发后再治无效；③治疗过程中出现频繁复发(指半年内复发2

次,或1年内复发3次)或肾上腺皮质激素依赖者;④肾上腺皮质激素与细胞毒药物联合治疗无效者。治疗组43例,其中男28例,女15例,年龄18~60岁,病程8~48个月;激素无效应8例,部分效应17例,激素依赖7例,常复发11例。对照组43例,其中男26例,女17例;年龄19~60岁,病程8~46个月;激素无效应7例,部分效应18例,激素依赖8例,常复发10例。两组患者在性别、年龄、病程及临床表现等方面经统计学处理,均无显著性差异($P>0.05$),有可比性。

对照组用纯西医治疗,采用激素标准疗程治疗8周无效或部分有效者加用CTX,隔天200 mg静脉注射,累积总量不超过150 mg/kg。

治疗组是在西医治疗基础上,以桃红四物汤(当归12 g,生地12 g,桃仁10 g,红花10 g,川芎10 g,赤芍10 g)为基本方结合辨证分型论治(参照第二届全国中医肾病学术会议制定的分型标准)。难治性肾病综合征临床常表现虚实夹杂,正虚邪恋,结合中医辨证分型,调整阴阳平衡,分别伍以清热解毒利湿、益气养阴、温补脾肾、疏肝理气、调理脾胃等治疗。活血化瘀、益气养阴、清热利湿中药多有提高机体免疫能力、增强肾小球系膜细胞吞噬和消化作用,清热解毒和活血化瘀合用,有助于改善肾脏血液循环并促进肾脏病变修复和纤维蛋白的吸收作用。桃红四物汤具有降低周围血管阻力、增加血流量、抗炎、降脂等药理作用。方中当归、川芎、有效成分阿魏酸钠能调节血栓素 A_2-前列环素平衡,抑制血栓素 A_2 样物质的生成与活性。赤芍所含赤芍精能抑制血小板花生四烯酸(AA)代谢,对抗血小板集聚有显著抵抗作用。红花黄色素可直接抵抗血栓素 A_2 样物质的生成与活性。桃仁有抑制血栓形成和降低血小板聚集作用。在西医治疗同时,桃红四物汤加味方治疗难治性肾病综合征有良好的作用,不仅可以提高疗效,降低复发率,而且还可以减少激素、免疫抑制剂的毒副作用。

辨证分型论治

(1)湿热型:治以活血化瘀,清热利湿。基本方加白花蛇舌草、半枝莲、蒲公英、白茅根等。

(2)气阴两虚型:治以活血化瘀,益气滋阴。基本方加太子参、黄芪、女贞子、旱莲草等。

(3)肝郁气滞型:治以活血化瘀,疏肝理气。基本方加柴胡、陈皮、香附、枳壳等。

(4)脾肾阳(气)虚型:治以活血化瘀,益气温肾,调理脾胃。基本方合真武汤(芍药、生姜、茯苓、白术、附子)或陈夏六君汤(陈皮、半夏、人参、茯苓、白术、甘草)加减。

上述各型随证选方,或以一法为主、数法合参加减。每天 1 剂,水煎分 2 次服。两组疗程均为 6 个月,随访 2 年。

依据卫生部颁布的《中药新药治疗肾病综合征的临床研究指导原则》的疗效判定标准,完全缓解:尿蛋白少于 0.3 g/d,连续 3 天,肾病综合征表现完全消除,血浆白蛋白大于 35 g/L,肾功能正常。部分缓解:尿蛋白 0.31~2.0 g/d,连续 3 天,肾病综合征表现完全消除,肾功能好转。无效:尿蛋白 2.0 g/d 以上,肾病综合征表现未消除,肾功能无好转。恶化:主要指肾功能损伤加重,如肌酐清除率下降或血肌酐上升达到治疗前 50% 以上。复发:缓解后 3 个月内又出现肾病综合征表现。

两组近期疗效比较:对照组 43 例中完全缓解 16 例,部分缓解 9 例,无效 11 例,恶化 7 例,缓解率(含完全缓解及部分缓解)58.1%;治疗组 43 例中,完全缓解 28 例,部分缓解 10 例,无效 4 例,恶化 1 例,缓解率 88.3%。两组缓解率比较有显著性差异($P<0.05$),治疗组疗效明显优于对照组。两组治疗后与治疗前比较,24 小时尿蛋白定量下降,血清白蛋白及总蛋白提高($P<0.05$);治疗组与对照组治疗后相比较,治疗组降低尿蛋白及提高血清白蛋白和总蛋白的作用更显著($P<0.05$),说明中药可以起到提高疗效的作用。

两组复发率比较:对照组 25 例缓解病例中 12 个月有 8 例复发(32.0%),24 个月有 13 例复发(52.0%);治疗组 38 例缓解病例中 12 个月有 2 例复发(5.2%),24 个月有 4 例复发(10.5%)。治疗组复发率显著低于对照组($P<0.01$)。

毒副反应比较:应用强的松的不良反应表现为医源性库欣综合征、痤疮、精神症状、上消化道出血、并发或加重感染等。用环磷酰胺后则表现血白细胞减少、恶心呕吐、性腺抑制、出血性膀胱炎、脱发等。治疗组出现 1 种副反应者 10 例,2 种或 2 种以上者 3 例,共 13 例,占 30.2%,且不影响疗程。对照组出现毒副反应者 34 例,占 79.1%,且多为多种毒副反应,需要对症处理而影响疗程。治疗组出现副反应例数的百分率明显低于对照组,两组比较统计学上有显著性差异($P<0.01$)。

陈卫东

黄芪注射液治原发性肾综

陈卫东医师（蚌埠医学院附属医院，邮编：233004）应用黄芪注射液治疗原发性肾病综合征，可减少尿蛋白的排出，降低血胆固醇，促进肝内蛋白的合成，改善病人的水肿状态，防止肾小动脉硬化，延缓肾功能损害的发生时间和进程，有利于原发性肾病综合征的治疗。

肾病综合征的中医辨证大都是肾气虚或脾肾阳虚，机体不能行气化水，水邪溢于肌肤，停于胃肠，出现水肿或腹水、腰酸腿软、乏力、头晕耳鸣、畏寒、纳差、腹胀、便溏、蛋白质吸收障碍等症。肾病综合征因尿蛋白大量排出、低蛋白血症等因素而出现以上症状。黄芪性味甘微温，入脾、肾经，有益气利水、固表止汗、抵御外邪侵袭等作用。

现代实验研究证明：黄芪能使心衰大鼠模型的尿环磷鸟苷（cGMP）增多，使自由水清除率增加。尿环磷鸟苷是作为第二信使传递信息的物质，它激活心纳素（ANP）受体，发挥生物学活性。黄芪可使肾病综合征病人心纳素反应低下的肾组织恢复敏感性，产生利钠反应。黄芪能加强毛细血管抵抗力，防止毛细血管通透性增加，发挥利尿作用。黄芪能促进胃肠道的吸收功能，并能显著增加 H_3 亮氨酸促进肝脏蛋白合成，使肾病综合征病人蛋白质合成增加，并能通过白蛋白 mRNA 转录活性，调节和改善低白蛋白血症。黄芪富含微量元素硒。血硒具有保护机体免受氧化损害的功能，同时能加强某些非酶类自由基清除剂的抗氧化作用，提高机体防御功能，对肾小球基底膜的电荷屏障和机械屏障均具有保护作用。因此，黄芪可用于肾性蛋白尿的控制。

原发性肾病综合征由于血白蛋白下降，导致脂蛋白代谢紊乱，高脂血症使肾病综合征病人动脉硬化的发生率明显升高，并与血栓形成及进行性肾小球硬化有关。黄芪具有降脂作用,它可能主要通过加强含载脂蛋白 B 的降解和消除,包括肝脏胆固醇清除途径,低密度脂蛋白受体上调和增加脂蛋白脂酶及卵磷脂胆固醇酰基转移酶活性起有效降脂作用,这将防止脂质本身造成肾损伤。

应用黄芪注射液治疗原发性肾病综合征的具体方法是:用 20 ml(含生药 40 g)的黄芪注射液,加入 5% 葡萄糖注射液 250 ml,静脉滴注,每天 1 次,20 天为 1 个疗程。

在应用黄芪注射液治疗原发性肾病综合征时,仍可口服西药泼尼松,每天 1 mg/kg,或用抗凝等治疗方法。同时给予优质低蛋白、低盐饮食。

打哈欠能补肾

生活中人人都有打哈欠的时候,但并不是每个人都知道经常有意识地去打哈欠可以补肾。

打哈欠是一个下意识的动作,因为人体内的氧不够了,实际上,你一打哈欠所大吸的一口气,跑到肾那里去了,这等于做了一次腹式呼吸。

平常我们都是用胸部在呼吸,但是在你深睡的时候,全是腹部在呼吸,这个时候你的呼吸特别慢,这就是腹式呼吸法——大家日用而不知的一个补肾方法。另外,人在什么时候会打哈欠呢? 疲劳的时候,所以,这还是一个缓解疲劳的方法。

打哈欠的时候,你会发现肚脐凸起来了,这就意味着丹田里的气被调动起来了。

还有的人打哈欠会流眼泪,这其实是在排肝里面的毒气。而且打哈欠的时候,你的两肋会向上提,两肋走的肝胆经,一打哈欠,两肋一提,这不就是锻炼肝胆两经吗! 所以当你有气闷在里面的时候,赶紧有意识地打哈欠,你会觉得越打越累,其实就是让你去睡觉,去养气血了。

陈兴强等

中药与激素并用治原发性肾综

陈兴强、孙恒聪等医师（广东省三亚市人民医院，邮编：572000）用中西医结合方法治疗肾病综合征，取得了较好的疗效。

肾病综合征是一临床症候群，用中西医结合方法治疗，可增加机体对激素的敏感性，减少激素或细胞毒等药物毒副作用，减少激素撤减过程中的复发。

肾病综合征大剂量使用激素后毒副作用明显，减量或停药后易复发，环磷酰胺（CTX）常引起骨髓抑制作用。在激素逐渐减量阶段加用补肾壮阳药有助于减少机体对激素的依赖，拮抗外源性激素反馈抑制，防止皮质激素撤减综合征，具有调节下丘脑-垂体-肾上腺皮质轴的功能；还能增强细胞免疫和体液免疫，以调整肾病综合征病人的免疫紊乱，同时亦起预防感染作用。

临床选择38例年龄15～50岁的住院或门诊原发性肾病综合征患者。这些患者均未做肾活检。其血压、血肌酐（Cr）均正常，部分有镜下血尿。治疗结果：38例中缓解36例，缓解率94.74％。随访6个月复发1例，复发率2.78％。毒副作用：库欣征2例，无神经精神及上消化道出血；用环磷酰胺（CTX）后出现恶心8例。

治疗方法

(1)饮食：均采用优质蛋白饮食1～1.2 g/(kg·d)。

(2)标准激素疗法

①强的松1 mg/(kg·d)，早晨顿服，体重取标准体重与实际体重的平均值，服满8周。此后每7～10天递减原剂量10％（先快后慢），减至0.5 mg/(kg·d)。若出现蛋白尿，可延长原剂量服用时间。此剂量持续服6～8个月，至10 mg/d维持1～2年。

②因消化道症状不能口服时，可用甲基强的松龙60 mg，静脉注射，1周后改强的

松口服,肝功能异常者加服护肝药。

③应用标准激素疗法部分缓解或激素依赖患者,使用环磷酰胺(CTX),1 次 0.2 g,静脉注射,每 2 天一次,使用累积剂量接近但不超过 150 mg/kg 时停用。1 年中只使用 1 次。每周复查血象。

(3)使用中药

①大剂量激素初治阶段,使用滋阴降火汤:生地 15 g,知母 12 g,丹参 12 g,丹皮 10 g,黄柏 9 g。每日 1 剂,水煎服。

②激素开始减量后,仍用滋阴降火汤加肾炎方:生地 15 g,山茱萸 10 g,茯苓 10 g,丹皮 10 g,丹参 10 g,地骨皮 10 g,川芎 10 g,全蝎 5 g。每日 1 剂,水煎服。

③在激素持续治疗阶段,由于激素所致阴虚火旺症状大为减少,可加强补肾健脾治疗,以减少复发。肾炎方加黄芪 30 g,补骨脂 10 g,淫羊藿 10 g。每日 1 剂,水煎服。

④激素减量至 20 mg/d 时,用益气健脾、温阳补肾中药:黄芪 30 g,党参 15 g,山茱萸 10 g,枸杞子 10 g,菟丝子 10 g,补骨脂 10 g,肉苁蓉 10 g,白术 9 g。每日 1 剂,水煎服。

⑤如果病情需要加环磷酰胺(CTX)时,由于该药为免疫抑制剂,易损伤肾阳,故要重用温阳药才能提高疗效。肾炎方加党参 15 g,麦冬 12 g,补骨脂 12 g,黄芪 10 g,淫羊藿 10 g。每日 1 剂,水煎服。

⑥出现骨髓抑制、白细胞下降时,加益气补血药可增加患者耐受力,提高疗效。上方加鸡血藤 30 g,当归 15 g,黄精 15 g。每日 1 剂,水煎服。

⑦有胃肠道反应者,上方加法半夏 9 g,竹茹 9 g,苏梗 9 g,陈皮 6 g。每日 1 剂,水煎服。

曹元奎

曹氏芪蛭黄七子汤治疗儿童复发性肾综

曹元奎医师(山东省淄博市中医院，邮编：255300)在常规治疗的基础上配用自拟的芪蛭黄七子汤治疗儿童复发性肾病综合征，预防该病的复发，取得了满意的治疗效果。

现代医学认为肾病综合征为一组原因不明的以肾小球基膜通透性增高为主的症候群，在疾病的各个阶段都存在着不同程度的微循环障碍，可发生肾小球毛细血管微血栓及栓塞并发症，进一步加重肾脏的病理损害，同时机体存在生理性免疫功能低下与病理性免疫功能亢进，致使病情迁延不愈，反复发作。

选择 156 例患儿，均为同期住院及门诊患者，复发性肾病综合征的诊断符合文献标准，为原发性肾病综合征，经首次激素治疗后完全缓解，但在 1 年内复发 4 次或半年内复发 2 次者。随机分为 2 组，治疗组 80 例，男 44 例，女 36 例；年龄 5～14 岁，平均 8.1 岁；病程 6 个月～5 年，平均 26 个月；首诊伴有上呼吸道感染者 54 例，伴腹水者 24 例，伴胸腔积液者 12 例，伴恶心呕吐者 40 例，伴外周白细胞或中性粒细胞增高者 60 例，伴淋巴细胞增高者 12 例；尿蛋白定性(＋)者 10 例，(＋＋)者 13 例，(＋＋＋)者 40 例，(＋＋＋＋)者 17 例。对照组 76 例，男 40 例，女 36 例；年龄 4.5～14 岁，平均 7.8 岁；病程 6 个月～5.5 年，平均 25 个月，首诊伴有上呼吸道感染者 52 例，伴腹水者 20 例，伴胸腔积液者 8 例，伴恶心呕吐者 34 例，伴外周白细胞或中性粒细胞增高者 54 例，伴淋巴细胞增高者 12 例；尿蛋白定性(＋)者 8 例，(＋＋)者 12 例，(＋＋＋)者 43 例，(＋＋＋＋)者 13 例。两组的性别、年龄、就诊前病情程度及肾功能无明显差异

($P>0.05$),具有可比性。

对照组 76 例采用常规方法治疗：

(1)泼尼松首剂剂量 1.0～1.5 mg/(kg·d)，早晨 1 次顿服，连服 6～8 周，随后每月减 2.5～5 mg，当减至 10 mg/(kg·d)时，改为 2 日剂量隔日顿服(早晨)，视尿蛋白消失情况逐步减量，至隔日晨顿服 5 mg，维持 1 年或更长时间。

(2)肝素 100～200 U/(kg·d)，加入 5%～10%葡萄糖注射液 100 ml 内静滴，连用 5～7 天为 1 个疗程，间歇 1 周，再重复使用，一般不超过 4 个疗程。

(3)尿激酶 500～1 000 U/(kg·d)，加入 5%～10%葡萄糖注射液 100 ml 内静滴，连用 5～7 天为 1 个疗程，间隔 1 个月，再重复使用，一般不超过 4 个疗程。

(4)常规配以抗感染、利尿消肿、纠正电解质紊乱等方法，不用任何免疫抑制剂。

治疗组在对照组基础上加服芪蛭黄七子汤(黄芪 15～30 g，水蛭 5～10 g，生大黄 5～10 g，枸杞子 10～15 g，女贞子 10～15 g，菟丝子 10～15 g，五味子 10～15 g，金樱子 10～15 g，桑椹子 10～15 g，覆盆子 10～15 g)，每日 1 剂，水煎 2 次取汁混合，早晚分饮或 3～4 次分服。如服药困难也可少量多次服用。方中黄芪、水蛭、生大黄为主药，其中黄芪味甘，性温，为补气之要药，能实卫固表，充盈正气，不为风邪所袭；水蛭味咸苦，性平，能活血化瘀，祛浊生新；生大黄味苦，性寒，能通腑泻热，疏导肠胃，使邪有出路；配以枸杞子、女贞子、桑椹子、菟丝子、五味子、金樱子、覆盆子，以补肾益精。诸药共用，配伍合理，补肺固表，滋阴补肾，活血化瘀，达到治本的目的，疗效明显，不失为治疗复发性肾病综合征的有效良方。

以上 156 例患儿完成 2 个疗程后观察疗效。完全缓解：临床症状、体征全部消除，异常理化检查指标恢复正常，1 年内未见复发。基本缓解：临床症状、体征基本消失，异常理化检查指标接近正常，1 年内未见复发。部分缓解：临床症状、体征部分消失，异常理化检查指标有所改善，在 1 年内复发少于 4 次或半年内少于 2 次。无效：临床症状、体征无明显改善或加剧，异常理化检查指标无好转，1 年内复发 4 次或半年内复发 2 次以上。

总疗效比较：治疗组 80 例，完全缓解 52 例(占 65%)，基本缓解 16 例(占 20%)，部分缓解 8 例(占 10%)，无效 4 例(占 5%)，总有效率 95%。对照组 76 例，完全缓解 26 例(占 34.2%)，基本缓解 22 例(28.9%)，部分缓解 12 例(15.8%)，无效 16 例(21.1%)，总有效率 78.9%。两组比较差异有显著性($P<0.05$)，治疗组明显优于对

照组。

平均尿蛋白消失时间:治疗组(21±5.2)天;对照组(40±5.5)天,两组比较有显著性差异($P<0.05$)。

药物不良反应:治疗组出现库欣征 26 例,皮肤色素沉着 8 例,有消化道症状(上腹胀满,恶心呕吐)6 例,欣快感 3 例;对照组出现库欣征 64 例,皮肤色素沉着 15 例,有消化道症状(上腹胀满,恶心呕吐)43 例,欣快感 21 例。治疗组不良反应明显少于对照组。

核桃仁治好肾结石

肾结石是由多种原因引起肾脏内尿液结晶物的沉淀而成。肾结石常常给人带来剧烈腰痛、血尿等。采用传统的排石汤也能奏效,但长久服用,患者不易坚持,还会引起肾虚。由此,在诊治病患时常用民间偏方,每每奏效。

【材料】冰糖 120 g,香油炸核桃仁 120 g。

【用法】共研细末,每次服 60 g,每日服 4 次,开水送下,一般连服 10～30天,可以软化结石。配上中药金钱草 50 g、鱼脑石(黄花鱼头骨内小石块)5 g,煎汤频饮,效果更佳。

【方解】芝麻油含有脂肪油、卵磷脂,可润五脏,利二便,又具有滋养肝肾的作用。核桃仁含有维生素 A 和脂肪。常用于尿频、腰痛、尿路结石。金钱草利水通淋,解毒消肿,是泌尿系结石的要药。

【注意事项】核桃仁炒后,用消毒干纸巾擦去表面油脂再吃;患有糖尿病者,可以不加冰糖。

第二部分 名中医治疗肾病的验方效方

石景亮

石氏三方三法治难治性肾病

石景亮主任医师(河南中医学院,邮编:450003)业医30余载,学验俱丰,对治疗难治性肾病积累了丰富的临床经验。

难治性肾病是指病情缠绵、反复性大的一组肾病综合征。石景亮主任医师从发越郁结、循序取代、扶正御邪3个治疗阶段分别阐述,并举3则验案佐证。对于难治性肾病在缓解症状、撤减激素方面有借鉴作用。

一、发越郁结法

难治性肾病患者多数长期服用激素,有时不仅不能取效,反而副反应显著。石景亮主任医师认为,肾病综合征长期使用激素后,所导致的机体升降功能失调,一是气血痰湿热郁滞于有形之体;二是出现多种脏腑功能失司、阴阳失调的无形之郁。由于郁滞所带来的清阳不升,浊阴不降,上下郁阻,中土不化,难治性肾病患者最终都会影响到脾胃功能,石景亮主任医师的发越郁结法以治病因的观点颇具特色。大凡郁证之治法,因郁而病者多实,宜苦辛宣通;因病久而致的郁证,多表现为虚实夹杂,宜用清调、补益为治。由于激素所导致的郁证非一日所起,因而消除此郁证也非朝夕之功,一般需要20天左右,方可达到预期的治疗目的,为下一步补益脾肾,递减激素作准备。对使用激素后出现的副反应,在减停激素之前,应发越郁结,以冀升降条达,为下一步进行撤减激素奠定基础。

症状:见胸膈痞闷、脘腹胀满、形体肥胖、体倦乏力等。女性患者还会因六郁痼滞而导致月经量少,渐而闭经,形体日益肥胖,精神抑郁,体困乏力等,而且往往还伴有高脂血症。

方药:创用新加越鞠汤。组方为:苍术,制香附,神曲,栀子,连翘,郁金,蒲公英,生薏仁,丹参,茯苓,黄连,吴茱萸,枳壳,升麻,大黄炭,大枣,生姜。

方解:方中苍术、茯苓、生薏仁健脾、燥湿、利湿,使湿郁通过燥、运、利而解;制香附、郁金功专行气解郁,并疏利肝胆之气机,使气郁之机条达畅舒;栀子、连翘、蒲公英清热泻火,善治郁热;丹参、大黄炭滋阴养血活血而止血,专走血分,行血中之郁(瘀),化瘀之中又兼止血功效;升麻、枳壳一升一降,专调中焦之气机,使升者当升,降者下行,各行其职而健运中焦,使体内气之枢机升降条达;黄连、吴茱萸名为左金丸,治肝郁之火,又能调理中焦脾胃之嘈杂;神曲消食导滞;生姜、大枣功善健胃益脾,治食郁使肝脾畅达调和。全方通过上调下达、中运健化、热瘀共除、升降相协的组合,达到发越郁结之目的。

【病案举例】 齐某,男,5 岁。1996 年 1 月确诊为肾病综合征。服用强的松,每天达 30 mg,但病情反复发作。现症见满月脸,体重达 23.5 kg,舌质暗、舌苔黄腻。治以发越郁结法,方用新加越鞠汤:苍术 3 g,制香附 3 g,神曲 5 g,栀子 5 g,连翘 5 g,郁金 3 g,蒲公英 6 g,生薏仁 10 g,丹参 6 g,茯苓 5 g,黄连 2 g,吴茱萸 0.5 g,枳壳 3 g,升麻 2 g,大黄炭 2 g,大枣 2 枚,生姜 3 g。15 剂,水煎服,每天 1 剂。

二诊:连服 15 剂,郁滞解,腻苔化。

此后相继应用撤减激素汤,循序取代激素,综合调理 6 个月后,体重下降至 18 kg,尿常规化验、血脂、血压等均正常。经长期追访,疗效稳定。

二、循序取代法

患者由于长期服用激素,内在反馈性抑制肾上腺皮质功能。当激素撤减之时,由于外源激素的应用减少,临床多症见脾肾气虚阳虚表现。石景亮主任医师认为,激素类似一个纯阳之药,进入人体后,起到取代真阳的作用,使患者机体内部产生依赖性,应用撤减激素汤,能焕发脾肾生发之气,从而达到取代外源性激素之目的。

中医辨证为:脾肾气虚阳虚。

治则:温壮肾气,培补脾土,敛精固遗。

方药:创用撤减激素汤。组方为:生黄芪,白术,防风,生山药,莲子肉,芡实,白果,乌梅,山萸肉,仙灵脾,仙茅,肉苁蓉,益母草,鹿茸(研细吞服)。

方解:方中黄芪、白术、防风益气固表,防止在激素减量过程中的反复外感;山药、莲子肉、芡实、白果、乌梅、山萸肉具补肾滋阴、固精收敛之作用,对于久治不消失之蛋白尿,具有良好的效果;仙灵脾、仙茅、肉苁蓉、鹿茸补肾助阳,祛风除湿,壮肾中之阳,

第二部分 名中医治疗肾病的验方效方

可以弥补由于激素减量造成的机体内肾阳鼓动之不足;益母草活血利湿,对于久病血瘀湿阻者,可谓是一味良药。该方还包括多种药对,如防风与乌梅,一散一收,相互制约,相互为用,祛风抗过敏之作用增强,对于肾脏患者免疫功能紊乱具有良好的调节作用;黄芪配防风,二药参合,散中寓补,补中兼疏,动静结合,相辅相成,且黄芪得防风,其功愈大,可增强人体抵抗力,防御外邪感染;黄芪与山药,一阳一阴,阴阳相合,相互转化,健脾胃,促运化,敛脾精,止漏遗,功效卓著;芡实配莲子肉,山药配芡实,均是相须为用,增强补肾固精之功能;仙灵脾配仙茅,相须为用,补肾壮阳作用加强。全方经合理配伍之后,可达到温壮肾气、培补脾土、敛精固遗之功效,可以调动机体内在生机,增强脾肾功能,逐步消除对激素的依赖,从而保证循序取代激素撤减后的机体功能,临床实践证明具有良好的临床疗效。

在临证遣药方面,石景亮主任医师要求注意两点:一是该方药一般连服 3～6 剂,患者尿蛋白转阴后,即可递减激素,而且强的松以每周 5 mg 减量的速度较为妥当,切不可操之过急;二是如果难治性肾病处于正虚邪实复杂证候,或湿热壅滞、或六郁之邪未除者,均不宜使用,否则将有闭门留寇、邪恋难除之虞,而且肾病综合征证属湿热壅滞或六郁之邪未除者,皆不宜用,误用将导致湿热相合,如油入面,病情缠绵,久而不愈。

【病案举例】 张某,男,20 岁,铁路工人。1987 年 3 月,以肾病综合征收住入院,用强的松加用环磷酰胺等药物,治疗半年无效。见患者面部及全身浮肿、满月脸、舌体胖、舌苔薄白,脉象细数等。先用济生肾气汤加味施治,相继用撤减激素汤。处方:生黄芪 30 g,白术 10 g,防风 10 g,生山药 30 g,莲子肉 15 g,芡实 30 g,白果 10 g,乌梅 15 g,山萸肉 20 g,仙灵脾 15 g,仙茅 10 g,肉苁蓉 12 g,益母草 30 g,鹿茸 0 5 g 组成。共治疗 179 日,病情稳定趋愈。1988 年 2 月上班。经追访 15 年,未见复发。

三、扶正御邪法

当慢性肾炎、肾病综合征以及难治性肾病患者,在激素安全撤除后,由于曾经应用激素及免疫抑制剂治疗,故患者免疫功能低下,即使是各项化验检查全部恢复正常,也不可掉以轻心,因为激素安全撤停后,患者在平静情况下尚可,但在四季交替、寒暖不适的情况下,经常发生上呼吸道感染或慢性咽炎,不仅易于感冒,且往往由于感冒而诱发病情的反复,这是许多难治性肾病难以痊愈的原因之一。因此,石景亮主任医师认为,上工治未病,防患于未然,此时如果坚持以益气固肾、渗湿和胃之剂,持久服用,杜绝复发,以善其后,对于那些临床已经缓解的患者来说,是非常重要的。应用本法本方时,一般前30天隔日1剂,此后,每隔2日1剂,坚持服60～90天,停药之后还须每季度复查一次,相机调治。

治则:益气固肾,渗湿和胃。

方药:创用扶正御邪汤。药物组成为:生黄芪,白术,防风,生山药,生薏仁,芡实,莲肉,连翘,郁金,佩兰,枳壳,升麻,蒲公英,鲜白茅根,玉米须,大枣,生姜。

方解:石景亮主任医师认为,肾病复发的弊端多因于肺,故首当宣肺洁源,内经云"肺主通调水道",一旦肺气膹郁,宣降失司,上焦壅遏则水道不利,脏气违和而精微下漏,故此,治当宣肺气以洁源流。所投宣肺药物,大多辛味,用辛味以治肾,正符合经旨"肾恶燥,急食辛以润之,开腠理,致津液,通气也"。同时,防风、升麻轻升入肺,合玉屏风散旨在益气固卫,其意都在御邪以加强其屏障之功能;连翘、蒲公英、白茅根、玉米须、薏仁、郁金、佩兰功在清利上下,意在补中有清,补清结合,可达补而不滞之目的;山药、芡实、莲子肉功在补肾固精,健脾渗湿;枳壳、升麻、生姜、大枣行气调升降,和胃以健脾,用以强健后天之本。全方有益气固肾、渗湿和胃之功,达扶正御邪之效。

石景亮主任医师还强调,当感冒已经发作,临床表现为邪热炽盛者不能用扶正御邪汤,误用则有引邪入里之弊;阴虚内热者,亦不宜用,误用非但对滋阴清热无济,反而会加重病情。

【病案举例】 梁某,男,12岁,小学生。1989年3月4日,在当地人民医院确诊为肾病综合征。该院曾先后用肾炎四味片、强的松等药物,治疗59日,未见效。现患儿每日服强的松30 mg。刻诊:见患儿满月脸,胸闷纳呆,舌质暗、舌苔黄腻,脉象细濡等。先治以新加越鞠汤,服10剂后,腻苔消除,饮食正常。继而用撤减激素汤,守方连续服60剂后,以每6日为限递减强的松5 mg,直至强的松全部撤掉。待至8月28日,患儿尿检、血浆蛋白、胆固醇均正常。为巩固疗效,杜绝复发,治以扶正御邪汤。处方:生黄芪20 g,白术6 g,防风6 g,生山药20 g,生薏仁10 g,芡实10 g,莲子肉5 g,连翘9 g,郁金6 g,佩兰6 g,枳壳5 g,升麻3 g,蒲公英10 g,鲜白茅根20 g,玉米须10 g,大枣3枚,生姜3 g。间断服用,进行巩固治疗。治疗全程计104日,彻底治愈。经随访14年,未见复发。

第二部分 名中医治疗肾病的验方效方

朱晓岚等

平消固精汤治早期糖尿病肾病

朱晓岚、徐伟芳、叶敏和等医师（浙江省杭州市第四人民医院，邮编：310002）运用平消固精汤治疗早期糖尿病肾病（DN），发现该方能明显改善早期糖尿病肾病患者的临床症状和体征，降低血糖，调节脂质代谢紊乱，降低尿蛋白。

糖尿病肾病早期表现为尿中排出微量白蛋白，根据其临床表现属中医学的"消渴"、"水肿"、"虚劳"等范畴。巢元方《诸病源候论》曰："劳伤肾虚，不能藏于精，故因小便而精微出也。"肾主水，主藏精，"受五脏六腑之精而藏之"。肾气亏虚，肾络血瘀，肾关封藏失司，精微外泄；或肾阴不足，虚火妄动，扰动肾关，均可发生蛋白尿。

平消固精汤药物组成：黄芪 30 g，生地 30 g，黄精 30 g，白茅根 30 g，太子参 25 g，丹参 20 g，益母草 20 g，赤芍 15 g，莪术 10 g。每日 1 剂，水煎分 2 次服。2 个月为 1 个疗程。方中黄芪、太子参益气；生地、黄精养阴；丹参、莪术、益母草活血；白茅根清热利尿。全方补而不滞，祛瘀活血，祛瘀而不伤正，气复津生。

共选择 42 例患者，均按 WHO 诊断标准确诊为 2 型糖尿病。早期糖尿病肾病的诊断标准是：尿微量白蛋白排泄率<200 μg/min，尿白蛋白排出量<300 mg/24h。采用中国中医药学会消渴病专业委员会辨证诊断标准，明确中医分型为气阴两虚、瘀血阻络型，症见倦怠乏力、自汗、盗汗、气短懒言、烦渴喜饮、心悸失眠、溲赤便秘、视物模糊或四肢麻木疼痛、舌质黯红少津、舌苔薄或花剥、脉象弦细或细数等。

把符合诊断标准的 42 例患者按随机数字表示法进行随机分组。治疗组 22 例，其中男 12 例，女 10 例；年龄 41～78 岁，平均（56.3±11.7）岁。测空腹血糖水平（FBG）7.2～15.3 mmol/L，平均（8.62±2.71）mmol/L；24 小时尿微量白蛋白排泄量（UAE）平均为（137.1±32.8）mg/24 h。对照组 20 例，其中男 9 例，女 11 例；年龄

39～80岁，平均(53.1±13.2)岁。测空腹血糖水平(FBG)6.93～16.1 mmol/L，平均(8.53±2.92)mmol/L；24小时尿微量白蛋白排泄量(UAE)平均为(129.9±38.1)mg/24 h。

42例患者均给予优质低蛋白、低磷饮食，其中蛋白质0.6～0.8 g/(kg·d)。肥胖患者予低热卡饮食85 kJ/(kg·d)，其中碳水化合物占60%～65%，蛋白质占20%～25%，脂肪占10%～15%。控制血糖，给糖适平，如血糖控制不理想加拜糖平，如胰岛素水平低于正常，则用胰岛素，控制血糖在理想水平(空腹＜7.1 mmol/L，餐后＜8.3 mmol/L)。如果合并高血压，用洛汀新10～20 mg，每日1次，或波依定5 mg，每日1～2次，血压控制在130/80 mmHg左右。治疗组在上述治疗的基础上加服平消固精汤。

按上述方法治疗2个月，两组临床疗效比较。治疗组在改善倦怠乏力、心悸失眠、自汗盗汗、四肢麻木、溲赤便秘等方面明显优于对照组，经过χ^2检验，有统计学差异($P<0.05$)。

两组治疗前后空腹血糖水平(FBG)、24小时尿微量白蛋白排泄量(UAE)指标变化比较：两组治疗后空腹血糖水平(FBG)、24小时尿微量白蛋白排泄量(UAE)均有明显下降，与治疗前比较，经过t检验，有统计学差异($P<0.05$或$P<0.01$)；其中治疗组24小时尿微量白蛋白排泄量(UAE)与对照组比较，经过t检验，有统计学差异($P<0.05$)。治疗组能更好地减少24小时尿微量白蛋白(UAE)的排出量。

两组治疗前后血脂变化比较：两组治疗前后TG、CH、LDL-C均无统计学差异($P>0.05$)。治疗组HDL-C治疗后明显升高，经t检验，与治疗前有统计学意义($P<0.05$)，表明治疗组能更好地调节脂质代谢。

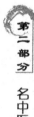

第二部分 名中医治疗肾病的验方效方

李 瑛

补肾明目饮治糖肾

　　李瑛医师（河南中医学院第一附属医院，邮编：450000）应用补肾明目饮煎剂，治疗糖尿病肾病。此方具有调节糖脂代谢、减少蛋白尿、改善肾功能、改善血液黏稠度、改善微血管病变、延缓肾单位纤维化及肾小球硬化等的作用，从而达到治疗糖尿病肾病、延缓肾功能减退的进程。

　　李瑛医师在常规治疗糖尿病的基础上，以自拟补肾明目饮治疗糖尿病肾病，取得了一定疗效。

　　补肾明目饮组成：枸杞子30 g，胡芦巴30 g，草决明30 g，川芎30 g，大黄10 g。全方共奏平肝明目、补肾固精、活血化瘀祛浊之功。方中枸杞子、胡芦巴滋阴补肾、固肾敛精，现代药理研究二药有增加免疫、降糖、利尿、抗炎作用；草决明平肝明目潜阳，药理研究其有明显的降压利尿、降血脂作用；川芎行气活血化瘀，能改善微循环，抑制凝血，促进纤溶，降低血黏度；大黄排浊泻毒，近年研究其有预防肾衰和改善慢性肾功能衰竭患者的氮质代谢、促进尿素和肌酐从肾脏排出之作用。经临床使用，在治疗过程中，尿素氮、肌酐、24小时尿蛋白定量、血脂等指标明显改善，经统计学处理均有显著性意义（$P<0.05$）。另外在应用补肾明目饮煎剂治疗，发现患者视力、视网膜病变、眼底出血等情况均有不同程度的改善。

　　选择70例病人，均为近年来住院或先住院后转入门诊治疗的病人，按WHO 1980年诊断标准确诊为非胰岛素依赖型糖尿病并符合糖尿病肾病诊断标准的第3～第4期患者，排除原发性高血压、心力衰竭或其他肾脏疾病引起的肾功能改变。其中男38例，女32例；年龄43～76岁，平均年龄为59.2岁；发现糖尿病病程13～21年，平均15.5年；临床糖尿病肾病病程10个月～8年，平均5.4年；合并视网膜病变者52例，高血压者 46 例,周围神经病变者 39 例,冠心病者 23 例,感染者 8 例,糖尿病足者 4 例。将 70 例糖尿病肾病按单盲法随机分成治疗组(36 例)和对照组(34 例),两组患者年龄、性别、病程、并发症及治疗前各实验指标等大致相同。

两组患者均进行糖尿病教育及优质低蛋白糖尿病饮食,根据血糖水平的不同,分别给糖适平 90～180 mg/d,分 3 次口服;或 30R 诺和灵胰岛素 16～30 U/d,分早晚餐前 30 分钟皮下注射。两组均采用复方丹参注射液 20 ml、川芎嗪注射液 120 mg 加入生理盐水 250 ml 中静脉滴注,每日 1 次。合并其他并发症者,分别施以并发症的对症治疗。血压高者用心痛定、洛汀新降压。治疗组在此基础上服用补肾明目饮煎剂,每日 1剂,每日 2 次,每次 150～200 ml。

观察临床症状时分为 3 级:症状基本消失、症状好转、病症无变化。测两组治疗前后的空腹血糖、24 小时尿蛋白定量、血肌酐、尿素氮、总胆固醇、甘油三酯、低密度脂蛋白胆固醇、尿 β_2-微球蛋白、尿微量白蛋白,查视力,查眼底。

疗效标准:显效 症状体征基本消失,24 小时尿蛋白定量<0.5 g,或较前下降 2/3以上,血肌酐下降 1/4。有效 症状体征好转,24 小时尿蛋白定量较前下降 1/3,肾功能改善但未达到显效标准,或稳定者。无效 症状体征无好转,各项指标未达到有效标准。

统计学处理:疗效比较用 χ^2 检验,组间比较采用 t 检验。

实验指标比较:两组治疗前后空腹血糖均有显著下降($P<0.05$),治疗组治疗后,24 小时尿蛋白、尿 β_2-微球蛋白、尿微量白蛋白明显减少,血肌酐、尿素氮显著降低($P<0.01$),血脂三项指标均降低($P<0.05$)。对照组治疗后,24 小时尿蛋白、尿 β_2-微球蛋白、尿微量白蛋白明显下降($P<0.05$),其余指标也有改善,但经统计学处理差异无显著性意义。两组比较,治疗组在减少尿蛋白、改善肾功能、调整糖脂代谢方面疗效明显优于对照组($P<0.05$)。

杨 华等

金水宝胶囊治糖肾

杨华、宋莹莹等医师（江苏省东海县人民医院，邮编：222300）用金水宝胶囊治疗糖尿病肾病，患者服用后尿蛋白、肾功能等均有变化，说明金水宝胶囊药理作用广泛，在糖尿病肾病的防治中有独特的标本兼治及保护作用。

金水宝胶囊（人工虫草，简称金水宝）为生物制剂，每粒胶囊含冬虫夏草蝙蝠蛾撷青霉 Cs-4 菌株发酵粉 0.33 g。冬虫夏草是传统的滋补强身药物，《本草从新》等文献及现代医学研究证实其有"保肺益肾"等多种药理作用。金水宝是冬虫夏草蝙蝠蛾撷青霉 Cs-4 菌株人工纯化的发酵产物，具有天然虫草的功能（也称人工虫草），其广泛的作用与其所含的多种成分有关。金水宝中所含的腺苷、维生素 E、锌、硒、铜等直接参与机体 SOD 等代谢，它可使 SOD 升高，清除自由基，降低脂质过氧化物（LPO），呵护患者肾脏免受损伤，改善肾血流，抑制血小板聚集，稳定溶酶体膜，降低 NAG 酶，维护肾小管功能，减轻氮质血症，保护和维持肾功能，并促进肾细胞的修复。另外，腺苷能增加 cAMP，也抑制血小板聚集，使血栓素（TXA）降低，还具有松弛平滑肌、降低血压、纠正心律失常、改善肾功能等作用，这些作用对抑制糖尿病肾病的发生发展，改善微循环，阻断和减轻肾微细血管病变，减少尿白蛋白的排泄，改善肾功能起着非常重要的作用。金水宝中所含的多种维生素、微量元素都是人体所必需的，可供糖尿病肾病患者补充所需或直接参与调节机体的糖、蛋白质、脂肪、SOD 等多种代谢。金水宝中含有 19 种氨基酸，有 7 种是人体必需的，其直接参与机体代谢，对改善氮质血症，恢复氮平衡，促进组织细胞损伤的修复，纠正贫血，改善免疫功能，增强体质有一定作用。金水宝所含的不同成分在糖尿病肾病、糖尿病的治疗中有着相互协同的药理作用。对糖尿病肾病标本兼治，对肾脏有保护作用，无毒副反应，安全有效。

临床上选择 68 例糖尿病患者,皆符合 1985 年 WHO 诊断标准及糖尿病肾病诊断标准,有持续性蛋白尿,尿白蛋白 >0.5 g/24 h。随机分为金水宝组(36 例,其中男 19 例,女 17 例,年龄 36~62 岁,平均年龄(50.7 ± 11.8)岁,DM 病程 3~16 年,平均 8.1 年,其中 6 例伴有高血压,10 例伴有肾功能不全);对照组(32 例,其中男女各 16 例,年龄、病程、病情与金水宝组相当,具有一定可比性),所有患者无酮症酸中毒,无发热,无尿路感染,无心衰。

所有患者行糖尿病饮食及常规治疗,力求空腹血糖控制在 4.5~7.1 mmol/L,血压相对稳定,不服用维生素 E、施尔康、抗凝剂及活血化瘀的药物。金水宝组服用金水宝胶囊治疗,3 粒/次,3 次/天,连服 15 周。对照组按同法服用安慰剂(淀粉胶囊)治疗。分别测定每位患者治疗前后 24 小时的尿白蛋白含量和空腹血 SOD、Cr、BUN 及指尖血 RBC、Hb 含量,并计算其数值的变化,同时观察血糖、血压等病情变化。

依 1993 年卫生部药政局所制定《新药临床研究指导原则》的疗效评定方法,以 24 小时尿白蛋白排泄值制定疗效评定标准。显效:治疗后尿蛋白消失或较治疗前减少 50% 以上;有效:治疗后尿蛋白较治疗前减少 50% 以下;无效:治疗前后尿白蛋白无变化。

金水宝组治疗后,尿白蛋白排泄较治疗前明显减少,总有效率 97.2%;对照组治疗前后尿白蛋白下降不明显,总有效率为 6.3%。金水宝组总有效率明显优于对照组($P<0.001$)。

金水宝组治疗后 Cr、BUN 较治疗前明显降低($P<0.001$);对照组治疗前后变化不明显($P<0.05$);两组间有非常显著的差异($P<0.01\sim0.001$)。

金水宝组治疗后 SOD 较治疗前明显升高($P<0.001$),对照组治疗前后升高不明显($P>0.05$);金水宝组较对照组治疗后有显著的升高($P<0.01$)。

金水宝组治疗后 Hb、RBC 均较治疗前明显升高($P<0.001$),对照组治疗前后升高不明显($P>0.05$);两组间有非常显著的差异($P<0.001$)。

金水宝组治疗后肝功能、Cr、BUN、血糖、尿白蛋白、血压等无 1 例恶化,且血糖、血压还有所降低,末梢血白细胞相对增多,多数患者的乏力、嗜睡、口干、胸闷及精神症状等明显好转或消失,未发现不良反应。

可见临床应用金水宝治疗糖尿病肾病收到明显的效果,其作用广泛,能使糖尿病肾病(DN)患者的 SOD 升高,减少尿白蛋白排泄,降低 BUN、Cr,提高 RBC 和 Hb,从而改善肾功能,纠正贫血,并能改善糖代谢,降低血压,增强体质,疗效明显优于对照组。

中医眼里的韭菜香干炒肉丝

这道菜做法简单,且只有3种材料,韭菜、猪肉、香干,但是,就是这样一道菜,在中医眼里,是不寻常的。先来看猪肉,中医把肉类都称为血肉有情之品,能滋养人体精血,具有滋补强壮、填精益髓的功效,用通俗语言解释,就是肉类能补充人体五脏的物质亏损,增强机能活动,改善衰弱状态。而对于猪肉,中医认为其味甘咸、平,入脾、胃、肾经,有补肾养血、滋阴润燥的功效,能够治疗热病伤津、消渴羸瘦、肾虚体弱、产后血虚、干咳、便秘等病症。韭菜又名起阳草、长生草,味甘、辛,性温,无毒。据《本草纲目》记载,韭菜的功效为补肾温阳、益肝健胃、行气理血、润肠通便,主治肾虚、遗尿、尿频、阳痿、遗精、反胃、下痢、腹痛等病症。香干是豆腐的再加工制品,中医认为豆腐性味甘咸、寒平,归肺、大肠经。具有清热滋阴、益气宽中、消胀散血的功效。

如果把这道菜看作是药膳的话,若猪肉放得多,就是以猪肉为君药,滋养人体精血,填精益髓,再以韭菜和香干为臣药,韭菜补肾壮阳,香干则滋补人体的阴液,从而做到阴阳双补,纵观这道菜,具有滋养精血,阴阳双补的功效,而且其性味平和,适合大多数人食用。

谢宗昌

谢氏自拟降糖八味方治糖肾

随着糖尿病治疗水平的不断提高,死于糖尿病急性并发症者已大为减少,患者生命明显延长,然而糖尿病的各种慢性并发症,包括糖尿病性肾病的发生率仍然较高。糖尿病性肾病属中医"消渴"中的"下消"范畴。在临床治疗上,除了用饮食疗法和降糖西药外,配合中药辨证施治,常能提高疗效。谢宗昌医师(温州医学院附属第一医院,邮编:325000)以自拟降糖八味方为基础方(生黄芪、生地、知母、天花粉、葛根、山药、枸杞子、山萸肉),治疗糖尿病肾病,疗效显著。

临证加减:若口干、口渴、多尿等阴虚内热表现明显者,加枳椇子、楮实子、制首乌、地骨皮等;若继发尿路感染而有湿热者,可适当加一些清热解毒、利湿通淋的中药,如鱼腥草、蒲公英、瞿麦、萹蓄、败酱草、凤尾草等;若伴有肝阳上亢之高血压时,可加一些平肝潜阳、滋水涵木的中药,如夏枯草、钩藤、杜仲、桑寄生等;若伴有微量蛋白尿时,则还应注意活血利水,加丹参、赤芍、玉米须、丹皮等,以增加肾脏血流量,有利于延缓肾动脉硬化的发生;若伴有大量蛋白尿,有低蛋白血症、肾病综合征表现时,则在活血利水同时,佐以补气固摄、升清降浊药物,如增大生黄芪用量,加蝉衣、升麻、柴胡、泽泻、茯苓等;若表现慢性肾功能不全,氮质血症期,宜加解毒泻浊、祛瘀通腑的药物,如六月雪、土茯苓、晚蚕沙、绿豆衣、大黄等。并应用和胃健脾化浊药物,如苏叶、半夏、苍术、薏苡仁、砂仁等,尽可能使血清肌酐下降,提高生存质量。

【病案举例】

病例1　健脾补肾,清热利湿

金某,女性,60岁,1998年10月14日入院。10余年前无明显诱因,出现多饮、多食、多尿,日渐消瘦,未予注意,2年后去当地诊所,测尿糖(＋＋＋＋),间断服用消渴丸治疗。2年前开始出现双下肢针刺样疼痛、麻木,入夜尤剧,影响睡眠,并逐渐出现双眼视物模糊、皮肤瘙痒、上肢无力、颜面部及下肢凹陷性浮肿等症状,曾在当地医院测空腹血糖 21.84 mmol/L,诊断为糖尿病,收住入院,并给予胰岛素针等药治疗,出院后口服达美康片。近1个月来出现头晕、乏力、双下肢疼痛等症,来住院治疗。诊见:血压 22.7/12.0 kPa,体型中等偏瘦,眼睑及双下肢轻度浮肿,双小腿可见散在结痂斑、色素沉着斑,双下肢皮肤痛觉减退。血常规:白细胞 13.1×10⁹/L,中性 70.7%。尿常规:蛋白(++),尿糖(++),脓细胞 0~3/HP。空腹血糖 12.5 mmol/L。诊断:糖尿病Ⅱ型,糖尿病性肾病,糖尿病性周围神经病变,糖尿病性视网膜病变,尿路感染。入院后经口服降糖、降压、降脂、抗感染等西药治疗,2天后测血压 17.3/8.6 kPa,空腹血糖 8.79 mmol/L,尿 β_2-MG 0.24 mg/L,尿白蛋白>50 mg/L,尿蛋白定量 121 mg/24 h。

10月17日中医会诊:见患者头眩目糊、倦怠乏力、口干、饮水多、小便频多、下肢浮肿、夜间下肢疼痛剧烈、影响睡眠、舌边有瘀点、舌苔薄腻、脉象小弦等。该患者病程长达10余年,脾肾虚亏,阴虚内热,虚火上炎,故头眩目糊;湿热内侵,故下肢色素沉着、疼痛;水液潴留,则为水肿;精微不能固藏,反而下注则为蛋白尿。证属肾虚内热,下焦湿热。治拟健脾补肾,清热利湿,改善其糖代谢和脂质代谢的紊乱。处方:生黄芪35 g,鱼腥草 30 g,凤尾草 30 g,豨莶草 30 g,枸杞子 15 g,制首乌 15 g,菟丝子 15 g,天花粉 15 g,地骨皮 15 g,赤芍 15 g,山药 10 g,知母 10 g。10 剂,每日1剂,水煎服。

二诊(10月28日):患者口干减轻,下肢浮肿消失,疼痛减轻,尿常规复查:尿糖(一),尿蛋白(+),白细胞 3~5/HP,空腹血糖 7.34 mmol/L,餐后2小时血糖 11.26 mmol/L。上方去鱼腥草、凤尾草,加葛根 15 g,山萸肉 10 g。10 剂,每日1剂,水煎服。

病例2 健脾补肾,益气滋阴

严某,女性,48岁,1998年10月6日入院。患者8年前因多饮、多食、多尿,查血糖高,诊断为糖尿病。长期服用西药降糖药,血糖控制尚可。1年半以前无明显诱因下出现浮肿,查尿蛋白(+++~++++)。诊断为:糖尿病肾病。住院治疗,经用改善肾脏血流量、血管紧张素转换酶抑制剂(ACEI)、胰岛素针等处理后,病情缓解出院。2002年9月中旬,再次出现颜面及下肢浮肿、腹胀、恶心呕吐到某院就诊,测血压 24.0/10.7 kPa,空腹血糖 13.89 mmol/L,白蛋白 2.5 g/dl。即给予输血浆及白蛋白、利尿,用胰岛素针及降糖西药,血糖控制不满意,空腹血糖 15 mmol/L。即转到我院就诊,测血压 25.3/12.0 kPa,见面色苍白、颜面和下肢浮肿、腹部稍隆、腹水征(一),双肾区无叩痛。空腹血糖 7.56 mmol/L,血总蛋白 4.3 g/dl,白蛋白 2.3 g/dl,尿蛋白定量 10 g/24 h。入院后经口服降糖、保护肾功能、输入血白蛋白等措施,恶心呕吐消失。

10 月 10 日中医会诊:见患者倦怠乏力、神疲、短气心悸、口干引饮、腰膝酸软、头晕、下肢轻度浮肿、舌苔薄白、脉象濡缓等。该患者反复出现浮肿、大量蛋白尿、低蛋白血症等,由于脾气虚则失升清之功,肾气虚则失封藏之用,脾肾阴虚,燥热内生。证属脾肾虚亏,肾失封藏,气阴两虚。故以健脾补肾、益气滋阴为主,使精微不下泄,蛋白尿得以控制,血糖也得以下降。处方:生黄芪 50 g,杜仲 15 g,枸杞子 15 g,菟丝子 15 g,山药 15 g,地骨皮 15 g,葛根 15 g,天花粉 15 g,补骨脂 15 g,升麻 10 g,熟地 10 g,山萸肉 10 g,柴胡 8 g。20 剂,每日 1 剂,水煎服。

二诊:服药后,体力明显好转,口亦不渴,脉象小弦,测空腹血糖 7.84 mmol/L,尿蛋白(+),白细胞 0~5/HP,红细胞 3~5/HP。

病例 3 健脾补肾,解毒祛瘀

林某,女性,65 岁,1998 年 8 月 26 日入院。患者曾于 1974 年因多饮、多食、多尿、乏力等症状在当地就诊,查空腹血糖 8.96 mmol/L,诊断为糖尿病,以后长期服用西药降糖药。1998 年 8 月上旬,无明显诱因,开始发热,为午后热,最高达 38 ℃,伴畏寒,有轻微刺激性干咳,2 天后即出现颜面和下肢浮肿,尿量减少,自行服用赤小豆 1 周后,浮肿消退,发病以来无尿频、尿急、尿痛。8 月 20 日在本院门诊查尿常规:尿蛋白(+),白细胞(+),红细胞 0~2/HP,血尿素氮 17.46 mmol/L,血肌酐 291.7 μmmol/L,为进一步诊治,收住入院。体温 37.6 ℃,血压 19.5/10.7 kPa,体型矮胖,呈急性病容,咽不充血,肾区无叩击痛,颜面和双下肢无浮肿。空腹血糖 6.22 mmol/L,餐后 2 小时血糖 15.6 mmol/L。B 超示双肾偏小。诊断为:糖尿病Ⅱ型,糖尿病性肾病,慢性肾功能不全(氮质血症期)。入院后,给口服降糖、抗感染、肠道吸附剂、增加肾血流量等西药治疗。9 月 4 日查空腹血糖 10.47 mmol/L,餐后 2 小时血糖 15.9 mmol/L,血尿素氮 15.24 mmol/L,血肌酐 282.9 μmmol/L,尿蛋白定量 1.15 g/24 h,24 小时尿肌酐清除率 21%。

9 月 5 日中医会诊:见患者面色苍黄、倦怠乏力、口干、夜尿频多、四肢清冷、大便偏干(每日 1 行)、舌质淡、舌苔薄黄而腻、脉象濡等。该患者有 20 余年"三多"病史,血糖未能很好控制,水液代谢障碍,浊毒瘀滞。证属脾肾亏虚,浊毒瘀滞。治拟健脾补肾,解毒祛瘀,扶正祛邪并施,一则健脾补肾,振奋脾阳肾阳;一则解毒泄浊,祛瘀通腑,使瘀毒从下窍而出,从而改善肾功能。处方:生黄芪 35 g,玉米须 30 g,六月雪 30 g,薏苡仁 30 g,土茯苓 20 g,晚蚕沙 20 g,丹参 15 g,赤芍 15 g,制大黄 12 g,枳椇子 10 g,楮实子 10 g,半夏 10 g,苍术 10 g。10 剂,每日 1 剂,水煎服。

二诊:药后大便通畅,日 2~3 次,原方再进。

三诊:9 月 26 日复查,空腹血糖 7.84 mmol/L,血尿素氮 10.7 mmol/L,血肌酐 247.0 μmmol/L。患者病情改善,出院。

外敷涌泉治疾病

中药外敷涌泉是中医内病外治的一种独特疗法。它是将药物研成细末,调成糊状,敷贴于涌泉穴,让药物经皮肤由表入里,循经络传至脏腑,以调节脏腑气血阴阳,扶正祛邪,从而达到治疗疾病的目的。

现介绍一种外敷涌泉巧治病的方法,患者不妨一试。

牙龈炎:生附子 30 g,研为细末,用时取上药适量,加水调成糊膏状,敷于双侧涌泉穴,纱布覆盖,胶布固定,每天换药 1 次。本方对肾阴亏损型牙龈炎疗效较好。

姚定国等

桃红二子汤治早期糖尿病肾病

糖尿病肾病是糖尿病最常见的并发症,也是糖尿病患者死亡的主要原因之一。西方国家统计,糖尿病肾病是导致终末期肾脏病最重要的原因之一,美国统计为36.39%,日本为28%。其病理改变是以肾小球基底膜进行性增厚,导致肾小球硬化为特征。约40%的糖尿病患者发展为持续性蛋白尿、肾小球滤过率下降,发生机制仍不十分清楚。现有的资料表明,可能与高血糖所致的血流动力学改变、非酶糖化、多元醇代谢通路激活、肌醇代谢紊乱、转移生长因子、血管紧张素、内皮素(ET)、肿瘤坏死因子(TNF)等有关。

糖尿病肾病早期及临床肾病期动脉血压普遍升高,有效降低血压可减少蛋白尿,延缓糖尿病肾病的进展和肾功能不全。西医用血管紧张素转换酶抑制剂(ACEI)或血管紧张素受体抑制剂(ARB)类药物,虽有一定疗效,但仍有相当一部分的患者发生糖尿病肾病,此外该类药物还有咳嗽、血清肌酐升高、血钾升高等副作用。

姚定国等(浙江省中医院,邮编:310006)采用著名中医杨继荪的经验方"桃红二子汤"辨证加减治疗糖尿病肾病(DN),取得了一定的疗效。桃红二子汤组成:桃仁泥9g,红花6g,菟丝子12g,枸杞子15g,细生地15g,猪苓12g,黄芪15g,怀山药15g,益母草15g,炒川芎15g,紫丹参15g,忍冬藤15g,玉米须30g。每日2剂,水煎服。服用3个月为1个疗程。临床使用时可再随证加减。

中医学认为,糖尿病肾病的病机与先天禀赋不足、脾肾虚损、气阴两亏、瘀血阻滞等有关,故治疗当从补肾健脾、益气养阴、活血化瘀等方面着手。桃红二子汤中桃仁、红花、川芎、丹参、益母草活血化瘀,具有扩血管、降低血黏度、增加纤维蛋白溶解的作用;枸杞子、菟丝子、生地平升肾之阴阳,具有降低血糖、调节免疫功能的作用;黄芪、猪苓、怀山药健脾益气,同时也有调节免疫功能、降血糖、减少尿蛋白的作用。动物实验证明,黄芪可明显降低 TNT-α、TGF-β 水平,并与肾脏病理损害改善相关。本方能降低血 TNF-α、ET,从而扩张血管,降低肾小球内压力。临床上本方与一平苏合用,疗效优于单用一平苏,且副作用较少。

临床选择了 108 例糖尿病患者,均符合 1999 年 ADA 糖尿病诊断标准确诊。全部进食标准蛋白饮食 3 天后,第 4 天测尿白蛋白排泄率(UAE)为 30~300 mg/24 h,并排除泌尿系统感染、糖尿病酮症酸中毒、心力衰竭、肾小球肾炎、发热等情况,定为糖尿病肾病。

所选择的 108 例病人,随机分为 3 组。中药治疗组 42 例,男 30 例,女 12 例,年龄40~67 岁,平均 53 岁,病程 3~18 年,平均 5.2 年。有糖尿病酮症酸中毒史 5 例,需胰岛素治疗,其中氮质血症 4 例。一平苏组 34 例,男 16 例,女 18 例,年龄 42~71 岁,平均 49 岁,病程 2~19 年,平均 4.7 年。其中使用口服降血糖药 29 例,口服降血糖药+胰岛素 2 例,单用胰岛素治疗 3 例,氮质血症 2 例。联合治疗组(中药+一平苏)32 例,男 20 例,女 12 例,年龄 45~73 岁,平均 54 岁,病程 3~18 年,平均 6.2 年。其中使用口服降血糖药 27 例,单用胰岛素 5 例。

治疗方法:三组均控制饮食,适当运动,并根据病情使用口服降糖药和(或)加用胰岛素治疗,使空腹血糖控制在 6~8 mmol/L,餐后 2 小时血糖控制在 7~9 mmol/L。合并高血压者,中药治疗组用钙离子拮抗剂(CCB),一平苏组、联合治疗组无论有无高血压均用一平苏,2.5~5 mg,每日 1 次,口服,疗程 3 个月。三组血压控制在 130~140/70~80 mmHg(1 mmHg=0.133 kPa)。中药治疗组和联合治疗组用桃红二子汤,辨证后加减使用。每日 2 剂,服用 3 个月。一平苏组不服用中药。

治疗前后分别检测 24 小时 UAE、Cr、BUN、血糖、血脂等。24 小时 UAE 用放射免疫法测定,血 Cr、BUN、血糖用全自动生化分析仪(美国 Becman)测定。血清 TNF-α 及 ET 均采用放射免疫法,并记录咳嗽、过敏、头痛、性功能下降、水肿等副作用。

治疗结果:从副作用看,中药组 6.52%,一平苏组 8.9%,联合组 5.89%,三组比较,一平苏组明显高于其他两组($P<0.05$)。

何立华

芪参饮治早期糖尿病肾病

何立华医师（河南大学医学院，邮编：475001）运用中医益气养阴、活血化瘀的治疗方法，辨证治疗早期糖尿病肾病，可有效控制糖尿病肾病患者的临床症状，降低尿蛋白量，对于防止或延缓早期糖尿病肾病患者肾衰病程的进展有积极作用。

糖尿病肾病是糖尿病患者糖代谢持久异常引起肾小球毛细血管基膜增厚，系膜细胞及细膜基质增加，导致弥漫性或结节性肾小球硬化所产生的微血管并发症。糖尿病肾病在国内的发病率已高达 47.66%，是糖尿病致死的重要原因之一。糖尿病肾病在胰岛素依赖性及非胰岛素依赖性糖尿病发病中分别占 30%～40% 及 15%～20%，可分为早期糖尿病肾病与临床糖尿病肾病，一旦进入临床糖尿病肾病，肾功能即发生不可逆损害。糖尿病肾病属于中医学"消渴"、"尿浊"、"水肿"、"虚劳"等范畴。在临床实践中，所见到的糖尿病肾病患者多是在气阴两虚的基础上合并血瘀所致，这与中医"精枯血燥，脉络瘀阻"、"久病必瘀"等的病理机制是一致的。患者大多临床症见：面色萎黄或㿠白、头晕、神疲、乏力、腰酸、纳少，或轻度双下肢浮肿，舌质淡或有瘀斑、舌苔薄白或少苔，脉象细弱等。因此，治疗早期糖尿病肾病就显得尤为重要，治疗的基本原则是益气养阴、活血化瘀。

何立华医师自拟芪参饮为主治疗糖尿病肾病，效果显著。药物组成为：黄芪 30 g，益母草 30 g，太子参 20 g，山药 20 g，丹参 20 g，熟地 15 g，茯苓 15 g，山茱萸 15 g，泽泻 15 g，丹皮 15 g，当归 15 g，红花 12 g。每日 1 剂，水煎服，早、晚 2 次分服。30 天为 1 个疗程。方中黄芪、太子参、山药、茯苓益气健脾，培补后天之本。现代药理研究证明，黄芪具有扩张血管、抑制血小板聚集、改善微循环、增加肾血流量的作用，对早期糖尿病肾病有很好的治疗作用。熟地、山茱萸、泽泻益气养阴，滋补肝肾，以补先天之本。丹皮、益母草、丹参、当归、红花活血化瘀,疏肝理气。全方气阴双补,标本兼治,先后天并调,使血瘀得通,从而有效减轻或消除早期糖尿病肾病患者的临床症状,延缓肾衰病程的进展。临证时,可随证加减灵活化裁:如恶心呕吐者,加砂仁、半夏等;如水肿明显者,可加车前子、木通等;如腰痛较甚者,加杜仲、川断等;如腹胀纳差者,可加木香、陈皮等;若肝气不舒者,宜加枳壳、佛手等;如偏于肺胃燥热证,加地骨皮、天花粉、石膏等;如偏于阴虚阳亢证,加龟甲、鳖甲、知母等;如血瘀重者,加刘寄奴、泽兰、桃仁等。

患者在治疗期间仍要给予西药常规降糖治疗,如口服磺脲类或双胍类、α-糖苷酶抑制剂,或注射胰岛素等,使血糖控制在正常范围内。

患者一定要严格控制饮食,宜进食优质低蛋白的糖尿病饮食。

【病案举例】 任某,男性,67岁,1998年7月28日初诊。病人多渴善饥已经10余年,在某市级医院诊断为2型糖尿病。最高空腹血糖曾达19.1 mmol/L。间断服用消渴丸、二甲双胍、优降糖等,但血糖始终控制不稳定。近半年来,患者出现双下肢轻度凹陷性浮肿、面色萎黄、头晕神疲、四肢无力、腰膝酸痛等症,尿蛋白经常在(十~十十十)。检查:患者舌质暗淡、舌边有瘀点、舌苔薄白,脉象细涩,尿蛋白定量为260 mg/24 h。西医诊断为早期糖尿病肾病。中医诊断为下消。中医辨证为脾肾气虚,瘀血阻络。治法:益气补肾,活血化瘀。处方:上方芪参饮加泽兰、川断。

服用30天1个疗程后,患者临床症状消失,检查尿蛋白定量已减为26 mg/24 h。随访1年,未见复发。

益肾养心熟苓粥(《百病饮食自疗》)

熟地15~20 g,茯苓20 g,山药30 g,茴香3 g,粳米100 g,红糖适量。先将熟地、山药、茴香、茯苓煎取汁,再与粳米煮成稀粥,调入红糖食用。能安神定志、益肾养心,主治惊恐伤肾、精神委顿、心神不宁、失眠、阳事不举等症。

高书荣

左归丸治 2 型糖尿病肾病

高书荣副主任医师（上海市普陀区人民医院，邮编：200062）的研究方向是中医治疗糖尿病、肾病。他用左归丸治疗 2 型糖尿病肾病，取得了一定的疗效。

2 型糖尿病肾病临床多见虚热往来、自汗、盗汗，或神不守舍、血不归源，或损伤阴津，或遗淋不禁，或气虚昏晕，或眼花耳聋，或口燥舌干，或大便干结，或腰酸腿软等症。此属真阴肾水不足，不能滋养营卫。治以填补肝肾真阴。选用明代医家张景岳《景岳全书》的左归丸（熟地黄、山萸肉、山药、枸杞子、菟丝子、川牛膝、龟甲胶、鹿角胶）进行治疗。本方重用熟地黄滋肾以填真阴；枸杞子益精明目；山萸肉涩精敛汗；龟鹿二胶，为血肉有情之品，鹿角胶偏于补阳，龟甲胶偏于滋阴，两胶合力，沟通任督二脉，益精填髓，有补阴中包涵"阳中求阴"之意；菟丝子配川牛膝，强腰膝，健筋骨，怀山药滋益脾肾。诸药合用，标本兼顾，共收滋肾填阴、育阴潜阳之效。本方疗效确切，服用方便，至今未发现有副作用。

门诊治疗 51 例 2 型糖尿病肾病患者，均符合 1985 年 WHO 糖尿病分类及诊断标准，并排除了原发性肾小球疾病、原发性高血压和心力衰竭等疾病。其中年龄最小者 48 岁，最大者 79 岁，平均 59.7 岁；男 25 例，女 26 例；病程最短 8 年，最长 20 多年。治疗前空腹血糖（FBG）7.8～12.2 mmol/L，尿蛋白定性检测（＋～＋＋＋）。伴有高血压 18 例，21 例并发白内障，29 例并发周围神经病变。

51 例患者均严格执行糖尿病患者正规的饮食进餐标准，同时服用常规降糖药二甲双胍片控制血糖。伴有高血压者，加服降压药依那普利片控制血压。患者每日口服左归丸 2 次，每次服 6 g，早、晚餐后半小时温水送服。若服药后出现胃脘不适，可将药丸浸泡后再服。1 个月为 1 个疗程，连续服用 2 个疗程。参照中华人民共和国卫生部制定的《中药新药临床研究指导原则》,疗效评定分显效、有效和无效 3 类。显效:治疗后症状明显改善或消失,空腹血糖<7.2 mmol/L,尿蛋白转阴,或治疗后空腹血糖较前下降≥30%,尿蛋白较治疗前下降≥70%。有效:治疗后症状改善,空腹血糖较前下降≥10%,尿蛋白较前下降≥30%。无效:治疗后症状无明显改善,空腹血糖、尿蛋白下降未达到上述标准。

51 例患者经治疗后统计显示,显效 14 例,占 27.5%;有效 26 例,占 51.0%;无效 11 例,占 21.5%。总有效率为 78.5%。

【病案举例】 李某,女性,67 岁,退休职工,有糖尿病病史 11 年。症见形体消瘦,面色晦暗,头昏眼花,神疲乏力,夜尿频数,口干舌燥,饮不解渴,肢体发凉、麻木,腰酸困痛,大便干结,舌质淡暗、舌苔薄白、舌体胖大,脉象细涩等。实验室检查:空腹血糖 8.9 mmol/L,餐后 2 小时血糖 12.7 mmol/L,血肌酐 143 μmol/L,血尿素氮 9.8 mmol/L,血尿酸 570 μmol/L。尿常规:尿蛋白(++),尿糖(++):血压 150/95 mmHg。常规服用二甲双胍片 250 mg,每次 2 片,每日 3 次;依那普利片 5 mg,每日 2 次。中医辨证为肾气不足,肾阴亏虚。服左归丸 2 个疗程后,症状基本消失,空腹血糖降至 6.1 mmol/L,餐后 2 小时血糖降至 7.9 mmol/L,血肌酐降至 100 μmol/L,血尿素氮降至 6.5 mmol/L,血尿酸降至 324 μmol/L。尿常规:尿蛋白(-),尿糖(-)。嘱其继续门诊观察治疗,病情无反复。

五倍子外敷治疗遗精

凡在不是性生活的情况下发生的射精,称为遗精。在睡眠中发生的遗精称为梦遗,在清醒的状态下发生的遗精叫滑精。对于此类患者,常采用五倍子外敷,疗效显著。

【材料】 五倍子 30 g,研成细末,用患者本人的唾液调成糊状,贴敷肚脐中,每日换药 1 次,每次约 6 g,连用 5 天可奏效。

【方解】 五倍子涩肠、固精、敛汗,用于遗精滑精。

【注意事项】 外感风寒咳嗽时不用。

文 丹

文氏补肾痛风汤治痛风性肾病

文丹医师（葛洲坝水利水电工程集团中心医院，邮编：443002）以中医辨证为主，运用中西医结合方法，综合治疗痛风性肾病，可减少尿蛋白，降低血尿酸、血肌酐，临床总有效率达83%，显示出中西医结合治疗痛风性肾病的优势，值得进一步研究。

随着人们饮食习惯和食物结构变化，近年来痛风性肾病发生率在逐渐增长。痛风性肾病进展缓慢，表现隐匿，文献报道长期痛风而有显著性损害者占41%，其中25%死于肾功能衰竭。中医学认为，本病的形成不外乎内外两方面的因素，外因是风寒湿邪或风湿热邪侵袭人体，痹阻于关节；内因是正气不足，肝肾亏损，从而容易招致外邪入侵。其基本病机为外邪阻滞经络，气血运行不畅，脾肾亏虚，气虚血凝，为本虚标实之证。

痛风性肾病的一般治疗，包括高尿酸血症的控制和肾功能的保护，低嘌呤饮食，如减少动物心、肝、肾、脑及沙丁鱼的摄入，戒酒，避免诱发因素，同时多饮水并碱化尿液，避免使用抑制尿酸排泄和损害肾脏的药物。西医一般给予别嘌呤醇，初剂量为200～400 mg/d，最大剂量可增至600 mg/d，待尿酸降至正常后，用维持量100～200 mg/d，并对症治疗高血压、尿路感染、关节痛及肾功能不全。

中西医结合组在西医治疗基础上给予中药治疗，以补肾痛风汤为基本方，药物组成如下：丹参30 g，茯苓30 g，生薏苡仁30 g，生黄芪20 g，枸杞子20 g，杜仲20 g，菟丝子20 g，党参18 g，威灵仙18 g，泽泻15 g，独活12 g，苍术12 g，桂枝12 g，当归10 g，黄柏10 g。每日1剂，15天为1个疗程，一般连用4个疗程。

本方的组方原则是：一则补肾，使肾藏精、主水功能正常，精微物质得以保留，湿浊之邪得以排泄；二则健脾，脾气实，脾之运化升清功能正常，水谷得以化生精微，湿浊之

第二部分 名中医治疗肾病的验方效方

邪难以生成;三则泄浊通络,消除病理产物,使经脉流畅,湿浊瘀血之邪不能滞留为害。

文丹医师在临床上选择符合痛风性肾病诊断标准的 45 例患者,将其随机分为两组。中西医结合组 23 例,男 22 例,女 1 例(绝经后妇女);年龄 29～81 岁,平均 58.9 岁;病程 1～29 年。西医组 22 例,男 20 例,女 2 例(绝经后妇女);年龄 27～79 岁,平均 56.8 岁;病程 2～28 年。两组患者间年龄、性别及临床表现无显著性差异。

疗效评定标准:显效　症状、体征基本消失,24 小时尿蛋白定量<150 mg,血尿酸、肾功能正常。有效　症状、体征明显缓解,24 小时尿蛋白定量减少 1 g 以上,血尿酸、肾功能明显好转。无效　症状、体征及实验室检查无改善或恶化。

经治疗 4 个疗程后,疗效比较:中西医结合组　显效 13 例,有效 6 例,无效 4 例,总有效率为 83％。西医组:显效 12 例,有效 2 例,无效 8 例,总有效率为 64％。两组比较($P<0.05$)有显著性差异。

泌尿系感染药膳一则

油炸香椿糊

【配料】鲜香椿叶 250 g。白面适量。食油、盐各适量。

【制法】(1)将香椿叶洗净,切碎,白面加水调成稀糊状,放入盐和香椿叶拌匀。

(2)将食油锅烧热,用小勺把糊料慢慢一勺勺放入锅内炸,呈焦黄后捞出,即可食用。

【功效】清热,理气。对泌尿系感染者,有辅助治疗作用。

周家俊等

中药复方固本通络冲剂治 IgA 肾病

周家俊、高建东等医师（上海中医药大学附属曙光医院，邮编：200021）用中药复方固本通络冲剂治疗 IgA 肾病，疗效显著，尤其适用于气阴两虚者。

IgA 肾病是内科常见病、多发病，后期约 20%～30% 的患者可以发展成慢性肾功能衰竭。由于 IgA 肾病临床表现多样化，其组织形态改变轻重不一，预后相差甚远。以益气养阴、化瘀止血为治则，创制固本通络冲剂，其药物组成为：生黄芪 15 g，紫丹参 15 g，鬼箭羽 15 g，桃仁 10 g，泽兰叶 10 g，女贞子 15 g，旱莲草 15 g，白茅根 30 g，土大黄 30 g。

临床上选择经肾穿刺活检确诊为 IgA 肾病的病人 80 例，并通过病史、体检、实验室检查排除紫癜性肾炎、慢性肝病等继发性 IgA 肾病。随机分为固本通络冲剂治疗组（治疗组）50 例，潘生丁治疗组（对照组）30 例。

按 1982 年世界卫生组织 IgA 肾病的肾损害光镜分组标准分为 5 级：Ⅰ 级为轻微损害；Ⅱ 级为微小病变伴少量节段性系膜增殖；Ⅲ 级为局灶节段性肾小球肾炎；Ⅳ 级为弥漫性系膜损害伴有增殖和硬化；Ⅴ 级为弥漫性硬化性肾小球肾炎。

参照卫生部 1989 年制订的"中医证候规范"分为阴虚内热型、气阴两虚型、脾肾气虚型 3 种类型。

治疗组 50 例均口服固本通络冲剂，每日 2 次，每次 2 袋（每袋含生药 25 g）；对照组 30 例均服用潘生丁片，每日 3 次，每次 50 mg。两组均以 3 个月为 1 个疗程，观察 1 个疗程。观察过程中不用其他中西药物及其他方法。

疗效标准参照国家中医药管理局 1987 年制订的疗效评定标准。完全缓解:自觉症状、体征消失,肾功能正常,尿红细胞、蛋白持续消失;基本缓解:自觉症状、体征消失,肾功能正常,尿红细胞、蛋白持续减少≥50%;好转:症状体征好转,肾功能基本正常,尿红细胞、蛋白持续减少≥25%;无效:症状体征无好转,肾功能、尿检基本无变化或加重。

统计学方法:各种等级资料比较,采用 Ridit 分析;各种计数资料比较采用卡方检验。

疗效观察:治疗组 50 例患者治疗 3 个月后完全缓解 20 例(40%),基本缓解 16 例(32%),有效 8 例(16%),无效 6 例(12%),总有效率达 88%;而对照组完全缓解 1 例(3%),基本缓解 3 例(10%),有效 5 例(17%),无效 21 例(70%),总有效率 30%。治疗组疗效显著高于对照组($P < 0.01$)。

治疗组对 IgA 肾病的临床类型中以持续镜下血尿伴少量蛋白尿型的显效率最高,可达 100%,显效率均优于其他三型($P < 0.05,P < 0.01$),与其他各型间均有统计学的差异。反复肉眼血尿者次之,显效率排第二。非肾病性大量蛋白尿型再次之,显效率排第三。而肾病综合征的显效率最低,只有 12.5%,与其他各型间均有统计学差异。

从中医辨证分型与显效率间的关系上观察到,以气阴两虚型疗效最佳,显效率达 83%,阴虚内热型次之,达 60%,脾肾气虚型最差,只有 40%,气阴两虚型与脾肾气虚型之间有统计学意义($P < 0.01$)。统计学分析,除气阴两虚型显效率明显优于脾肾气虚型外($P < 0.01$),其余各证型间无统计学意义。

从病理分级与疗效间关系上分析,病理损害轻的Ⅰ级、Ⅱ级病人疗效明显高于病理表现重的Ⅲ级、Ⅳ级病人。

总之,固本通络冲剂对临床表现为持续镜下血尿伴少量蛋白尿及反复肉眼血尿者,中医辨证为气阴两虚型,病理分级轻的 IgA 肾病患者疗效佳;对肾病综合征型,中医辨证为脾肾气虚,且病理分级高的病人疗效差。

耿迎春等

自拟五草益肾汤治疗 IgA 肾病

耿迎春、徐文莲、朱树宽等医师（山东省聊城市人民医院，邮编：252000）用自拟五草益肾汤加减治疗 IgA 肾病，收到了较好的疗效。

五草益肾汤组成：白花蛇舌草 30 g，鱼腥草 30 g，车前草 30 g，旱莲草 30 g，益母草 30 g。水煎服，日 1 剂，早晚分服。10 天为 1 个疗程。方中白花蛇舌草、鱼腥草、车前草、益母草等清热利湿解毒；旱莲草清热凉血、滋补肾阴。诸药合用，使湿热除，热毒清，肾阴得补。

临证加减：如血尿为主者，加小蓟 30 g，白茅根 30 g；如尿蛋白多者，加蝉衣 10 g，黄芪 30 g；如低蛋白血症者，加猪苓汤[猪苓 30 g，泽泻 30 g，茯苓 30 g，滑石 30 g，阿胶（烊化）10 g]；如合并扁桃体炎者，加射干 10 g，牛蒡子 10 g；如病程日久者，加茜草 10 g，水蛭 5 g（研末冲服）。

临床上选择了 103 例病人，其中 31 例为住院病例，72 例为门诊病例。所有病例均符合 IgA 肾病诊断标准，即肾活检免疫荧光检查示 IgA 沉积为主，并且排除狼疮性肾炎和紫癜性肾炎。103 例中，男 58 例，女 55 例，年龄 18～73 岁，病程最长 30 年，最短 1 年零 2 个月。

经用上述方药治疗后，参照国家中医药管理局 1987 年制订的疗效评定标准，其中完全缓解者 49 例（即尿蛋白持续阴性，尿红细胞持续消失），显著缓解者 38 例（即尿蛋白持续减少≥50%，尿红细胞持续减少≥50%），好转者 13 例（即尿蛋白持续减少≥25%，高倍镜下尿红细胞不超过 5 个），无效 3 例。有效率为 97%。

第二部分

名中医治疗肾病的验方效方

马红珍等

古方当归六黄汤治 IgA 肾病

马红珍、何灵芝、李学铭等医师（浙江省中医院，邮编：310006）用当归六黄汤治疗肾病，取得了很好的疗效。

当归六黄汤源自《兰室秘藏》，其组成药物为当归、黄芪、生地黄、熟地黄、黄柏、黄芩、黄连。能滋阴泻火，固表止汗。用其治疗辨证属阴虚夹湿热的肾病，疗效满意。

【病案举例 1】

金某，女，22 岁，2002 年 11 月 14 日入院。临床诊断为慢性肾小球肾炎，又经病理诊断为 IgA 肾病Ⅳ级。11 月 20 日起给予强的松 50 mg/d、骁悉 1.5 g/d 及 ACEI、低分子肝素、利尿剂等治疗。2 个月后，查尿蛋白定量 2.4 g/d，Scr127 μmol/L，BUN 8.3 mmol/L，TP 46 g/L。刻诊：见肢肿已退，但面色潮红、神倦乏力、口干心烦、排尿不适、小腹隐痛，舌质红、舌苔薄黄腻，脉象细滑数等。予以当归六黄汤加味，处方：当归 12 g，生地 12 g，生黄芪 12 g，熟地 8 g，炒黄柏 10 g，黄芩 10 g，白芍 10 g，黄连 3 g，生甘草 3 g，车前草 20 g，马鞭草 20 g，金钱草 20 g，白花蛇舌草 40 g，制大黄 5 g。

二诊：服 15 剂后，乏力减，尿色清，复查尿常规：PRO（＋＋＋），RBC（＋）/HP；尿蛋白定量 1.7 g/d，Scr101 μmol/L，BUN 6.9 mmol/L，TP 54 g/L，A 33.3 g/L，G 20.7 g/L。

此后以当归六黄汤加减服用，至 2003 年 2 月 20 日起激素渐减量，目前强的松 25 mg/d、骁悉 1.0 g/d。自觉无明显不适，查尿常规 PRO（＋～±），RBC（＋～少许）/HP；尿蛋白定量 0.7～0.3 g/d，肾功能正常。

【按语】 患者经用西药后出现过利伤阴、阴虚火旺、湿郁化热之象，用当归六黄汤加清热利湿之品；又因久病入络留瘀，再佐以制大黄化瘀生新，故疗效满意。

【病案举例 2】

罗某,女,50 岁,2003 年 2 月 27 日入院。患者临床诊断为肾病综合征,病理诊断为 IgM 肾病。西药给予强的松 1 mg/(kg·d),及 ACEI、低分子肝素、利尿剂等。现浮肿消退,但出现感冒发热、带状疱疹等并发症,且有腰酸乏力,腹胀纳差,夜寐不安,动辄汗出,舌质红、舌苔黄腻,脉象细滑等症。予以当归六黄汤合六味地黄汤。处方:当归 12 g,生地黄 12 g,生黄芪 12 g,泽泻 12 g,茯苓 12 g,熟地黄 8 g,炒黄柏 10 g,黄芩 10 g,丹皮 10 g,山萸肉 10 g,制大黄 3 g,黄连 3 g,炒山药 15 g。

二诊:服药 2 周后,胃纳增加,腹胀减,PRO(+)。

再服药 1 个月后,查蛋白定量 0.49 g/d,已无不适,未再出现感冒及其他继发感染。4 月下旬出院,并开始撤减激素剂量。

【按语】 患者因大量蛋白尿伴重度低蛋白血症,中医辨证属精微不固而下泄;又因用大剂量激素,抑制了免疫功能,使气虚卫外不固而反复感冒,湿郁化热,升降失司则腹胀纳差,故用当归六黄汤合六味地黄汤,养阴益肾补气,清热利湿泻火,标本兼治而获良效。

【病案举例 3】

陈某,男,59 岁,2001 年 7 月 23 日就诊。西医诊断为慢性肾小球肾炎,肾功能不全。查尿常规:PRO(+++),RBC 4~5/HP。症见腰酸乏力、胃纳欠佳、口干便溏、舌质红、舌苔白腻、脉象细滑数等。予以当归六黄汤加味。处方:当归 12 g,怀牛膝 12 g,地龙 12 g,桃仁 12 g,炒山楂 12 g,炒神曲 12 g,生黄芪 30 g,熟地 8 g,生地黄 10 g,黄柏 10 g,黄连 3 g,制大黄 5 g,生苡仁 20 g,白花蛇舌草 20 g。同时给予优质低蛋白饮食,控制血压等。

二诊:服药 2 周后,胃纳增,但感腰酸,查 PRO(+)。

又服 1 个月后复查,Scr<200 μmol/L,无浮肿及其他不适。2 年来肾功能稳定。

【按语】 本例肾阴不足,湿浊困脾,又因久病留瘀,治宜邪正兼顾,故于当归六黄汤中重用黄芪补气,黄芩改用大黄,以加强泄浊解毒之力,并佐以牛膝、地龙、桃仁等祛瘀生新,以收佳效。

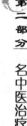

叶传蕙

虫类药辨治肾炎蛋白尿

叶传蕙教授(成都中医药大学,邮编:610075)是成都中医药大学博士生导师,全国著名肾脏病专家,中国中医药学会肾脏病专业委员会副主任委员。叶传蕙教授对肾小球肾炎蛋白尿的治疗具有丰富的临床经验和独到的见解。

肾炎蛋白尿的产生,原因相当复杂,它的形成多以邪实为主,即使本虚较为明显,也往往是因实致虚。在邪实方面,多以外邪侵袭、湿热蕴结、瘀血阻络为主,尤以湿热、瘀血为中心;在正虚方面,多以肺、脾、肾亏虚为主,尤以脾肾两虚为中心。叶传蕙教授还特别重视风邪在肾炎蛋白尿发生发展过程中所起的重要作用,湿热、瘀血郁久可以化风;风邪又可与水湿、痰浊、瘀血相夹为患,形成恶性循环,使肾炎蛋白尿患者的病机更趋复杂,病情更加顽固,所以用草木之品治疗难治性肾炎蛋白尿有时难奏捷效,要用蜈蚣、全蝎、僵蚕、地龙等虫类药通经活络、搜剔余邪,方能直达病所,将潜伏于内的风痰瘀血之邪逐出于外。这些虫类药物不仅对蛋白尿获效甚捷,而且对肾性高血压及该病发展到肾衰阶段的肌肤瘙痒、四肢抽搐等症也具有良好的治疗作用。

一、分期分型论治

1. 急性肾小球肾炎或慢性肾小球肾炎的急性发作期

症状:蛋白尿,发热恶寒,鼻塞流涕,咽干咽痛,喷嚏,咳嗽,面目浮肿,小便短赤,舌尖红、舌苔薄黄或薄白,脉象浮等。

证候:外邪束表,肺气壅塞。

治则:疏风散邪,宣通肺气。

处方:板蓝根 30 g,鱼腥草 30 g,银花 30 g,射干 15 g,马勃 15 g,防风 15 g,桔梗 15 g,杏仁 15 g,冬瓜仁 15 g,紫菀 15 g,法半夏 15 g,荆芥 12 g,黄芩 10 g,生甘草 6 g。

2. 急慢性肾小球肾炎、肾病综合征早中期

症状：身热，午后尤甚，脘腹胀满、纳呆食少、恶心欲吐、口干口苦，喜饮不多，汗多而黏，小便黄赤，舌质黯红或舌有瘀斑瘀点、舌苔黄厚腻，脉象数等。

证候：湿热蕴结，瘀血阻滞。

治则：清热化湿，活血化瘀。

处方：金樱子 30 g，茵陈 20 g，地龙 20 g，僵蚕 20 g，藿香 15 g，佩兰 15 g，苡仁 15 g，法半夏 15 g，芡实 15 g，全蝎(冲服)12 g，白蔻仁 10 g，黄芩 10 g，栀子 10 g，龙胆草 6 g。

3. 慢性肾小球肾炎各期，特别是慢性肾小球肾炎的中、后期，或隐匿性肾炎

症状：经治疗后自觉症状不多，但蛋白尿难消，或下肢浮肿，或晨起眼睑浮肿，疲倦乏力、面色萎黄，纳差食少，大便稀溏，腰膝酸软，舌质淡黄而暗或淡红而暗、舌苔淡黄腻，脉象沉细无力等。

证候：脾肾两虚，水湿瘀阻。

治则：健脾固肾，化湿祛瘀。

处方：黄芪 30 g，金樱子 30 g，赤小豆 30 g，丹参 30 g，车前草 30 g，地龙 20 g，僵蚕 20 g，苡仁 15 g，茯苓 15 g，白术 15 g，芡实 15 g，川芎 15 g，红花 15 g，全蝎(冲服)12 g。

4. 慢性肾小球肾炎、肾病综合征的中后期，特别是应用激素之后

症状：潮热、盗汗，手足心热或面色潮红，头晕耳鸣，口干口苦、渴喜凉饮，尿黄而少，舌质红、舌苔少或黄腻且中有裂纹，脉象细数等。

证候：肾阴不足，虚火扰动。

治则：滋阴降火，益肾活血。

处方：北沙参 30 g，白茅根 30 g，赤小豆 30 g，丹参 30 g，金樱子 30 g，地龙 20 g，僵蚕 20 g，芡实 15 g，知母 10 g，黄芩 10 g，栀子 10 g。

5. 慢性肾小球肾炎、肾病综合征的各期，特别是肾炎中、后期

症状：手足心热或潮热盗汗，或口干咽燥，面色潮红或萎黄，头晕耳鸣，神疲乏力，或大便溏，或纳差，或食后腹胀，舌质红或淡红、舌苔薄黄腻，脉象细数或沉细而弱等。

证候：气阴两虚，湿热瘀阻。

治则：滋阴益气，化湿祛瘀。

处方：白茅根 30 g，赤小豆 30 g，丹参 30 g，金樱子 30 g，北沙参 20 g，太子参 20 g，地龙 20 g，僵蚕 20 g，白术 15 g，苡仁 15 g，川芎 15 g，芡实 15 g，知母 10 g。

二、随证、症加减

1. 随证加减

肺脾气虚,加黄芪 30 g,党参 30 g。

肾气不足,加菟丝子 20 g,肉苁蓉 20 g。

瘀血阻络明显者,加益母草 30 g,红花 20 g,桃仁 20 g。

肝阳上亢,头晕耳鸣,或血压偏高者,加夏枯草 30 g,刺蒺藜 20 g,钩藤 20 g,天麻 20 g。

2. 随症加减

浮肿、尿少明显者,加车前子 30 g,猪苓 20 g,泽泻 20 g,桂枝 6 g。

腰膝酸软或腰痛明显者,加元胡 30 g,狗脊 15 g,川断 15 g,桑寄生 15 g。

夜尿多者,加菟丝子 20 g,肉苁蓉 20 g,桑螵蛸 15 g。

心悸气短者,加丹参 30 g,太子参 30 g,麦冬 15 g,五味子 10 g。

若蛋白尿经久不消,病情顽固,除常用桃仁、红花、丹参、川芎、益母草、地龙、僵蚕、全蝎等加强活血化瘀治疗外,可用蜈蚣 2 条研末冲服。还可用复方肾康注射液静脉点滴。必要时也可用肝素钙、潘生丁、消炎痛、肠溶阿司匹林等抗凝药配合治疗。

三、丸散剂的应用

肾炎蛋白尿患者病情顽固,病程长,为了较长时期服用药物,也为了方便病人用药,尤其是在尿蛋白消失以后,继续服药以巩固治疗,可在原方的基础上,将该方扩大 4～6 倍剂量,打粉制成丸剂或散剂服用,能明显减少蛋白尿的反复,作为蛋白尿转阴后的善后治疗。

四、食疗方

黄芪 30 g,赤小豆 30 g,金樱子 30 g,苡仁 20 g,芡实 20 g,地龙 20 g,僵蚕 20 g,白术 15 g。与鲢鱼或鲤鱼共炖,吃鱼喝汤,配合治疗,对尿蛋白的消失及防止尿蛋白的再次发作都有明显的辅助治疗作用。

五、激素治疗

肾炎患者,特别是难治性肾病患者,尿蛋白长期在"＋＋＋"以上,则应配合激素进行治疗。激素运用的原则是首次剂量要足,维持时间要长,减量要慢。一般选用强的松,成人剂量为 1 mg/(kg·d),小儿为 1.52 mg/(kg·d),清晨起床后一次顿服,维持治疗 8 周,对难治性肾病可治疗 12 周,然后开始减量。以成人为例,单日仍口服强的松 1 mg/(kg·d),双日统一减为强的松 20 mg,然后每个月需减单日(即高剂量)强的松 5 mg,直至单、双日强的松用量相同,即均为每日 20 mg,然后再每 3 个月减强的松 5 mg,直至停药。这样一个规律的标准激素疗程一般至少需 1 年半以上的时间。这样使用,不但可以最大限度地发挥激素的治疗作用,而且还可以明显地降低激素的副作用;不但可使尿蛋白迅速转阴,而且复发率低,疗效巩固,易于疾病的根除。

尿毒症饮食五原则(一)

(1)蛋白要少:控制蛋白质的摄入量是尿毒症的第 1 条饮食原则。比较简单的算法是,每天 1 袋牛奶、1 个鸡蛋、2 两肉食或豆腐。其中肉食如瘦肉、牛肉、鱼类、鸡鸭等都行。现在认为以前禁止的豆类食物对肾脏还有保护作用,特别是黄豆及其制品,应允许尿毒症患者选择,不必禁忌。但其他植物蛋白质,如大米、面粉等,不能过量。

(2)热量要高:因为尿毒症限制了蛋白质的摄入量,所以要保证热量供给,以维持生理需要和体质状态。碳水化合物和脂肪是热量的主要来源,但应该以碳水化合物为主,脂肪不宜过多。淀粉类食物含蛋白质低,特别是麦淀粉蛋白质含量仅为 0.4%～0.6%,应为首选。此外,藕粉、南瓜、芋头、土豆、白薯、粉丝、粉皮等蛋白质含量都很低,也可选择。脂肪可选用肥肉、奶油、黄油、猪油、素油。以 60 千克体重的病人为例,每天可进食淀粉类食物 367 g,大约 7 两多一点,植物油 35 g,动物脂肪 35 g。

赵锦艳

治疗尿毒症　中药保留灌肠

赵锦艳医师（浙江省嵊州市人民医院，邮编：312400）以中药保留灌肠治疗慢肾炎尿毒症，临床疗效好，可供借鉴。

慢性肾功能衰竭病程长，系各种原发症如慢性肾小球肾炎、慢性肾盂肾炎、多囊肾、狼疮性肾炎、糖尿病肾病、痛风等，迁延而致的慢性肾脏疾病后期，是各种肾脏疾病发展的终末期，而尿毒症则是其晚期结局，是以代谢物潴留、水电解质及酸碱平衡失调为主要表现的病症。随着腹透、血透、肾脏移植术等现代技术的开展，尿毒症的成活率已在上升，死亡率下降。但以上这些技术需要较大数量的经费，有些患者仍因经济问题无法进行腹透、血透、肾脏移植。应用行之有效的中药保留灌肠，可以弥补其不足。中药保留灌肠可以促进肠蠕动，可使滞留于肠道的病原体和各种肠源性、有毒性物质及机体代谢产物排出体外，从而有效地减少毒素生成，达到降低肌酐、尿素氮，治疗尿毒症的目的。

中药保留灌肠基本方：生大黄 30 g，生牡蛎 30 g，丹参 30 g，六月雪 30 g。上药用冷水浸泡 30 分钟，加水适量，煮沸后再煮 20~30 分钟，取汁 150~200 ml，瓶装备用。每日 1 次，保留灌肠 1~2 小时。灌肠前应做好患者的解释说服工作及注意事项，充分说明可能会产生某些不适，这对于取得患者的配合是十分重要的。灌肠前先排空大便，用润滑剂涂擦肛管前端。如患者同时伴有痔疮，则用马应龙痔疮软膏做润滑剂，涂擦肛管前端，以防痔疮出血。灌肠时，尽量保持灌肠的中药温度为 37 ℃左右，接近直肠温度，这样对肠黏膜刺激小，有利于灌肠液在肠腔中保留，进而维持作用时间，提高治疗效果。操作时，患者取左侧卧位，屈膝，臀部靠近床沿，臀下铺橡皮单，并垫高约 30 cm。将灌肠筒置于不超过肛门内 30 cm 处，选用 12~14 号肛管，在 15~20 cm 处做好标记,然后再缓慢插入 15～20 cm,松开夹子,使药液缓慢灌入,待药液灌完后,缓慢拔出肛管。整个操作过程要认真、细致,尽量减轻患者痛苦,用真诚态度对待患者,使其消除紧张心理。在灌肠过程中,注意患者的面色、脉搏有无异常,注意观察心律、心率、血压的变化,备好各种抢救物品及器械,以备急用。操作时注意保暖,避免受凉。操作完毕后,让患者由左侧卧位—平卧位—右侧卧位,变换体位各 10 分钟,如此重复,使中药液保留 1～2 小时后,嘱患者排便。总之,此法操作简单、安全,患者痛苦小,无副作用,又不需特殊设备,患者易接受。

临证时,还可根据患者的不同症状再加减化裁:如湿热明显者,于上方加蒲公英 30 g;如阴虚明显者,上方加生地 30 g;如阳虚显著时,可在上方中加淡附片 30 g;如贫血明显时,上方加当归 30 g,党参 30 g。

西药则以维持水、电解质及酸、碱平衡为主。

此时一般主张低蛋白膳食,尽量选用含氨基酸丰富的优质蛋白质食品,如鸡蛋、牛奶、瘦肉类等,膳食中优质蛋白质占蛋白质量的 50%～70% 时最为适宜。忌食豆类及豆制品。

尿毒症饮食五原则(二)

(3)口味要淡:两层意思,一层意思是咸淡的淡,即少放盐。没有水肿的患者控制在每天 5 g 盐左右,有轻度水肿则减至 3 g 以下,水肿重的最好忌盐。另一层意思是清淡的,即易于消化,不要过于油腻和辛辣刺激。

(4)水要适量:对无水肿且尿量在每天 1 000 ml 以上者,为了保持有较多的尿量,应鼓励白天多饮水,临睡前饮 1 杯水,夜间小便 1 次可饮 1 杯水以补充之。

(5)钾磷要限:尿量少于每天 1 000 ml 时,钾会升高,应限制含钾量高的食物。如香菇、海带、紫菜、慈姑、榨菜、川冬菜、银耳、木耳、香蕉、红枣、白薯、土豆、苋菜、菠菜、荸荠等。限磷的措施有以下方面:一是限制蛋白质的摄入量,同时也可减少磷的摄入量;二是不食含磷高的食物,如蛋黄、动物内脏、脑、骨髓等;三是肉类食物可用水煮后弃汤食用。

王瑞道

王氏肾衰经验方苏叶解毒汤

　　王瑞道主任医师(山东省莱芜市中医医院,邮编:271100)治疗肾炎经验丰富,他提出水肿重在调气;辨证时重在求因;治疗时以清热解毒利湿为主;扶正固本时,滋阴补肾为先;若肾炎日久,勿忘补气健脾;活血化瘀法,当宜久用;肾炎伴肾衰时,以自拟苏叶解毒汤治疗,疗效满意。

一、水肿重在调气

　　急、慢性肾炎的主要外在表现之一是水肿。中医认为其基本病机是肺、脾、肾三脏气化功能失调,所以治疗要重在调理气机。

　　(1)肺:肺气通调,水液代谢正常。若肺气郁闭,通调失职,则水液内聚,发为水肿。当以通宣肺气,则水肿能消。常用药物为麻黄、杏仁、前胡、浮萍、桑白皮、蝉蜕等。

　　(2)脾:若脾气虚弱,健运失职,水湿内停,则为水肿。当以益气健脾,则水肿能消。常用药物为黄芪、白术、党参、茯苓、山药、苡米等。

　　(3)肝:若肝气郁滞,气滞湿停,则为水肿,且常伴腹胀等症,当以行气利水,则水肿能消。常用药物为香附、大腹皮、陈皮、桑白皮、枳壳、蝉蜕、厚朴等。

　　(4)肾:若肾阳虚衰,水湿泛滥,则为水肿。当以温阳利水,则水肿能消。常用药物为附子、白术、干姜、仙灵脾、鹿茸、益智仁、覆盆子等。

　　(5)水肿时除治本外,多配用车前子、泽泻、苡米、猪苓、防己、茯苓等利水渗湿之品。

　　(6)若白蛋白丢失过多,血浆白蛋白明显降低时,当补充阴津,常用黑豆、赤小豆、鲫鱼汤等食疗方,水肿才能消退。

二、辨证求因,要重视清热解毒利湿

《素问·至真要大论》云:"水液混浊皆属于热。"从临床实践看,肾炎发病,内因为正气不足,其外在致病因素主要为热毒湿邪,大部分病程中均有不同程度的湿热毒邪存在。如见血尿、蛋白尿、腰胀痛、咽喉肿痛、皮肤疮疖、口渴发热、大便干、小便黄、舌质红、舌苔黄、脉象滑数等症,是热毒伤及肾络,络破血溢,精气外泄。在上焦,热与湿合,肺气郁闭,宣降失常,水液代谢紊乱,则发为水肿;在中焦,湿热蕴积,则见胸脘痞闷、口苦咽干、纳呆腹胀、身倦乏力、四肢浮肿、小便黄混、舌质红、舌苔黄腻、脉象滑数等;在下焦,湿热蕴积,则见腰痛乏力,小便短赤,尿道有灼热感,血尿、蛋白尿或尿中有细胞及管型等。湿热毒邪是肾炎迁延不愈的主要原因之一,故清热解毒利湿法是提高肾炎疗效的关键之一。常用的清热解毒类药物有银花、连翘、蒲公英、野菊花、鱼腥草、元参、大青叶、黄芩等;常用的清热解毒利湿类药物有黄柏、石韦、白花蛇舌草、六月雪、穿山龙、徐长卿等。但在临床应用时,要因人因证而异,勿伤正气。

三、扶正固本,应当滋阴补肾为先

若症见腰膝酸软、神疲乏力、潮热面红、口干咽燥、血尿、蛋白尿等,是肾阴亏虚,阴虚内热证。若见头痛头晕、性情急躁、血压升高、舌质红、脉象弦等,是阴虚肝旺证。总之,肾炎的病位在肾。慢性肾炎后期,由于在治疗本病的过程中,屡用温热、利尿或激素类药物,或因热邪伤阴、蛋白丢失过多等因素,或因脾虚不能化生精微滋养先天,使阴精不足,所以慢性肾炎的基本病机是肾阴虚损。治宜滋阴补肾,药用生地、熟地、何首乌、枸杞子、山萸肉、女贞子、旱莲草、牡蛎、鳖甲、白芍等。

四、肾炎日久,勿忘补气健脾

肾炎病机的基本点虽然在肾阴虚损,但肾炎日久,常见脾气虚弱,运化失职,如浮肿、尿少、身倦乏力、腹胀便溏、恶心纳呆、舌淡胖、脉象细弱等脾虚湿盛证。治以健脾利水法,一般重用黄芪、党参等补气药物,现代研究证明这些药物有提高免疫力、消除尿蛋白的作用。

如见尿蛋白持续不退、倦怠乏力、面黄肌瘦、纳呆便溏等中气下陷证,治以健脾益气,升阳除湿。用完带汤(白术、山药、人参、白芍、车前子、苍术、甘草、陈皮、荆芥)加黄芪治疗,效果很好。

如见尿血、蛋白尿、身倦乏力、面色㿠白、舌质淡、舌苔白、脉象细弱等脾失统摄证,

第二部分　名中医治疗肾病的验方效方

治以健脾益气,升阳止血。用补中益气汤(黄芪、白术、陈皮、当归、党参、升麻、柴胡、甘草、生姜、大枣)加仙鹤草、阿胶等品。

如见反复感冒、倦怠乏力、精神委靡等脾肺气虚证,治以益气固表。用玉屏风散(黄芪、防风、白术)加减化裁。

如见神倦乏力、纳呆口干、腰膝酸软、潮热面红等气阴两亏证,选用一些性平之品,如太子参、黄精、白术、山药、人参须等,以防助火生热。

五、活血化瘀法不可忘记,更宜久用

瘀血是肾炎的病理产物,又是本病一个重要的致病因素,瘀血可加重脏腑功能失调,或著于肾络,而使精气外泄。瘀血产生的机理有气滞血瘀、气虚血瘀、湿滞血瘀、久病入络等。症见蛋白尿、血尿、血黏度升高、腰痛如刺、面色晦黯、舌有瘀斑、脉象涩等。治以活血化瘀法,选用丹参、水蛭、三七、桃仁、红花、赤芍、益母草等药。还常要补肾与活血同用,或益气活血、行气活血等法配合使用。

六、肾炎伴肾衰,自拟苏叶解毒汤

如症见恶心呕吐、腹胀纳呆、精神委靡、尿少或夜尿多、舌苔白厚、脉象滑、血肌酐及尿素氮升高等,是湿毒壅盛,肾功萎废,多见于急、慢性肾炎伴有肾功能不全时。治以和胃降逆,利湿解毒,行气降浊。选用药性平和、寒热虚实均宜、无伤正之弊的药物,王瑞道主任医师自拟苏叶解毒汤(苏叶 30 g,白术 30 g,泽泻 30 g,炒麦芽 25 g,佛手 15 g,大腹皮 15 g,枳壳 15 g,车前子 15 g,黄连 6 g)。方中主药是苏叶、黄连,用以化湿解毒,和胃降逆;辅以白术、泽泻、车前子利湿解毒;大腹皮、枳壳、佛手、炒麦芽行气降浊。

病重时,可用附子、大黄、地榆、牡蛎、蒲公英等中药灌肠,使湿毒从后阴而泄。

头目眩晕,肾虚咳喘食疗方一则

生白果 3 个,捣碎,开水冲服,每日 1 次,连服数日。用于肾虚,肾不纳气者,可补肾纳气、止眩晕。

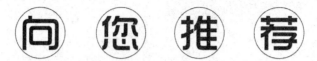

向 您 推 荐

现代名中医治疗绝技（第二版）

- 现代名中医肥胖治疗绝技

- 现代名中医脂肪肝治疗绝技

- 现代名中医肾病治疗绝技

- 现代名中医风湿类风湿治疗绝技

- 现代名中医前列腺疾病治疗绝技

- 现代名中医股骨头坏死治疗绝技

注：邮费按书款总价另加 20%